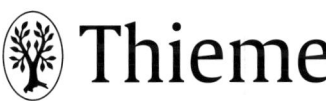

Drogen bei Kindern und Jugendlichen

Legale und illegale Substanzen
in der ärztlichen Praxis

Herausgegeben von
Walter Farke
Hildegard Graß
Klaus Hurrelmann

unter Mitarbeit von
Monika Baars
Oliver Bilke
Annette Bornhäuser
Antje Broekman
Walter Farke
Angelika Fiedler
Andreas Gantner
Hans-Jürgen Gaß
Hildegard Graß
Wolf-Rüdiger Horn
Michael Klein
Gerd Lemkuhl
Kordula Marzinzik
Renate Schepker
Bettina Schmidt
Wolfgang Settertobulte
Ralf Wischnewski

7 Abbildungen
24 Tabellen

Georg Thieme Verlag
Stuttgart · New York

*Die Deutsche Bibliothek –
CIP-Einheitsaufnahme*

Farke/Graß/Hurrelmann: Drogen bei Kindern und Jugendlichen : legale und illegale Substanzen in der ärztlichen Praxis / hrsg. von Walter Farke ... Unter Mitarb. von Monika Baars ... – Stuttgart ; New York : Thieme, 2003

Wichtiger Hinweis: Wie jede Wissenschaft ist die Medizin ständigen Entwicklungen unterworfen. Forschung und klinische Erfahrung erweitern unsere Erkenntnisse, insbesondere was Behandlung und medikamentöse Therapie anbelangt. Soweit in diesem Werk eine Dosierung oder eine Applikation erwähnt wird, darf der Leser zwar darauf vertrauen, dass Autoren, Herausgeber und Verlag große Sorgfalt darauf verwandt haben, dass diese Angabe **dem Wissensstand bei Fertigstellung des Werkes** entspricht.

Für Angaben über Dosierungsanweisungen und Applikationsformen kann vom Verlag jedoch keine Gewähr übernommen werden. **Jeder Benutzer ist angehalten**, durch sorgfältige Prüfung der Beipackzettel der verwendeten Präparate und gegebenenfalls nach Konsultation eines Spezialisten festzustellen, ob die dort gegebene Empfehlung für Dosierungen oder die Beachtung von Kontraindikationen gegenüber der Angabe in diesem Buch abweicht. Eine solche Prüfung ist besonders wichtig bei selten verwendeten Präparaten oder solchen, die neu auf den Markt gebracht worden sind. **Jede Dosierung oder Applikation erfolgt auf eigene Gefahr des Benutzers.** Autoren und Verlag appellieren an jeden Benutzer, ihm etwa auffallende Ungenauigkeiten dem Verlag mitzuteilen.

© 2003 Georg Thieme Verlag
Rüdigerstraße 14
D-70469 Stuttgart
Telefon: +49/0711/ 8931–0
Unsere Homepage: http://www.thieme.de

Printed in Germany

Redaktion: s|t|m Verlagsdienstleistungen GbR, Bad Waldsee
Umschlaggestaltung: Thieme Verlagsgruppe
Die dargestellten Personen sind Modelle zu Illustrationszwecken und stehen nicht in Zusammenhang mit den Inhalten.
Grafiken: Heike Hahn, 10623 Berlin
Satz: Fotosatz Buck, 84036 Kumhausen
Druck: druckhaus koethen GmbH, 06366 Köthen

ISBN 3-13-130611-4   1 2 3 4 5 6

Geschützte Warennamen (Warenzeichen) werden **nicht** besonders kenntlich gemacht. Aus dem Fehlen eines solchen Hinweises kann also nicht geschlossen werden, dass es sich um einen freien Warennamen handele.

Das Werk, einschließlich aller seiner Teile, ist urheberrechtlich geschützt. Jede Verwertung außerhalb der engen Grenzen des Urheberrechtsgesetzes ist ohne Zustimmung des Verlages unzulässig und strafbar. Das gilt insbesondere für Vervielfältigungen, Übersetzungen, Mikroverfilmungen und die Einspeicherung und Verarbeitung in elektronischen Systemen.

Anschriften

Dipl.-Soz. Päd. Monika Baars
Amt für Kinder, Jugend und Familie
der Stadt Köln/Johannishaus
Johannisstraße 66–80
50667 Köln

Dr. med. Oliver Bilke
Klinik für Psychiatrie und Psychotherapie
9573 Littenheid (TG)
Schweiz

Dr. Annette Bornhäuser
Deutsches Krebsforschungszentrum Heidelberg
Im Neuenheimer Feld 280
69115 Heidelberg
(UHP)

Dipl.-Soz. Wis. (MPH) Antje Broekman
AWO-Bezirksverband Niederrhein e.V.
Lore-Agnes-Haus Beratungszentrum
Lützowstr. 32
45141 Essen

Dipl. Päd. (MPH) Walter Farke
Deutsche Hauptstelle gegen die Suchtgefahren
Westring 2
59065 Hamm

Dipl.-Soz. Wis. Angelika Fiedler
Ginko e.V.
Landeskoordinationsstelle der Suchtvorbeugung
in NRW
Kaiserstraße 90
45468 Mülheim a. d. Ruhr

Dipl.-Psych. Andreas Gantner
Therapieladen e.V.
Potsdamer Straße 131
10783 Berlin

Dipl. Päd. Hans-Jürgen Gaß
Ginko e.V.
Landeskoordinationsstelle der Suchtvorbeugung
in NRW
Kaiserstraße 90
45468 Mülheim a. d. Ruhr

Dr. med. Hildegard Graß
Institut für Rechtsmedizin
der Universität Köln
Melatengürtel 60–62
50823 Köln

Wolf-Rüdiger Horn
Facharzt für Kinder- und Jugendmedizin
Igelbachstraße 7
76593 Gernsbach

Prof. Dr. Klaus Hurrelmann
Universität Bielefeld
Fakultät für Gesundheitswissenschaften
Postfach 10 01 31
33501 Bielefeld

Prof. Dr. Michael Klein
Katholische Fachhochschule NRW
FB Sozialwesen
Forschungsschwerpunkt Sucht
Wörthstraße 10
50668 Köln

Prof. Dr. med. Gerd Lemkuhl
Klinik und Poliklinik für Psychiatrie und
Psychotherapie des Kindes- und Jugendalters
Klinikum der Universität zu Köln
Robert-Koch-Straße 10
50931 Köln

Dipl.-Soz. Arb. (MPH) Kordula Marzinzik
Universität Bielefeld
Fakultät für Gesundheitswissenschaften
Postfach 100 131
33501 Bielefeld

Priv.-Doz. Dr. Renate Schepker
Westfälisches Institut für Kinder- und
Jugendpsychiatrie, Psychotherapie und
Heilpädagogik
Heithofer Allee 64
59071 Hamm

Dr. Bettina Schmidt
Fakultät für Gesundheitswissenschaften
Universität Bielefeld
Postfach 10 01 31
33501 Bielefeld

Dr. Wolfgang Settertobulte
Marktstraße 146
32130 Enger

Dipl.-Soz. Päd. Ralf Wischnewski
Postfach 25 03 49
50519 Köln

Vorwort

Der Konsum von legalen und illegalen psychoaktiven Substanzen gehörte schon immer zur Umbruchphase des Lebens zwischen Kindheit und Jugend dazu. Beunruhigend ist aber in den letzten 30 Jahren, dass sich der Einstieg in den Konsum im Lebenslauf immer weiter nach vorne verlagert. Medikamente werden schon im Kindergartenalter genutzt, die ersten Jungen und Mädchen rauchen schon mit 9 Jahren regelmäßig Zigaretten und nutzen mit 11 Jahren regelmäßig Alkohol. Auch der Einstieg in die illegalen Substanzen hat sich zeitlich vorverlagert. Dieser Prozess hängt zum Teil mit dem früheren Einsetzen der Pubertät zusammen, er hat aber auch etwas mit der leichten Verfügbarkeit aller Substanzen und der duldenden bis zustimmenden Einstellung der sozialen Umwelt diesen Stoffen gegenüber zu tun. Hier zeichnet sich eine Entwicklung ab, die dringend in die Aufmerksamkeit nicht nur der pädagogischen und psychologischen, sondern auch der gesundheitswissenschaftlichen und medizinischen Arbeit rücken muss.

Ein Kind kann nur dann in einem Stadium der Gesundheit leben, wenn die inneren Anforderungen von Körper und Psyche und die äußeren Anforderungen von Familie, sozialem Netzwerk und natürlicher Umwelt miteinander in Einklang gebracht werden können. Zu den Risikofaktoren, die im physiologischen und psychischen Bereich angesiedelt sind, zählen eine schlechte körperliche Konstitution, das intensive Verlangen nach Lusterlebnissen, ein niedriges Selbstwertgefühl und eine unsichere Bedürfnisstruktur. Risikofaktoren, die durch die Umwelt bestimmt werden, sind eine unsichere Familienkonstellation, ein geringer sozialer Halt und wenig Integration, schlechte schulische Leistungen, berufliche Misserfolge und ungünstige Wohnlagen. Jedes Kind muss mit diesen Risikofaktoren umgehen können und über Ressourcen verfügen, um sie in eine produktive Balance zu bringen.

Als ein „Medium" für die Herstellung dieser Gesundheitsbalance wirken seit jeher die psychoaktiven Substanzen, also die legalen und illegalen Drogen. Sie werden genutzt, um die Voraussetzungen für die Herstellung eines Gleichgewichtes zwischen den Risikofaktoren und den Schutzfaktoren zu verbessern. Zigaretten und Alkohol werden konsumiert, um das nötige Maß an Entspannung und Anreiz zu schaffen, das für eine Verbesserung der Gesundheitsbilanz als notwendig und wünschenswert erachtet wird. Das Problem dabei ist allerdings, dass das „Medium" ein gefährlicher Stoff ist, dessen Konsum wegen der Abhängigkeitspotenziale außer Kontrolle geraten kann. Das ursprüngliche Ziel einer Verbesserung der Gesundheitsbalance wird dadurch verfehlt, es kann sogar in sein Gegenteil verkehrt werden.

In den letzten Jahren hat die interdisziplinäre Sucht- und Drogenforschung viele Informationen darüber gewinnen können, welche Motive bei Kindern und Jugendlichen für den Konsum von psychoaktiven Substanzen wirksam sind. Hierdurch konnten wertvolle Erkenntnisse für den Ansatz von Präventionsstrategien gewonnen werden. Diese vorbeugenden Strategien wurden vor allem im familialen und pädagogischen Raum praktiziert, besonders in Kindergärten, Grundschulen und weiterführenden Schulen. Die Erfolge können sich sehen lassen. In vielen Ausbildungseinrichtungen gehört heute ein wissenschaftlich überprüftes Programm der Sucht- und Drogenprävention zum Standard.

Es ist nun an der Zeit, auch die Einrichtungen der therapeutischen und medizinischen Versorgung in eine breit gefächerte Sucht- und Drogenprävention einzubeziehen. Diesem Thema widmen sich die Beiträge des vorliegenden Bandes. Es gelang, einen Kreis von Fachleuten zu gewinnen, die sich mit der Verbreitung, der Diagnostik und den Konsummustern legaler und illegaler psychoaktiven Substanzen bei Kindern und Jugendlichen befassen und Ansätze der Vorbeugung und Behandlung in Arztpraxen aufzeigen. Die Beiträge schlagen dabei eine Brücke zwischen der wissenschaftlichen Forschung und der Praxis und sind so konzipiert, dass sie für einen breiten Interessentenkreis wichtige und verständliche Informationen und Handlungsempfehlungen bieten.

Bielefeld, im Frühjahr 2002 *Klaus Hurrelmann*

Inhaltsverzeichnis

1 Einleitung 1

2 Epidemiologie 5

**2.1 Drogenkonsum aus Sicht suchtgefährdeter Jugendlicher –
Prävalenz und Bedarf an Hilfe** 6

Einleitung	6	Ergebnisse	10
Suchtgefährdete Jugendliche	7	Diskussion der Ergebnisse	14
Die VERSO-Studie	8	Fazit und Ausblick	16
Zielsetzung und Methode	8	**Literatur**	17
INSU – INdex SUchtgefährdung	8		

**2.2 Drogenkonsumierende Jugendliche in der ärztlichen Praxis –
Eine Befragung und Schlussfolgerungen für den ärztlichen Alltag** 19

Einführung in die Problematik	19	Diskussion der Ergebnisse und	
Suchtprävention als ärztliche Aufgabe ...	19	Folgerungen für ärztliches Handeln	22
Konsumierende Heranwachsende in der		Konkrete Umsetzung in Modelle zur	
ärztlichen Praxis	20	ärztlichen Tätigkeit	24
Durchführung der Ärztebefragung	20	Die neutrale Rolle des Arztes	24
Methodik	20	Fazit für die Praxis	25
Ergebnisse	20	**Literatur**	26

3 Diagnostik 29

**3.1 Indikatoren der Suchtgefährdung bei Jugendlichen –
Hinweise zur Anamnese und Diagnose** 30

Einleitung	30	Entwicklung eines multifaktoriellen	
Aggressives und dissoziales Verhalten		Entstehungsmodells	35
als frühe Risikofaktoren	30	Früherkennungs- und Präventionsansätze ...	36
Entwicklungsverlauf dissozialen Verhaltens .	31	**Literatur**	37
Bedeutung von emotionalen Symptomen ...	33		
Auswirkungen familiärer Belastungs- und			
Risikofaktoren	34		

3.2 Kinder und Jugendliche in suchtbelasteten Familien 39

Einleitung 39
Überblick 39
Zahl der Betroffenen 41
Risiken und Resilienzen 43
Globale Risiken 43
Differenzielle Risiken 43
Genetische Risiken 43
Psychosoziale Risiken 45
Haupterfahrungen und -symptome 46
Resilienzen 47
Besonderheiten bei Kindern
    Drogenabhängiger 48
Hilfen 49
Literatur 50

3.3 Gesundheitliche Folgen des Drogenkonsums Jugendlicher – Somatische und psychiatrische Aspekte 52

Einführung 52
Indirekte und allgemeine gesundheitliche
    Auswirkungen 54
Vitaminmangel und Ernährungsprobleme 54
Störungen der Fertilität und Sexualität .. 54
Drogen und Schwangerschaft 54
Unfälle 55
Organsysteme und Drogenfolgen 55
Respiratorisches System 55
Herz- und Kreislaufsystem 55
Leber 56
Temperatur und Flüssigkeitshaushalt 56
Niere 57
Zentrales Nervensystem 57
Peripheres Nervensystem 58
Blutsystem 58
Immunologische Folgen 58
Zahnärztliche Probleme 58
Psychiatrische Auswirkungen des
    Drogenmissbrauchs 58
Allgemeine Überlegungen 58
Primäre oder sekundäre Störungen? 59
Einzelne psychiatrische Störungsbilder ... 60
Halluzinosen 60
Flashbacks 60
Psychosen 60
Konzentrations- und Gedächtnisstörungen .. 61
Teilleistungsstörungen 62
Aufmerksamkeitsdefizit-Hyperaktivitäts-
    störung (ADHS) 62
Angststörungen 63
Adynamie, Depression und Suizidalität 63
Therapeutische Überlegungen 63
Schlussbetrachtung 64
Literatur 65

4 Substanzspezifische Probleme 67

4.1 Tabakkonsum im Kindes- und Jugendalter 68

Einleitung 68
Verbreitung des Tabakkonsums bei
    Kindern und Jugendlichen 69
Prädiktoren und Kofaktoren des
    Tabakkonsums 71
Gesundheitliche Folgen des Tabakkonsums
    im Kindes- und Jugendalter 72
Tabakkonsum und Morbidität 72
Tabakabhängigkeit 73
Umgang mit dem Tabakkonsum
    in der ärztlichen Praxis 75
Thematisierung und Motivation zur Entwöhnung 75
Primärprävention des Tabakkonsums 76
Umgang mit rauchenden Kindern und
    Jugendlichen 77
Was können Ärzte in der Praxis beitragen? 78
Literatur 78

4.2 Problematische Formen des Alkoholkonsums – Häufigkeiten, Trends, Ursachen ... 81

Einleitung ... 81
Häufigkeiten und Trends des Alkoholkonsums von Jugendlichen ... 81
Ursachen und Korrelate des problematischen Alkoholkonsums ... 82
Entdeckung einer Alkoholgefährdung in der ärztlichen Sprechstunde ... 84
Literatur ... 84

4.3 Cannabis – Vom jugendtypischen Konsum zum problematischen Gebrauch ... 86

Alltagsdroge Cannabis ... 86
Risikoeinschätzung des Cannabiskonsums ... 86
Diagnostik des Cannabiskonsums ... 87
Konsummuster ... 87
Funktionen und Motive des Cannabiskonsums ... 88
Psychosoziale Ressourcen und Kompetenzen ... 88
Aspekte der Sekundärprävention ... 89
Reaktionen und Angebote für jugendliche Cannabiskonsumenten ... 90
Der Freundeskreis ... 90
Die Eltern ... 91
Die Drogen- bzw. Suchtkrankenhilfe ... 91
Jugendhilfe und Schule ... 91
Möglichkeiten der Frühintervention in der ärztlichen Praxis ... 92
Literatur ... 93

4.4 Designerdrogen – neue Formen des Drogengebrauchs ... 94

Einleitung ... 94
Kultur und Drogen – Drogenkultur ... 94
Toxikologie und Wirkungen von Designerdrogen ... 95
Definition ... 95
Wirkprinzip der Droge ... 95
Der Ecstasy-Rausch ... 95
Sekundäre Gefährdungspotenziale ... 96
Konsumenten und Konsumverhalten ... 96
Droge und Party – Partydroge ... 96
Untersuchungen zum Ecstasy-Konsum ... 97
Aspekte für das ärztliche Handeln ... 98
Für jedes Problem die richtige Pille? ... 98
Problem des Mischkonsums von Drogen ... 99
Fazit ... 100
Literatur ... 100

5 Prävention und Behandlung ... 103

5.1 Drogenkonsumenten in der ärztlichen Praxis – Suchtvorbeugung in der medizinischen Praxis ... 104

Einleitung ... 104
Einbindung der ärztlichen Praxis ... 104
Rolle der Landeskoordinierungsstelle für Suchtvorbeugung ... 105
Zielsetzung und Operationalisierung der Ziele ... 105
Fachvorträge und Fortbildungsveranstaltungen für Ärzte ... 106
Broschüre „Suchtvorbeugung in der medizinischen Praxis" ... 106
Info-Mappe ... 106
Patientenbefragung zur Suchtgefährdung ... 106
Patienteninformationen zur Suchtgefährdung ... 107
Fortbildungen für Pflegepersonal ... 107
Entwicklungen und vorläufige Ergebnisse ... 107
Literatur ... 108

5.2 Jugendmedizinische Aspekte in der Sekundärprävention – Umgang mit drogenkonsumierenden Jugendlichen in der Praxis 109

Einleitung 109
Erwartungen an Ärzte in puncto
    Sekundärprävention 109
Allgemeine Erwartungen 109
Erwartungen im Rahmen der Jugendgesund-
    heitsuntersuchung 110
Erwartungen im Rahmen der GAPS 110
Erwartungen zur Zielsetzung der Prävention ... 111
Ärztliche Sekundärprävention 111
Voraussetzungen 111
Informationsquellen 111
Motive und Prädiktoren des Drogenkonsums .. 112
Erkennen drogenspezifischer Störungen 113
Kommunikation mit Jugendlichen
    und ihren Eltern 114
Ärztliche Intervention 114
Kooperation 115
Ausblick 115
Literatur 117

5.3 Vertrauen schaffen – Aspekte der Gesprächsführung mit problembelasteten Jugendlichen 119

Drogenbezogene Beratung in der ärztlichen
    Praxis 119
Sozialisation und Selbstwahrnehmung
    im Jugendalter 120
Jugendliche als Patienten und Rat Suchende . 120
Die besonderen Probleme der
    Jugendphase verstehen 121
Das Problem der Akzeptanz 121
Das Problem der Unsicherheit 121
Das Problem der Scham 121
Das Problem der Autonomie 122
Das „Problemstigma-Problem" 122
Konsequenzen für die Kommunikation
    mit Jugendlichen 122
Das beratende Gespräch als Instrument
    der Sekundärprävention 123
Stadien der Verhaltensänderung oder:
    Veränderung ist ein Prozess 123
Motivierende Gesprächsführung:
    Die Haltung ist entscheidend 124
Literatur 125

5.4 Die Relevanz von Designerdrogen in der stationären Jugendpsychiatrie 127

Einleitung 127
Entwicklung von 1990–2002 127
Psychopathologie und Komorbidität 128
Therapeutische Ansätze 129
Psychotherapeutische Ansätze 129
Medikamentöse Ansätze 130
Milieu- und soziotherapeutische Ansätze 131
Fallbeispiele 132
Fallbeispiel 1 („Jana") 132
Fallbeispiel 2 („Maria") 133
Fallbeispiel 3 („Franz") 133
Ausblick aus klinischer Perspektive 134
Literatur 135

5.5 Suchtprävention – geschlechtersensibel betrachtet 137

Einleitung 137
Epidemiologie des Drogenkonsums 137
Tabak 137
Alkohol 138
Arzneimittel 139
Illegale Drogen 140
Fazit 140
Schutz und Risiko gegenüber
    problematischem Drogenkonsum 141
Individuelle Merkmale 141
Soziale Merkmale 142
Gesellschaftliche Faktoren 143
Fazit 143

Geschlechtersensible Suchtpräventionsansätze ... 143	Funktional-konstruktivistisches Erklärungsmodell ... 144
Belastungs- und defizitorientiertes Erklärungsmodell ... 144	Fazit ... 145
	Literatur ... 146

5.6 Die Versorgung drogenkonsumierender Jugendlicher am Beispiel Köln ... 148

Einführung ... 148	Probleme und Problemwahrnehmung zum Themenfeld Sucht ... 151
Kommunale Drogenpolitik am Beispiel Köln . 148	Jugendliche im sekundärpräventiven Versorgungssystem ... 152
Struktur der Hilfe für drogenkonsumierende Jugendliche ... 148	Stationäre Versorgung ... 152
Hilfeangebote der allgemeinen Drogenhilfe ... 149	Arbeitskreise als Steuerungsinstrumente ... 152
Fachstellen für Suchtprävention ... 150	Verhältnis- und Verhaltensprävention am Beispiel einer Kampagne ... 153
Kölner Selbsthilfegruppen als Multiplikator in Schule und Jugendarbeit ... 151	Die Einbindung niedergelassener Ärzte ... 154
Kommissariat „Vorbeugung" der Kölner Polizei 151	Ausblick ... 154
Stadtteilorientierte Suchtprävention ... 151	Literatur ... 154

5.7 Das Internet in der Suchtprävention – Möglichkeiten und Modelle – Neue Drogen, neues Medium, neue Möglichkeiten? ... 156

Einleitung ... 156	Internetprojekte in Deutschland ... 161
Neue Zielgruppen, neue Herausforderungen .. 156	Projektbeispiele ... 161
Streetwork auf dem Weg zu Cyberwork – vom Online-Flyer zur interaktiven Internet- und Beratungsplattform ... 156	Ausblick ... 166
	Anhang ... 167
Dienste und Angebote im Internet ... 157	Internetseiten von Selbstorganisationen ... 168
Möglichkeiten und Vorteile der CMC in der Suchtprävention ... 159	Medizinische Internetseiten ... 168
	Spezielles Forum und Beratungsprojekt ... 168
Grenzen der internetgestützten Sekundärprävention ... 160	Literatur ... 168

Sachregister ... 169

1 Einleitung

Hildegard Graß und Walter Farke

Der Konsum psychoaktiver Substanzen und die damit verbundenen individuellen, gesundheitlichen und sozialen sowie allgemeinen und gesellschaftlichen Schwierigkeiten sind ein aktuell bleibendes Problem. Neben dem Schwerpunkt auf den illegalen Drogen sind die legalen psychoaktiven Substanzen (Alkohol, Nikotin, Medikamente) von nicht zu vernachlässigender Bedeutung. Mit Blick auf die Verbreitung derartiger Substanzen in unserer Gesellschaft und den Erkenntnissen zu Konsummustern – auch bei Kindern und Jugendlichen – ist davon auszugehen, dass insbesondere auch Ärztinnen und Ärzte mit dem Problemfeld konfrontiert werden. Aus dem Blickwinkel von konsumierenden Heranwachsenden und Hilfestrukturen aus dem primär nicht ärztlichen Bereich liegen unterschiedliche Studien zum Konsumverhalten und den damit verbundenen Auswirkungen vor. Aus medizinischer Sicht legen Berichte und Anfragen aus dem ärztlichen Alltag den Schluss nahe, dass diese Thematik insbesondere im kinder- und jugendärztlichen sowie auch im allgemeinmedizinischen und hausärztlichen Bereich an Interesse gewinnt. Auch gesundheitspolitische Stellungnahmen greifen zunehmend diese Problematik auf und erschließen neue ärztliche Aufgabenbereiche, beispielsweise in der präventiv ausgerichteten Gesundheitsberatung und durch Zuweisung von Koordinationsaufgaben im Netzwerk der Hilfe. Die Sonderstellung der Arzt-Patienten-Beziehung auf der Grundlage der verpflichtenden Vertraulichkeit und die grundsätzliche Zugänglichkeit bieten hier interessante Chancen einer erfolgreichen Intervention im Einzelfall.

In Ergänzung zu bestehenden Informationen möchten wir mit den hier zusammengestellten Beiträgen einen Überblick über das Spannungsfeld „Konsum psychoaktiver Substanzen im Kindes- und Jugendalter" aus ärztlicher Sicht geben. Die ausgewählten, interdisziplinären Themen sollen dem Arzt/der Ärztin notwendige Informationen kompakt zur Verfügung stellen und die Besonderheiten im Umgang mit der Klientel der konsumierenden Heranwachsenden in der ärztlichen Praxis berücksichtigen. Der Schwerpunkt wird hierbei bewusst nicht auf die Darlegung substanzspezifischer pharmakologischer Wirkungen gelegt, auf die aber im Einzelfall durchaus näher eingegangen wird. Das Hauptaugenmerk dieser Darstellung liegt auf der Diskussion von Hintergrundinformationen zum Konsumverhalten und den daraus erwachsenden Ansätzen in der Prävention, da sich hieraus für die ärztlichen Aufgaben wesentliche Handlungsstrategien aufzeigen lassen.

Die Beiträge beleuchten unterschiedliche Aspekte und sind unter den folgenden Themenfeldern zusammengefasst:
- Epidemiologie,
- Diagnostik,
- substanzspezifische Probleme,
- Prävention und Behandlung.

Zur Orientierung für den Leser wird im Folgenden zu den einzelnen Beiträgen ein kurzer Überblick geboten.

Epidemiologie. Unter der Überschrift der Epidemiologie stellen Walter Farke und Antje Broekman eine aktuelle Erhebung zum Hilfebedarf drogenkonsumierender Jugendlicher (VERSO) dar. Auf der Grundlage dieser Untersuchung wird ein Indikatorenmodell zur Einstufung einer potenziellen Suchtgefährdung vorgestellt. Zusätzlich brachte die Untersuchung Erkenntnis darüber, wie Jugendliche mit Problemen im Zusammenhang mit einem Drogenkonsum umgehen und welche Hilfe sie in Anspruch nehmen.

Wie sich das Problemfeld „konsumierende Kinder und Jugendliche" aus ärztlicher Sicht darstellt, berichten Hildegard Graß und Walter Farke in ihrer Ausarbeitung. Im Rahmen einer anonymen schriftlichen Befragung wurden schwerpunktmäßig niedergelassene Ärzte zum Thema befragt. Es fand sich eine gute Übereinstimmung der ärztlichen Wahrnehmungen mit anderen Untersuchungen. Ergänzend zu den Darlegungen der Untersuchung wird auf die besondere Rolle des Arztes im Netzwerk der Hilfen eingegangen.

Diagnostik. Die Ausführungen von Gerd Lehmkuhl lenken den Blick auf Auffälligkeiten in der Entwicklung von Heranwachsenden. Unter dem Stichwort „Hinweise zur Anamnese und Diagnostik" werden aus kinder- und jugendpsychiatrischer Sicht mögliche Indikatoren einer Suchtgefährdung diskutiert. Ergänzt werden diese indivuell ausgerichteten Aspekte durch die Darstellung von störungsrelevanten Rahmenbedingungen für einen möglichen Drogenkonsum.

Im Beitrag von Michael Klein wird die Aufmerksamkeit auf „Stiefkinder" in der Drogendiskussion gelenkt. Unter Berücksichtigung der bisherigen Forschungsergebnisse beschreibt der Autor die Lebenssituation von Heranwachsenden mit mindestens einem suchtkranken Elternteil. Dass aus einem solch problematischen Umfeld für die Kinder und Jugendlichen Konfliktsituationen erwachsen können, die zumindest fakultativ mit eigenem Drogenkonsum beantwortet werden, liegt auf der Hand. Daher werden Möglichkeiten zur Hilfe für diese Personenkreise dargestellt.

Zur Abrundung des Themenschwerpunkt „Diagnostik" geht Renate Schepker auf die gesundheitlichen Folgen eines Drogenkonsums ein. Neben psychiatrischen Aspekten werden auch die wesentlichen somatischen Störungen diskutiert. Anhand der komplexen Symptompalette wird dargestellt, wie Jugendliche über unterschiedliche Kontaktstellen Zugang zum Versorgungsnetzwerk finden können und wie sich insbesondere die ärztliche Kompetenz hier einbinden lässt.

Substanzspezifische Probleme. Bei den Darstellungen zu substanzspezifischen Problemen wird zuerst auf Nikotin als die offensichtlich am weitesten verbreitete Substanz eingegangen. Annette Bornhäuser erörtert die Epidemiologie des Rauchens im Kindes- und Jugendalter, das Abhängigkeitspotenzial von Nikotin und diskutiert abschließend sinnvolle Zielsetzungen präventiver Maßnahmen.

Wolfgang Settertobulte erläutert in seinem Beitrag wesentliche Aspekte des Alkoholkonsums Jugendlicher. Neben Ergebnissen einer repräsentativen Befragung von Schülern werden Ursachen normaler und problematischer Konsummuster dargestellt. Darüber hinaus wird diskutiert, wie in der ärztlichen Praxis ein konstruktiver Zugang zu alkoholkonsumierenden, jugendlichen Patienten gefunden werden kann.

Der nachfolgende Beitrag von Andreas Gantner befasst sich mit einer ebenfalls großen Zuspruch findenden Droge, dem Cannabis. Auf der Grundlage der dargestellten Konsummuster werden das Thema der problematischen Gebrauchsformen diskutiert und sinnvolle Beratungskonzepte unter wesentlicher Integration medizinischer Kompetenz erörtert.

Der letzte Beitrag in dieser Gruppe ist von Hildegard Grass und spricht den Konsum von Designerdrogen an. Neben einem Überblick zu epidemiologischen Untersuchungen werden das Wirkprinzip, das Wirkungs- bzw. Nebenwirkungsspektrum und insbesondere offensichtliche Konsummuster dargestellt. Ergänzend wird auf die Problematik des Zugangs zu dieser Klientel vonseiten der Angebote im Hilfesystem eingegangen.

Prävention und Behandlung. Auf dem Themenfeld „Prävention und Behandlung" liegt mit insgesamt 7 Beiträgen der Schwerpunkt der Ausführungen. Dies macht deutlich, welcher Stellenwert diesen Bereichen auch und gerade aus ärztlicher Sicht zukommt oder zukommen sollte.

Einleitend berichten Angelika Fiedler und Hans-Jürgen Gaß über ein aktuelles Projekt zur Förderung von Information und Kooperation im medizinischen und psychosozialen Tätigkeitsfeld, den niedergelassenen als auch den stationären Bereich betreffend. Die im Projekt fokussierten Aspekte Diagnostik, Intervention und Kooperation werden dargelegt. Erste Erfahrungen zeigen, dass sich Früherkennung und Frühintervention auch im relevanten medizinischen Sektor verbessern lassen.

Der anschließende Beitrag von Wolf-Rüdiger Horn vertieft die Problematik des Umgangs mit konsumierenden Kindern und Jugendlichen aus der Sicht eines Pädiaters. Aus praktischer Erfahrung heraus wird dargestellt, wie sich Ärzte sinnvoll in Angebote der Sekundärprävention einbringen können. Abschließend wird erörtert, wie die Chance auf Hilfe durch den grundsätzlich niederschwelligen Zugang zum Arzt des Vertrauens sowohl für den Heranwachsenden als auch die Erziehungsberechtigen zukünftig noch verbessert werden kann.

Konkrete Hilfestellungen im Umgang mit problembelasteten Jugendlichen gibt der Beitrag von Wolfgang Settertobulte und Kordula Marzinzik. Unter dem Stichwort „Vertrauen schaffen" werden Aspekte der Gesprächsführung dargestellt und mögliche Konfliktsituationen vor dem Hintergrund des jugendlichen Selbstbildes diskutiert. Dabei wird auch die motivierende Kurzberatung berücksichtigt.

Auf die Relevanz der Designerdrogen in der stationären Jugendpsychiatrie geht Oliver Bilke näher ein. Neben der Darstellung von substanzspezifischen Problemen in der Behandlung Jugendlicher bietet dieser Beitrag auch die Chance eines binationalen Vergleichs, da auf Erfahrungen aus einer Deutschschweizer Versorgungsklinik zurückgegriffen werden kann.

Neben substanz- und altersspezifischen Besonderheiten eines Drogenkonsums zeigen Forschungsergebnisse auch wichtige geschlechtsspezifische Faktoren. Auf diesen Aspekt geht der Beitrag von Bettina Schmidt intensiv ein. Mit Blick auf die ärztliche Einbindung in die Suchtprävention sind diese Erkenntnisse auch für Mediziner von großer Relevanz.

Mit der Darstellung eines in der Praxis bewährten Versorgungsnetzwerks befasst sich der Beitrag von Monika Baars. Zum einen werden die unterschiedlichen Netzwerkebenen und die damit verbundenen Gremien, zum anderen konkrete Inhalte der suchtpräventiven Arbeit in einer großstädtischen Kommune vorgestellt. Auf der Grundlage einer transparenten Modelldarstellung bietet sich hier für den interessierten Mediziner eine Prüfungsmöglichkeit, wo und wie er sich im jeweils eigenen Umfeld konkret einbringen kann.

Der Kanon der Beiträge schließt mit einer Präsentation zu einem modernen Kommunikationsmedium als Quelle der Information auf der einen Seite und als mögliches Organ im Aufgabenfeld der Suchtprävention auf der anderen Seite. Ralf Wischnewski stellt unterschiedliche Präventions- und Beratungsangebote im Internet vor und bietet eine kritische Diskussion der jeweiligen Inhalte.

Diese Zusammenstellung der Beiträge soll dem interessierten Leser Anregungen geben, sich intensiver mit dieser Problematik auseinander zu setzen. Für eine vertiefende Information wird die Nutzung weiterer Quellen empfohlen. Für Ärzte bietet sich auf dem Feld der Suchtprävention und allgemeinen Gesundheitsförderung ein zukünftig an Bedeutung gewinnendes Tätigkeitsfeld. Diese Chance für neue Aufgabenbereiche gilt es im Verbund der Institutionen und Fachgebiete sinnvoll für alle Beteiligten zu nutzen. Wir hoffen, mit den hier zusammengestellten Beiträgen diesem Anspruch gerecht zu werden und freuen uns auf Rückmeldung aus der Leserschaft.

Zur Vereinfachung der Lesbarkeit des Textes wird in der Regel das maskuline grammatische Geschlecht zur Benennung von Personengruppen verwendet. Selbstverständlich sind Frauen und Männer in diesem Zusammenhang gleichberechtigt gemeint.

2 Epidemiologie

2.1 Drogenkonsum aus Sicht suchtgefährdeter Jugendlicher – Prävalenz und Bedarf an Hilfe

2.2 Drogenkonsumierende Jugendliche in der ärztlichen Praxis – Eine Befragung und Schlussfolgerungen für den ärztlichen Alltag

2.1 Drogenkonsum aus Sicht suchtgefährdeter Jugendlicher – Prävalenz und Bedarf an Hilfe

Walter Farke und Antje Broekman

Einleitung

Der Konsum psychoaktiver Substanzen im Jugendalter ist heute nicht mehr – wie früher oft angenommen – ein Phänomen einer jugendlichen Subkultur, sondern gehört zum festen Bestandteil jugendlicher Verhaltensentwicklung. Im nachfolgenden Beitrag verstehen wir unter „Drogen" legale und illegale psychoaktive Substanzen, mit denen man das zentrale Nervensystem manipulieren kann und die ein Suchtpotenzial haben.

Wie epidemiologische Daten belegen, experimentieren nahezu alle Jugendlichen mit legalen und ein Teil mit illegalen Drogen. Doch nur wenige überschreiten die Phase des experimentellen Konsums und bilden dauerhaft schädliche Konsummuster aus. Bei den meisten entwickeln sich diese zu einer eher unauffälligen Variante mit mäßigem Konsum. Lieb et al. gehen davon aus, dass sich in der Altersgruppe der 14- bis 24-Jährigen insgesamt 27% aller jungen Männer und 9% aller jungen Frauen als zeitweilig drogenmissbrauchend oder -abhängig (nach DSM IV) klassifizieren lassen (Lieb et al. 2000).

Die legalen Drogen Nikotin und Alkohol sowie die illegalen Drogen Cannabis und Ecstasy sind aufgrund ihrer Verbreitung bei der Betrachtung der Konsumgewohnheiten von Jugendlichen für uns von besonderem Interesse (Tab. 2.1).

- *Nikotin:* In Deutschland sind 38% der Jugendlichen im Alter zwischen 12 und 25 Jahren ständige oder Gelegenheitsraucher (BZgA 2001).

Tabelle 2.1 Drogenkonsum bei Jugendlichen in Deutschland

Merkmal	Altersgruppe	Anteil Betroffener
Nikotin		
Ständige oder Gelegenheitsraucher (BZgA 2001)	12–25 Jahre	38%
Nikotinabhängigkeit (Lieb et al. 2000)	14–24 Jahre	ca. 20%
Alkohol		
Alkoholerfahrung (Freitag 1999)	16 Jahre	90%
Regelmäßiger Alkoholkonsum (BZgA 2001)	12–25 Jahre	• Bier: 22%
		• Wein: 8%
		• Spirituosen: 4%
		• Mixgetränke: 9%
Alkoholmissbrauch (Wittchen et al. 1996)	16–17 Jahre	9%
Alkoholabhängigkeit (Wittchen et al. 1996)	16–17 Jahre	4%
Cannabis		
Konsumerfahrung (BZgA 2001)	12–25 Jahre	27%
Konsum öfter als 200-mal (Freitag 1999)		11% der Konsumenten
Cannabismissbrauch (BZgA 2001, Wittchen et al. 1996)	14–16 Jahre	1%
Ecstasy (BZgA 2001)		
Lebenszeitprävalenz	12–17 Jahre	3%
	18–25 Jahre	6%
Ecstasy-Erfahrung, Besuch von Techno-Events	12–25 Jahre	
• mindestens 1-mal monatlich		14%
• seltener als 1-mal monatlich		9%
• nie		3%

Bereits bei den 14- bis 24-Jährigen ist knapp 1/5 als nikotinabhängig zu bezeichnen (Lieb et al. 2000, s.a. Kap. 4.1).

- *Alkohol:* Alkohol ist die bevorzugte Droge bei Jugendlichen. Schon in der Gruppe der 16-Jährigen liegt der Anteil der Alkoholerfahrenen bei 90%. In höheren Altersstufen dürfte die Lebenszeitprävalenz nur knapp unter 100% liegen (Freitag 1999, s.a. Kap. 5.3). Jugendliche, die regelmäßig Alkohol zu sich nehmen, trinken bevorzugt Bier. Wein, Spirituosen und alkoholhaltige Mixgetränke werden deutlich seltener regelmäßig konsumiert (BZgA 2001). Immerhin 9% der 16- bis 17-Jährigen weisen einen Alkoholmissbrauch (nach DSM-IV) auf. Die Rate der Alkoholabhängen beträgt bei dieser Altersgruppe 4% (Wittchen et al. 1996).
- *Cannabis:* Das durchschnittliche Alter beim Erstkonsum von Cannabis beträgt 16,5 Jahre. 27% aller 12- bis 25-jährigen Jugendlichen haben bereits Konsumerfahrungen (BZgA 2001). Auch wenn sich die Hälfte dieser Erfahrungen auf das Probieren beschränkt, ist Cannabis in Deutschland die am häufigsten konsumierte illegale Droge. Immerhin gut 1/10 der Konsumenten hat schon mehr als 200-mal Cannabisprodukte zu sich genommen (Freitag 1999). Dagegen weist jedoch nur 1% der Konsumenten im Alter zwischen 14 und 16 Jahren missbräuchliche Konsumformen auf (BZgA 2001, Wittchen et al. 1996, s.a. Kap. 4.3).
- *Ecstasy:* Das durchschnittliche Alter beim Erstkonsum von Ecstasy beträgt 17 Jahre. Untersuchungen haben gezeigt, dass die Nähe zur Techno-Szene ein Indikator für die Ecstasy-Erfahrung ist. Mit der Häufigkeit des Besuchs von Techno-Veranstaltungen steigt auch die Ecstasy-Erfahrenheit (BZgA 2001, s.a. Kap. 4.4).

Suchtgefährdete Jugendliche

Unter dem Begriff „Suchtgefährdete" werden nach unserem Verständnis zunächst alle drogenkonsumierenden Jugendlichen eingeordnet, die riskante Konsummuster zeigen. In welche Richtung sich die Gefährdung entwickelt, hängt von verschiedenen Faktoren ab und ist letztendlich das Ergebnis einer individuellen Konstellation von Risikofaktoren, die zunächst nicht zwangsläufig ein süchtiges Verhalten voraussetzen. Dieses entsteht erst durch den häufigen Gebrauch und damit der Gewöhnung an eine Droge, die dann wiederum zur gewohnheitsmäßigen Befindlichkeitssteuerung eingesetzt wird und letztlich einen Verlust der Handlungskontrolle nach sich zieht. Dieser Prozess ist fließend und verläuft in verschiedenen Stufen.

Identifizierung gefährdeter Jugendlicher. Die besondere Schwierigkeit, suchtgefährdete Jugendliche mit gezielten Interventionen zu erreichen, besteht darin, dass im Gegensatz zu bereits drogenabhängigen Personen meist keine auffälligen Anzeichen des Drogengebrauchs zu erkennen sind. Wie bereits erwähnt, kann die Suchtgefährdung nicht allein über den jeweiligen Drogenkonsum des Jugendlichen definiert werden. Neben konsumspezifischen Variablen müssen zur Identifizierung auch konsumunspezifische Variablen herangezogen werden. Im deutschen Sprachraum gibt es im Gegensatz zum anglo-amerikanischen Raum noch kein adäquates Früherkennungsverfahren für suchtgefährdete Jugendliche (Schmidt 1999). Es existieren einige psychologisch-diagnostische Instrumente, die zur Bestimmung psychischer Auffälligkeiten bei Kindern und Jugendlichen eingesetzt werden (vgl. Döpfner u. Lehmkuhl 2000, Döpfner et al. 1999).

Erreichen gefährdeter Jugendlicher. Analog zum Problem der Identifizierung ergibt sich das Problem der Versorgung. Bereits in früheren Studien konnte nachgewiesen werden, dass suchtgefährdete Jugendliche die bestehenden Einrichtungen (z.B. Drogenberatungsstellen) nicht nutzen (vgl. Schmidt 2001, Farke 1999, Broekman 1999, Farke et al. 1998, Alte-Teigeler et al. 1997). Dies hat mehrere Ursachen: Zum einen gehen suchtgefährdete Jugendliche davon aus, dass sie keine professionelle Hilfe benötigen oder dass die Drogenberatungsstellen nur drogenabhängige Erwachsene beraten. Zum anderen weist die Versorgungsstruktur suchtgefährdeter Jugendlicher – trotz verstärkter Bemühungen – immer noch erhebliche Defizite auf. Das Jugendhilfe- und Drogenhilfesystem sowie die kinder- und jugendpsychiatrischen Einrichtungen decken mit ihrem Angebot nur einen Teil des Versorgungsbedarfs dieser Zielgruppe ab (Schmidt u. Broekman 2001, Bathen 1995, Quensel 1995, Meyer 1995). Darüber hinaus zeigt sich, dass die bestehenden Angebote die Zielgruppe nur bedingt ansprechen und sie somit kaum motivieren, diese in Anspruch zu nehmen.

Die VERSO-Studie

Zielsetzung und Methode

In der Studie „VERSO – Versorgungsbedarf bei früher Suchtgefährdung: Sekundärprävention im kommunalen Raum" des nordrhein-westfälischen Forschungsverbundes Public Health wurde die Versorgungsforschung aus der Perspektive der Adressaten und Nutzer von Leistungen vorgenommen (Farke et al. 1998, Alte-Teigeler et al. 1997). Das Forschungsvorhaben konzentrierte sich auf die bislang vernachlässigte Frage, wie suchtgefährdete, aber noch nicht abhängige Jugendliche im Alter zwischen 12 und 25 Jahren angemessen medizinisch und psychosozial versorgt werden können. Neben der epidemiologischen Datengewinnung zu Konsumgewohnheiten hatte die Untersuchung das Ziel, suchtgefährdete Jugendliche zu identifizieren und das Hilfesystem aus ihrer Sicht zu analysieren.

597 Jugendliche im Alter zwischen 12 und 25 Jahren wurden in verschiedenen Settings (Kneipen und Diskotheken, Plätze und Treffpunkte, an denen sich drogenkonsumierende Jugendliche aufhalten, Jugendeinrichtungen, Schulen, Notschlafstellen und Kinderheime bzw. Wohngruppen) in Köln und Bielefeld befragt.

Voraussetzungen zur Teilnahme. Um die Zielgruppe der Studie – suchtgefährdete Jugendliche – zu erreichen, war die Voraussetzung zur Teilnahme an der Untersuchung der Konsum von Alkohol und/oder illegalen Drogen. Die Suchtgefährdung kann aber nicht alleine über den jeweiligen Konsum definiert werden. Da die Forschungsgruppe nicht auf standardisierte Früherkennungsverfahren zurückgreifen konnte, wurde ein Index konstruiert, der sowohl drogenspezifische als auch drogenunspezifische Variablen enthält.

INSU – INdex SUchtgefährdung

Aus der medizinischen und gesundheitswissenschaftlichen Forschungstradition stammen Konzepte, die von der Idee ausgehen, dass verschiedene Faktoren die Wahrscheinlichkeit für das Auftreten einer bestimmten Erkrankung oder Störung begünstigen bzw. verringern. Auch im Rahmen der Suchtforschung werden diese Risikofaktorenmodelle bzw. Modelle protektiver Faktoren angewandt (Jessor et al. 1995, Richards-Colocino et al. 1996, Biener et al. 1997, Franke 1997, Pavis et al. 1997, Lindsay u. Rainey 1997, Jones u. Heaven 1998).

- Als *Risikofaktoren* gelten hier sowohl individuelle Attribute und Charakteristika als auch soziale Bedingungen und Umwelteinflüsse, die die Wahrscheinlichkeit des Auftretens eines Drogenmissbrauchs erhöhen.
- Unter *protektiven Faktoren* werden Einflüsse verstanden, die einen Drogenkonsum verhüten oder reduzieren, sowie die Wirkung von Risikofaktoren neutralisieren oder reduzieren.

Dem Risikofaktorenmodell folgend ist ein Drogenkonsum und eine damit einhergehende Suchtgefährdung als Reaktion auf die Anzahl von Belastungen, die ein Mensch zu bewältigen hat, zu sehen. Linear zur Anzahl der Risikofaktoren steigt die Wahrscheinlichkeit des Auftretens eines missbräuchlichen Drogenkonsums, während hingegen mit steigender Anzahl protektiver Faktoren die Ausbildung schädlicher Konsummuster unwahrscheinlicher wird. Es hat sich gezeigt, dass eher die Anzahl als die Spezifität von protektiven und Risikofaktoren die Entwicklung des Drogenkonsums Jugendlicher beeinflusst (Schmidt 2001).

Aus diesem Grund wurde ein additiver Index gebildet, der aus insgesamt 21 Variablen besteht, die verschiedene Risikofaktoren abbilden. Da der Index die Risikofaktorenvariablen aufsummiert, ist der Gefährdungsgrad einer befragten Person, eine Abhängigkeit zu entwickeln, umso höher, je mehr Risikofaktoren sie aufweist.

■ Risikofaktoren

Die verschiedenen Risikofaktoren wurden durch eine explorative Faktorenanalyse gewichtet und erhielten ihrer Gewichtung entsprechende Punktwerte, die so berechnet sind, dass die Summe aller Risikofaktorenpunktwerte 100 ergibt. Eine befragte Person, die alle Risikofaktoren trägt, bekommt also einen Punktwert von 100 zugewiesen. Eine Person, die keine Risikofaktoren aufweist, erhält den Punktwert 0. Personen, die einen oder mehrere Risikofaktoren aufweisen, bekommen einen Punktwert, der der Summe der Punktwerte ihrer Risikofaktoren entspricht. Die 21 Variablen, die in den Index eingegangen sind, lassen sich in 5 Indikatoren zusammenfassen. Die in Klammern gesetzten Zahlen hinter den Variablen entsprechen dem Gewichtungspunktwert:

Indikator Umfeld. Der Indikator „Umfeld" umfasste 3 Risikovariablen, die im Zusammenhang mit nicht familiären Kontakten standen. Einerseits ging es dabei um den Freundeskreis, andererseits um den Aufenthalt in kontrollfreien Räumen.
- *Freundeskreis (15)*, in dem alle oder die meisten Mitglieder regelmäßig Drogen konsumierten. Ein Freundeskreis, in dem der Konsum weit verbreitet war und somit als alltägliches Verhalten galt, ist als Risiko für den Einstieg in oder die Aufrechterhaltung des Drogenkonsums anzusehen. Zudem wurde die Gruppenzugehörigkeit häufig auch über den Konsum bestimmt, sodass mit einem Ausstieg aus dem Konsum die Angst des Freundschaftsverlusts verbunden war;
- *häufiger Aufenthalt in der Clique (10)*;
- *häufiger Aufenthalt auf öffentlichen Plätzen (5)*, die als Treffpunkte drogenkonsumierender Jugendlicher bekannt sind. Der häufige Aufenthalt in kontrollfreien Räumen verstärkte das Risiko häufigen Drogenkonsums.

Indikator Drogen. Der Indikator „Drogen" setzte sich aus 5 Variablen zusammen, die sich auf das Drogenkonsumverhalten der befragten Jugendlichen bezogen. Ein häufiger und auffälliger Drogenkonsum, (gescheiterte) Abstinenzversuche und der frühe Einstieg in den Zigarettenkonsum wurden als Risikofaktoren für die Entwicklung einer Abhängigkeit ermittelt.
- *Häufiger Konsum mindestens einer Droge (5)*, wobei unter „häufig" der tägliche oder mehrmals wöchentliche Konsum zu verstehen ist;
- *drogenbedingter Kontakt mit der Polizei (5)* oder das Ansprechen auf problematischen Konsum, z.B. durch Lehrer;
- bereits *gescheiterte Abstinenzversuche (5)*;
- *Abstinenzgedanken (2,5)*;
- *Einstieg in den Zigarettenkonsum (2,5)* im Alter von unter 12 Jahren.

Indikator Schule. Der Indikator „Schule" umfasste 3 drogenunspezifische Risikofaktoren aus dem schulischen Bereich. Häufiges unentschuldigtes Fernbleiben vom Unterricht, schlechte schulische Leistungen und schlechte berufliche Zukunftschancen wurden in Beziehung gesetzt zu schädlichen Drogenkonsummustern.
- Mindestens einmal wöchentliches *Schulschwänzen (8)*;
- mindestens 2-malige *Nichtversetzung (5)* als Indikator für schlechte schulische Leistungen;
- nach Einschätzung der Befragten schlechte bzw. sehr schlechte *berufliche Zukunftschancen (2)*.

Indikator Familie. Der Indikator Familie setzte sich aus 6 Variablen zusammen, die sich auf die Familiensituation und das Familienklima bezogen. Gewalt in der Familie, Alkoholprobleme der Eltern, schlechte oder abgebrochene Beziehungen zu Eltern(teilen) und eine schlechte finanzielle Lage der Familie waren drogenunspezifische Faktoren, die die Wahrscheinlichkeit einer Suchtgefährdung begünstigten.
- *Gewalterfahrungen in der Familie (4)*;
- familiäre Konfliktsituationen, die sich aus dem problematischen *Alkoholkonsum der Eltern (4)* ergaben;
- nach Einschätzung der befragten Jugendlichen schlechte *Beziehung zur Mutter (3,5)*;
- nach Einschätzung der Befragten schlechte *Beziehung zum Vater (1,5)*;
- *getrennt lebende Eltern (1)*;
- nach Einschätzung der Befragten schlechte *finanzielle Situation der Familie (1)*.

Indikator Persönlichkeit. Der Indikator „Persönlichkeit" bezog 4 drogenunspezifische Risikovariablen ein, die im Zusammenhang mit Persönlichkeitsmerkmalen der befragten Jugendlichen standen. Depressivität und ein geringes Selbstwertgefühl waren personale Faktoren, die eine Abhängigkeitsentwicklung begünstigten.
- *Depressives Verhalten (4)* und negative Zukunftseinschätzungen;
- Einschätzung der Befragten, *im Freundeskreis gering geschätzt (3)* zu werden;
- geringes *Selbstvertrauen (2)*;
- negative *Einstellung zum eigenen Körper (1)*.

Die Analyse der Gewichtung der einzelnen Variablen zeigte, dass drogenunspezifische Variablen, und hier insbesondere die Variablen, die sich auf die Peer-Group bezogen, wesentliche Faktoren hinsichtlich einer Suchtgefährdung waren. So bildete die Variable, die die Konsummuster von Freundinnen und Freunden der Befragten eruierte, den gewichtigsten Faktor, gefolgt von der Variablen, die das häufige Zusammensein im Cliquenverband beschrieb. Häufiges unentschuldigtes Fernbleiben von der Schule war ein weiterer bedeutender Risikofaktor.

Gefährdungskategorien

Um eine Kategorisierung unterschiedlicher Suchtgefährdungsgrade zu ermöglichen, wurden in Abhängigkeit vom Gesamtpunktwert 3 verschiedene Abstufungen gebildet:
- „gering gefährdet": bis 30 Punkte,
- „gefährdet": 31–66 Punkte,
- „stark gefährdet": über 66 Punkte.

Abb. 2.1 zeigt die Verteilung auf diese 3 Kategorien. Demnach wurde knapp 1/4 der Befragten (24%) als gering gefährdet, über die Hälfte (55%) als gefährdet und jeder 5. Jugendliche (21%) als stark suchtgefährdet eingestuft.

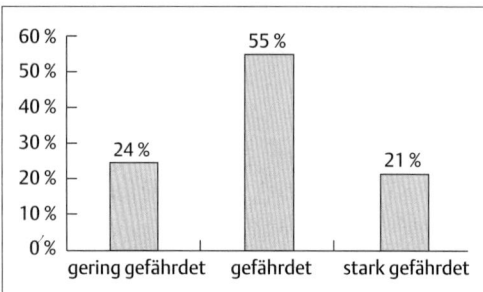

Abb. 2.1 Häufigkeitsverteilung der Gefährdungskategorien.

Ergebnisse

Von den insgesamt 597 durchgeführten Interviews gingen 567 in die Auswertung der Daten ein. Die 30 nicht berücksichtigten Fragebögen wiesen entweder Unstimmigkeiten im Antwortverhalten oder zu hohe Missing-Raten auf. Die Interviews wurden in Jugendfreizeiteinrichtungen, Schulen, in den Innenstädten an öffentlichen Plätzen und Treffpunkten von Jugendlichen, in Kneipen, Diskotheken, Kinderheimen, Wohngruppen und in Notschlafstellen durchgeführt.

Von den insgesamt 567 befragten Jugendlichen waren 61% männlich und 39% weiblich. Betrachtet man die einzelnen Gefährdungskategorien bezüglich der Verteilung der Geschlechter, so lag erwartungsgemäß der Anteil der männlichen Befragten in allen Kategorien deutlich über denen der weiblichen (Tab. 2.2). Der geringste Abstand zwischen beiden Geschlechtern ergab sich bei der Gruppe, die als gering gefährdet eingestuft wurde, der größte Unterschied war in den Kategorien „gefährdet" und „stark gefährdet" zu beobachten.

Tabelle 2.2 Geschlechterverteilung suchtgefährdeter Jugendlicher

Gefährdungsgrad	Männlich	Weiblich
Gering gefährdet	57%	43%
Gefährdet	63%	37%
Stark gefährdet	62%	38%

Einstiegsalter

Der Konsum von Drogen und das Ausmaß des Konsums nahm – unabhängig von der Substanz – mit dem Alter der Befragten zu. In Tab. 2.3 ist das durchschnittliche Alter des Erstkonsums der verschiedenen Substanzen bzw. Substanzgruppen sowohl für alle Befragten als auch nach dem Gefährdungsgrad differenziert aufgeführt. In Übereinstimmung mit der Literatur lag das Einstiegsalter für den Konsum der verschiedenen Drogen je nach Substanz zwischen 12 und 18 Jahren (BZgA 2001).

Für alle Substanzen gilt, dass das durchschnittliche Alter des Konsumeinstiegs mit steigendem Gefährdungsgrad abnahm. Befragte, die als stark suchtgefährdet kategorisiert wurden, waren sowohl im Vergleich mit den als gering gefährdet als auch mit den als gefährdet eingestuften Jugendlichen beim Erstkonsum der verschiedenen Substanzen signifikant jünger. Besonders der frühzeitige Konsum von Alkohol war hier besonders auffällig: Hier lagen 3 Jahre zwischen dem durchschnittlichen Konsumbeginn bei stark Gefährdeten (11,1 Jahre) und den gering Gefährdeten (14,1 Jahre).

Dieses Ergebnis beweist, dass primärpräventiv ausgerichtete Maßnahmen mit dem Ziel der Verhinderung oder Hinauszögerung in den Konsumeinstieg sehr frühzeitig eingesetzt werden müssen, um alle Jugendlichen vor dem Konsumeinstieg zu erreichen.

Dreimonatsprävalenz

Um die Konsumgewohnheiten zu erfassen, wurden die Jugendlichen danach befragt, wie häufig sie in den letzten 3 Monaten Drogen konsumiert hatten (Tab. 2.4).

Tabelle 2.3 Durchschnittsalter bei Erstkonsum

Substanz(gruppe)	Gesamt	Durchschnittliches Alter bei Erstkonsum		
		Gering gefährdet	Gefährdet	Stark gefährdet
Alkohol	12,4 Jahre	14,1 Jahre	12,2 Jahre	11,1 Jahre
Cannabis	14,6 Jahre	15,6 Jahre	14,8 Jahre	13,8 Jahre
Ecstasy	16,3 Jahre	–*	17,0 Jahre	15,3 Jahre
Beruhigungsmittel	16,7 Jahre	–*	16,9 Jahre	15,2 Jahre
Aufputschmittel	16,7 Jahre	–*	16,9 Jahre	15,4 Jahre
Pilze	16,9 Jahre	–*	17,0 Jahre	16,2 Jahre
LSD	17,1 Jahre	–*	16,9 Jahre	16,2 Jahre
Kokain	17,5 Jahre	–	–*	17,5 Jahre
Heroin	17,5 Jahre	–	–	17,5 Jahre

* Aufgrund der geringen Zellenbesetzung (unter 3 Befragte) wurde hier kein Durchschnittswert abgebildet, die Angaben der Befragten gingen aber in die Berechnung des Durchschnittswerts aller Befragten ein.

Gering Suchtgefährdete. Jugendliche, die als gering suchtgefährdet eingestuft wurden, konsumierten im Vergleich mit den anderen Gefährdungskategorien seltener Alkohol. Sie verfügten über keine Konsumerfahrungen bei Kokain oder Heroin. Bei Ecstasy/Designerdrogen, psilocybin- bzw. psilocinhaltigen Pilzen, LSD sowie Aufputschmitteln überwog der Anteil der Abstinenten mit 97%–99%. Mit 82% hatte der überwiegende Teil der Befragten keine Konsumerfahrungen mit Cannabisprodukten.

Suchtgefährdete. Die meisten als gefährdet eingestuften Jugendlichen konsumierten deutlich häufiger regelmäßig Alkohol und/oder Cannabis. Aber auch der Konsum von Drogen aus den anderen Substanzgruppen war in dieser Gefährdungskategorie verbreitet. Lediglich bei Heroin gab erwartungsgemäß keiner dieser Gruppe Konsumerfahrungen an.

Stark Suchtgefährdete. Bei den stark Suchtgefährdeten fiel besonders die hohe Anzahl von Jugendlichen auf, die täglich Cannabis konsumierten. Auch Alkohol wurde von diesen Jugendlichen im großen Umfang regelmäßig getrunken. 8% der stark gefährdeten Jugendlichen konsumierten wöchentlich Ecstasy und/oder Beruhigungsmittel. Bei 4 Befragten, die angaben, täglich Heroin zu konsumieren, muss bereits von einer möglichen Abhängigkeit ausgegangen werden.

Tabelle 2.4 Unterschiede des Alkohol- und Cannabiskonsums in den Gefährdungskategorien (Dreimonatsprävalenzraten)

Gefährdunggrad	Substanz	Einmal monatlich	Einmal wöchentlich	Mehrmals wöchentlich	Täglich
Gering gefährdet	Alkohol	25%	20%	11%	
	Cannabis				
Gefährdet	Alkohol	26%	33%	35%	
	Cannabis	16%	17%	30%	
Stark gefährdet	Alkohol		23%	45%	12%
	Cannabis		10%	33%	45%

■ Konsumerfahrungen

Welche Erfahrungen sammelten die Jugendlichen bei ihrem Konsum von Alkohol, Cannabis und Ecstasy? Es überrascht nicht, dass die drogenkonsumierenden Jugendlichen über eine Vielzahl persönlicher und sozialer Erfahrungen berichteten, die sich auch im INSU-Verfahren wiederfinden. Auf der somatischen Ebene gaben die Jugendlichen negative Symptome an, die auch in der Ärztebefragung von Graß und Farke genannt wurden (Graß u. Farke 2001, s. Kap. 2.2).

Erfahrungen mit Alkohol. Negative soziale Erfahrungen wurden von den stark suchtgefährdeten Jugendlichen besonders häufig genannt:
- Konflikte mit den Eltern aufgrund des Alkoholkonsums (knapp 40 %),
- Verschlechterung der schulischen Leistungen (über 25 %).

Als positive Erfahrung nannten die befragten Alkoholkonsumenten am häufigsten:
- neue Menschen kennen gelernt (66 %),
- Fehlen von körperlichen Beschwerden (32 %).

Erfahrungen mit Cannabis. Hinsichtlich negativer Auswirkungen ihres Cannabiskonsums berichteten die Cannabiskonsumenten überwiegend über:
- Lustlosigkeit (50 % der stark Gefährdeten und über 33 % der Gefährdeten),
- Konzentrationsprobleme (45 % der stark Gefährdeten und 38 % der Gefährdeten);
- Konflikte mit den Eltern (40 % der stark Gefährdeten).

Die gering gefährdeten und gefährdeten cannabiskonsumierenden Jugendlichen gaben häufiger als in den gleichen Kategorien eingeordnete alkoholkonsumierende Jugendliche schlechtere Schulleistungen in Verbindung mit dem Drogenkonsum an.

Hervorzuheben ist, dass die Jugendlichen mit ihrem Cannabiskonsum sowohl individuelle als auch soziale Negativerfahrungen verbanden. Schlafstörungen, depressive Verstimmungen, Konzentrationsprobleme und Lustlosigkeit sowie soziale Faktoren wie schlechtere Schulleistungen, Verlust von Freundinnen und Freunden aufgrund eines veränderten Freundeskreises und Konflikte mit den Eltern traten in dieser Gruppe häufiger auf als bei den alkoholkonsumierenden Jugendlichen.

Aber nicht nur die negativen, sondern auch die positiven Erfahrungen wurden von den Befragten häufiger im Zusammenhang mit Cannabiskonsum als mit Alkoholkonsum angegeben. Für 3/4 aller Befragten war die erlebte Entspannung unter dem Einfluss von Cannabis die am häufigsten genannte positive Konsumerfahrung.

Erfahrungen mit Ecstasy. Die von den stark suchtgefährdeten Jugendlichen am häufigsten genannten negativen Erfahrungen im Zusammenhang mit dem Ecstasy-Konsum waren (vgl. Aarons et al. 1999, Thomasius 1999):
- Schlafstörungen (60 % der stark Gefährdeten),
- Ängste (43 % der stark Gefährdeten),
- depressive Gefühle (34 % der stark Gefährdeten),
- Konzentrationsprobleme (40 % der stark Gefährdeten, 31 % der Gefährdeten),
- schlechtere schulische Leistungen (34 % der stark Gefährdeten).

Hinsichtlich der positiven Erfahrungen im Zusammenhang mit Ecstasy-Konsum bleibt festzuhalten, dass mehr als jeder Zweite der stark suchtgefährdeten und suchtgefährdeten Jugendlichen angab, durch den Konsum leichter in Kontakt zu anderen Menschen gekommen zu sein.

Auf den ersten Blick haben die Konsumerfahrungen von Alkohol, Cannabis und Ecstasy insgesamt betrachtet ein ausgeglichenes Verhältnis zueinander. Allerdings machten die Konsumenten von Alkohol deutlich weniger negative Erfahrungen als die Konsumenten der beiden anderen Substanzen.

■ Risikowahrnehmung

Es wurde deutlich, dass Jugendliche das Risiko ihres Drogenkonsums unterschätzten und/oder ignorierten. Der eigene Konsum wurde von fast allen Befragten als unproblematisch wahrgenommen. Nur ein geringer Teil der Jugendlichen glaubte, über nicht genügend Kenntnisse und Fähigkeiten für einen kontrollierten Umgang mit der jeweiligen Droge zu verfügen. Die Differenzierung der Ergebnisse nach Gefährdungsgraden ergab, dass mit Zunahme der Gefährdung der Anteil an Jugendlichen, die den eigenen Konsum problematisch einschätzten, größer wurde. So hielten 15 % der als stark gefährdet, 11 % der als gefährdet und 5 % der als gering gefährdet eingestuften Jugendlichen ihren Konsum (insbesondere illegaler Drogen) für gefährlich. Die kritischere Einschätzung der stark Suchtgefährdeten wurde darauf zurückgeführt, dass durch die eigene Drogeneinnahme schon häufiger gravierende negative Folgen erlebt wurden.

■ Wer hilft bei Drogenproblemen?

Bei der Auseinandersetzung mit dieser Frage wurden grundsätzliche Probleme deutlich: Zum einen ignorierten riskant drogenkonsumierende Jugendliche ihre Gefährdung, zum anderen waren sie schlecht über bestehende Hilfeangebote informiert und gingen davon aus, dass die meisten Einrichtungen für sie nicht zuständig seien. Diese Haltung bewirkte, dass sie bei Problemen, die direkt oder indirekt mit dem Drogenkonsum zusammenhingen, in ihrem sozialen Umfeld nach Hilfe suchten. In diesem Zusammenhang definierten die betroffenen Jugendlichen unter dem Oberbegriff „Hilfe" unterschiedliche Unterstützungsleistungen, die nicht unbedingt von professionellen Helfern erbracht werden müssen. Dem Verständnis der befragten Jugendlichen zufolge fielen unter Hilfeleistungen ausführliche Gespräche mit vertrauten Bezugspersonen, Tipps, Ratschläge, Leihen von Geldbeträgen, Angebot einer Übernachtungsmöglichkeit, Notversorgung bei Komplikationen durch Drogenkonsum und Ähnliches.

Die Befragung aller drogenkonsumierenden Jugendlichen ergab, dass lediglich 5% Hilfeleistungen von professionellen Helfern in Anspruch genommen hatten. Diese professionellen Kräfte setzten sich aus Sozialarbeitern, Schulsozialarbeitern, Drogenberatern, Beratungslehrern etc. zusammen. Umso bedeutender war die Hilfe durch die nicht professionelle Seite. Mehr als jeder Vierte (26%) wandte sich an Familienmitglieder, Freunde und andere Bezugspersonen. Aber der überwiegende Teil (69%) nahm keine Hilfe in Anspruch.

■ Inanspruchnahme medizinischer Hilfe

Notfallbehandlung vs. ärztliche Sprechstunde. Den 5%, die Hilfe im psychosozialen Bereich einforderten, standen 11% der Jugendlichen gegenüber, die medizinische Hilfe erhielten. Die medizinischen Leistungen verteilten sich zu 48% auf Notfallbehandlungen und 52% auf andere Behandlungen. Nach den Angaben der Jugendlichen handelte es sich bei den Notfallbehandlungen überwiegend um Drogenintoxikationen oder um Verletzungen, die im Zusammenhang mit dem Drogenkonsum standen. Demgegenüber nahmen die befragten Jugendlichen in der ärztlichen Sprechstunde medizinische Hilfeleistungen, die direkt oder indirekt mit dem Drogenkonsum zusammenhingen, in Anspruch. Im Vordergrund der Behandlung standen hierbei Beratungsgespräche (34%), in denen z.B. Folgewirkungen des Drogenkonsums, eine Reduktion des eigenen Konsums oder die Vermittlung an einen Facharzt bzw. an eine entsprechende Beratungsstelle erörtert wurden.

Geschlechtsverteilung. Weiterhin waren deutlich geschlechtbezogene Unterschiede zu erkennen. Von allen Befragten, die medizinische Hilfe in Anspruch genommen hatten, waren 68% männlich und 32% weiblich. Ein signifikanter Unterschied war auch bezüglich der Notfallsituationen zu beobachten. Von den weiblichen Jugendlichen waren lediglich 20% und von den männlichen 80% betroffen. Bei den nicht notfallbezogenen Behandlungen fiel der Unterschied zwischen beiden Gruppen mit 44% weiblichen und 56% männlichen Jugendlichen deutlich geringer aus.

Altersverteilung. Bezüglich des Alters ließen sich bedeutsame Unterschiede zwischen den einzelnen Altersgruppen feststellen. Bei den unter 16-Jährigen war der Anteil derjenigen, die medizinische Hilfe in Anspruch nahmen, mit 3% sehr gering. Bei den 16- bis 17-Jährigen war ein deutlicher Anstieg zu beobachten (29%). Diese Zunahme setzte sich in den Kategorien 18–21 Jahre (32%) und über 21 Jahre (36%) fort. Weiterhin zeigte sich, dass insbesondere die allgemeine medizinische Behandlung mit zunehmendem Alter von den Jugendlichen häufiger genutzt wurde. Bezüglich der Notfallbehandlungen ließ sich eine deutliche Konzentration zwischen dem 16. und 21. Lebensjahr (74%) feststellen. In diese Altersspanne fällt auch die Phase der Entwicklung, in der Risikoverhalten am häufigsten, insbesondere bei Jungen, auftritt (Engel u. Hurrelmann 1993, Hurrelmann 1995).

Gefährdungsgrad. Geht man davon aus, dass sich bei den suchtgefährdeten Jugendlichen mit zunehmendem Gefährdungsgrad die Risikowahrnehmung verändert, müsste unseres Erachtens auch die Inanspruchnahme von psychosozialer und medizinischer Hilfe zunehmen. Insbesondere bei der professionellen Hilfe im psychosozialen Bereich traten tatsächlich deutliche Unterschiede zwischen den einzelnen Gefährdungskategorien auf. Eine ähnliche Situation war auch bei der Inanspruchnahme medizinischer Leistungen mit zunehmendem Gefährdungsgrad zu beobachten (Tab. 2.5).

Tabelle 2.5 Inanspruchnahme psychosozialer und medizinischer Hilfe in Abhängigkeit vom Gefährdungsgrad

Gefährdungsgrad	Psychosoziale Hilfe	Medizinische Hilfe
Gering gefährdet	0%	2%
Gefährdet	4%	12%
Stark gefährdet	12%	19%

■ **Akzeptanz medizinischer Leistungen bei Drogenproblemen**

Unseres Erachtens drückte sich die Akzeptanz eines Angebots insbesondere darin aus, wie häufig von den betroffenen Jugendlichen ein Hilfeangebot genannt wurde. Auf die Frage, wer bei Drogenproblemen hilft (Mehrfachantworten waren möglich), ergab sich folgende Rangliste:
- Freunde (68%),
- Familienmitglieder (29%),
- Drogenberatung (25%),
- Arzt (18%).

Der Vorschlag, einen qualifizierten Hausarzt mit Fachwissen über Drogen einzusetzen, erhielt eine starke Zustimmung. Hierfür entschied sich über die Hälfte der befragten Jugendlichen. Aufgrund dieser Befragungsergebnisse kann von einer guten Akzeptanz gegenüber medizinischen Hilfeleistungen ausgegangen werden.

■ **Hinderungsgründe für die Inanspruchnahme von Unterstützungsangeboten**

Nach den Gründen gefragt, warum Jugendliche bei Problemen mit Drogen professionelle Hilfe ablehnen und nachfolgend nicht in Anspruch nehmen, wurde folgenden Antworten am häufigsten zugestimmt:

- In den Einrichtungen kann einem generell nicht geholfen werden.
- Professionelle Helfer verstehen einen nicht.
- Man macht schlechte Erfahrungen mit professionellen Helfern.

Ein weiterer bedeutsamer Hinderungsgrund für die Inanspruchnahme professioneller Unterstützung betraf die Anonymität der bereitgestellten Unterstützung. Es zeigte sich, dass die Jugendlichen davon ausgingen, ihre (Drogen-)Probleme könnten von den Beratern nicht vertraulich behandelt werden. Wer von ihren Problemen erfährt, war für die Jugendlichen elementar und ein bedeutender Faktor, der über die Inanspruchnahme oder Nichtinanspruchnahme professioneller Hilfe entscheidet. So war die Angst, dass Eltern, aber auch Freunde, Mitschüler oder andere Personen aus dem Umfeld von ihren Drogenproblemen erfahren, der am häufigsten genannte Hinderungsgrund. Eigentlich verhält sich dieses Ergebnis widersprüchlich zu dem der Frage „wer hilft?", die bereits erörtert wurde. Die Erklärung für diesen Widerspruch liegt jedoch auf der Hand: Jugendliche möchten selbst bestimmen, mit wem und wann sie über ihre Probleme in diesem sehr sensiblen Bereich reden.

Nach Gefährdungsgrad differenziert betrachtet ergab sich folgendes Bild (Tab. 2.6): Mit steigendem Gefährdungsgrad sank die von allen Gefährdungskategorien am häufigsten genannte Befürchtung, dass die Eltern vom Drogenproblem erfahren. Hingegen stieg mit zunehmendem Gefährdungsgrad die Einschätzung der Jugendlichen, dass ihnen in professionellen Einrichtungen nicht geholfen werden könne. Auch die Vermutung, dass schlechte Erfahrungen mit den professionellen Helfern gemacht würden, stieg mit zunehmendem Gefährdungsgrad an.

Diskussion der Ergebnisse

Die Einteilung der befragten Jugendlichen in Kategorien mit unterschiedlichen Gefährdungsgraden ermöglicht eine differenzierte Betrachtung der Zielgruppe. Darüber hinaus erleichtert diese Kategorisierung die Entwicklung spezifischer und adäquater Hilfeangebote für suchtgefährdete Jugendliche. Durch die Berücksichtigung der einzelnen Indikatoren können unterschiedliche Schwerpunkte bei den entsprechenden Interventionen gesetzt werden.

Tabelle 2.6 Bedenken gegen die Inanspruchnahme professioneller Hilfe

Befürchtung	Gering gefährdet	Gefährdet	Stark gefährdet
Eltern könnten vom Drogenproblem erfahren	94 %	91 %	84 %
Professionelle Einrichtungen können nicht helfen	68 %	71 %	80 %
Mit Helfern werden schlechte Erfahrungen gemacht	45 %	54 %	59 %

In der vorliegenden Studie wurde der Blick besonders auf den Bedarf an Hilfe der Zielgruppe gerichtet. Im Ergebnisteil zeigte sich, dass nur ein sehr geringer Teil der suchtgefährdeten Jugendlichen professionelle Hilfe in Anspruch nahm. Dieses Ergebnis verhält sich analog zu anderen Studien, welche die Versorgung suchtgefährdeter Jugendlicher untersucht haben (u.a. Alte-Teigeler et al. 1997, Schmidt 2001). Worauf ist dieses Resultat zurückzuführen? Die Ursachen hierfür sind vielfältig und zum einen bei der Zielgruppe selbst, zum anderen aber im Hilfesystem zu suchen.

Ursachen mangelnder Inanspruchnahme in der Zielgruppe. Suchtgefährdete Jugendliche gehen davon aus, dass sie ihren Konsum „im Griff" haben. Treten vereinzelt soziale Probleme oder körperliche Beschwerden auf, die im Zusammenhang mit dem Drogenkonsum stehen, sind sie der Meinung, dass sie selbst oder mithilfe von Freunden in der Lage sind, diese Probleme zu lösen. Dieses Verhalten hängt unseres Erachtens mit der mangelnden Risikowahrnehmung der betroffenen Jugendlichen zusammen, welches durch die Befragung nachgewiesen werden konnte. Erst mit zunehmendem Gefährdungsgrad war ein Anstieg der Risikowahrnehmung zu beobachten. Dies ist darauf zurückzuführen, dass konsumierende Jugendliche bereits aufgetretene Probleme unterschätzen und erst bei längerer Konsumdauer und häufigerem Konsum deutlicher wahrnehmen. Diese Haltung ist einer progressiven Suchtentwicklung förderlich und erfordert gezielte Interventionen.

An dieser Stelle wird aber noch eine weitere Ursache der Ablehnung professioneller Hilfeangebote sichtbar: Jugendliche gehen Auseinandersetzungen, die ihr Selbstreflexionsvermögen beanspruchen, häufig aus dem Weg. Dieses Verhalten ist zunächst altersspezifisch und normal, erschwert aber den Zugang gerade zu den betroffenen Jugendlichen. Die Studie ergab, dass sich erst mit zunehmendem Gefährdungsgrad und Alter eine Verhaltensänderung diesbezüglich einstellte. Die betroffenen Jugendlichen suchte professionelle Beratungsstellen auf, da sie ihre Gefährdung erkannten und eine Veränderung ihrer Situation anstrebten.

Ursachen mangelnder Inanspruchnahme im Hilfesystem. Bei vielen Hilfeangeboten im psychosozialen Bereich sind die Zugangswege sehr hochschwellig oder nur auf die Zielgruppe manifest abhängiger junger Erwachsener und Erwachsener ausgerichtet. Hochschwelligkeit drückt sich z.B. aus durch lange Wartezeiten bis zum ersten Beratungsgespräch oder durch die Notwendigkeit, die Eltern zu benachrichtigen. Insbesondere der letztgenannte Grund hindert einen großen Teil der betroffenen Jugendlichen daran, professionelle Hilfe in Anspruch zu nehmen. Weiterhin scheuen sie häufig den Weg in die Drogenberatungsstelle aus der Überzeugung heraus, dass dort nur Junkies und psychisch auffällig Menschen behandelt werden. Hinzu kommt, dass in den professionellen Beratungsstellen überwiegend erwachsene Berater angetroffen werden. Dies geschieht ausgerechnet in einer Phase, in der sich Jugendliche von den Erwachsenen stark abgrenzen. Aus diesem Grund ist man gerade bei niederschwelligen Angeboten für Jugendliche bemüht, den Altersabstand zwischen Helfern und Klienten gering zu halten.

Ursachen der Akzeptanz medizinischer Hilfe. Die Inanspruchnahme medizinischer Leistungen zeigte, dass Ärzte – nicht nur in Notfallsituationen – eine mögliche Anlaufstelle für suchtgefährdete Jugendliche bei Drogenproblemen waren. Analog zu den Ergebnissen des Bedarfs an psychosozialer Hilfe wurde die Inanspruchnahme von medizinischen Hilfeleistungen auch durch Gefährdungsgrad und Alter positiv beeinflusst. Mit zunehmender Konsumdauer, dem Auftreten von riskantem Konsum und damit einhergehenden gesundheitlichen Problemen stieg die Wahrscheinlichkeit, dass die Jugendlichen medizinische Hilfe in Anspruch nahmen. Es war auffällig, dass erst ab dem 16. Lebensjahr ein Teil der Jugendlichen einen Arzt aufsuchte. Dieses Ergebnis hängt unseres Erachtens damit zusammen, dass in diesem Lebensabschnitt verstärkt Erfahrungen mit illegalen Drogen (s. Tab. 2.**3**) gesammelt werden. In dieser Zeit der Persönlichkeitsbildung und der Ablösung von den Eltern steht die Suche nach Grenzerfahrung – insbesondere bei Jungen – im Vordergrund (Engel u. Hurrelmann 1993, Hurrelmann 1995). Aus diesem Grund ist es auch nicht überraschend, dass bei den 16- bis 17-jährigen suchtgefährdeten Jugendlichen medizinische Notfallbehandlungen am häufigsten genannt wurden. Die allgemeinen medizinischen Behandlungen nahmen mit zunehmendem Alter mehr Jugendliche in Anspruch. Mit zunehmender Reife wird der Arzt als adäquater Helfer akzeptiert und aufgesucht.

Eine weitere Erklärung für die Akzeptanz medizinischer Hilfeleistungen sehen wir darin, dass für den Jugendlichen die Frage, wer von seinen Problemen erfährt, von zentraler Bedeutung ist. Die ärztliche Schweigepflicht erfüllt diesen Wunsch nach Vertraulichkeit weitgehend. Die ärztliche Sprechstunde unterscheidet sich z.B. von einem Gespräch in der Drogenberatungsstelle darin, dass der Einstieg meistens über eine somatische Symptomatik erfolgt. Dies ist für den Jugendlichen einfacher und unbelasteter, denn er geht dort von schneller Hilfe aus. Beispielsweise erfordert ein Medikament oder auch eine Krankmeldung zunächst nicht viel Reflexionsvermögen. Bei der Drogenberatung hingegen erfolgt der Zugang zur Drogenproblematik abstrakter. Der Jugendliche soll hier oftmals seine Probleme artikulieren und beschreiben. Der Drogenkonsum und die hierfür auslösenden Faktoren stehen meist im Vordergrund. Dies erfordert ein Maß an Selbstreflexion, welches von vielen Jugendlichen abgelehnt wird oder sie überfordert. Der Einstieg in diese Behandlungsform ist wesentlich schwieriger und löst nicht selten Widerstand bei den Jugendlichen aus. Sie fühlen sich von dem erwachsenen Berater „durchleuchtet" und analysiert. Ihre Einstellung gegenüber erwachsenen, professionellen Beratern ist zunächst auf Widerstand ausgerichtet. Eine positive Einstellung muss sich erst in einem mehr oder minder langfristigen Entwicklungsprozess formen. In der motivierenden Kurzberatung versucht man dieser Haltung der Jugendlichen gerecht zu werden (s. Kap. 5.3).

Ärztliche Beratungskompetenz. Aber noch ein weiterer wichtiger Aspekt wird durch die Ergebnisse deutlich. Mit zunehmendem Gefährdungsgrad nahm die Inanspruchnahme medizinischer Leistungen zu. Bezogen auf die befragte Gruppe bedeutet dies, dass in den Arztpraxen und Kliniken insbesondere suchtgefährdete Jugendliche mit einem hohen Gefährdungsgrad erscheinen. Dies erfordert von dem behandelnden Arzt viel Empathie und Beratungskompetenz, die nicht immer gewährleistet ist. Ärzte sind nicht selten die ersten, die einen Drogenmissbrauch oder sogar eine Abhängigkeit diagnostizieren. Aber der Drogengebrauch eines Jugendlichen kann auch unentdeckt bleiben oder aus der Unsicherheit über weitere Handlungschritte vom Arzt als nicht bedeutsam angesehen werden. Diese Situationen könnten weitgehend vermieden werden, wenn Ärzten die Möglichkeit zur fachbezogenen Fortbildung gegeben wird und sie in ein funktionierendes Netzwerk einbezogen werden.

Fazit und Ausblick

Identifizierung gefährdeter Jugendlicher. Im Rahmen der Studie wurde ein Instrument zur Identifizierung suchtgefährdeter Jugendlicher entwickelt und eingesetzt. Ein derart standardisiertes Verfahren könnte zukünftig in allen medizinischen und psychosozialen Einrichtungen, in denen die Zielgruppe vorstellig wird, eingeführt werden. In der praktischen Umsetzung sind 2 Vorgehensweisen denkbar:
- Zum einen kann ein standardisierter Fragebogen eingesetzt werden, der sich an das Risikofaktorenmodell anlehnt und die Einschätzung einer Suchtgefährdung ermöglicht.
- Zum anderen könnte ein standardisiertes Interviewverfahren, welches die Indexfragen enthält, entwickelt werden. Damit daraus nicht ein demotivierendes Frage-Antwort-Gespräch entsteht, könnten Elemente der motivierenden Kurzberatung (s. Kap. 5.3) eingearbeitet werden.

Ein Identifizierungsverfahren ermöglicht es, die Bedeutung einzelner Risikofaktorenbereiche für die Suchtgefährdung abzubilden. Somit wäre eine gezielte Intervention möglich, z.B. im Bereich Schule/Beruf. Hier könnte ein drogenkonsumierender Jugendlicher, der aufgrund seines auffällig gewordenen Konsums kurz vor der Schulentlassung steht, an einer für ihn adäquaten Fördermaßnahme teilnehmen, die es ihm ermöglicht, seine Lehre abzuschließen und somit eine berufliche Perspektive zu entwickeln.

Netzwerk zur Intervention. Die Voraussetzung für den erfolgreichen Einsatz des Instrumentes und sinnvolle Interventionen ist ein funktionierendes Netzwerk, in das möglichst alle Einrichtungen bzw. Anlaufstellen der betroffenen Jugendlichen eingebunden sind. Neben den psychosozialen Anlaufstellen gehören hierzu auch die niedergelassenen Ärzte. Die Ergebnisse der Studie belegen, dass Ärzte eine wichtige Rolle in der Versorgung suchtgefährdeter Jugendlicher übernehmen. Sie sind in den Praxen und Krankenhäusern nicht selten die Ersten im Hilfesystem, die Kontakt mit betroffenen Jugendlichen haben. Aber das Engagement der Ärzte sollte sich nicht allein auf die eigene Praxis beschränken, sondern auch auf andere Einsatzorte, wie z.B. Schule und Jugendzentren, ausgedehnt werden. Die schulärztliche Sprechstunde als Anlaufstelle für Jugendliche bietet den Betroffenen die Möglichkeit, in einem geschützten und vor allem nicht stigmatisierenden Setting Drogenprobleme zu erörtern und sich gegebenenfalls weiteren Maßnahmen im Netzwerk zu unterziehen. In Deutschland gibt es erste Modellversuche, die Erfolg versprechend verlaufen (s. Kap. 5.2).

Qualifizierung von Ärzten. Die Voraussetzung für eine derartige Einbindung ist eine entsprechende Qualifizierung der teilnehmenden Ärzte. Die betroffenen Jugendlichen wünschen sich qualifizierte Mediziner, die sie kompetent beraten. Der Arzt mit einer suchtmedizinischen und – präventiven Zusatzqualifikation, eingebunden in ein tragfähiges Netzwerk von Versorgungsanbietern, wäre ein mögliches Modell. Die Ärztekammern in den einzelnen Bundesländern bieten bereits Fortbildungsveranstaltung zum Thema drogenkonsumierende Kinder und Jugendliche an. Hinzu kommen Broschüren und Sonderdrucke, die von einigen Trägern entwickelt wurden und sich speziell an Ärzte richten. Aber zukünftig wird noch mehr Engagement erforderlich sein, um eine adäquate Versorgung dieser Klientel zu ermöglichen. Aus diesem Grund gilt es, die Bestrebungen für den Facharzt für Suchtmedizin voranzutreiben. Ein Suchtmediziner, eingebunden in ein Netzwerk psychosozialer Hilfen, könnte die defizitäre Versorgungssituation suchtgefährdeter Jugendlicher erheblich verbessern.

Literatur

Aarons GA, Brown SA, Coe MT, et al. Adolescent alcohol and drug abuse and health. Journal Adolescent Health. 1999; 24: 412–21.

Alte-Teigeler A, Schmidt B, Hurrelmann K. Defizite in der Versorgung drogengefährdeter Jugendlicher – Ergebnisse einer Experten-, Nutzer- und Jugendbefragung. Das Gesundheitswesen. 1997; 59 (11): 640–8.

Bathen R. Gesteuertes Nebeneinander oder vernetztes Miteinander? Jugendhilfe und Drogenhilfe im kommunalen Bereich. In: Eckert D, Bathen R, eds. Jugendhilfe und akzeptierende Drogenarbeit. Freiburg/Breisgau: Lambertus; 1995: 27–37.

Biener L, Cullen D, Di ZX, Hammond SK. Household smoking restrictions and adolescents' exposure to environmental tobacco smoke. Preventive Medicine. 1997; 26: 358–63.

Bundeszentrale für gesundheitliche Aufklärung. Die Drogenaffinität Jugendlicher in der Bundesrepublik Deutschland – Wiederholungsbefragung 2000/2001. Köln; 2001.

Döpfner M, Lehmkuhl G. Diagnostik-System für psychische Störungen im Kindes- und Jugendalter nach ICD-10/DSM-IV (DISYPS-KJ). Göttingen: Hogrefe; 2000.

Döpfner M, Berner W, Flechtner H, Lehmkuhl G, Steinhausen HC. Psychopathologisches Befund-System für Kinder und Jugendliche (CASCAP-I).

Engel U, Hurrelmann K. Was Jugendliche wagen. Weinheim, München: Juventa; 1993.

Farke W, Hurrelmann K, Alte-Teigeler A. Die vergessene Klientel – suchtgefährdete Jugendliche. Prävention. 1998; 21 (1): 19–22.

Farke W. Die Situation suchtgefährdeter Jugendlicher – Ergebnisse einer Szene-Befragung. In: Freitag M, Hurrelmann K, eds. Illegale Alltagsdrogen. Weinheim, München: Juventa; 1999: 157–68.

Franke A. Endstationen. Suchtreport. 1997; 4: 29–36.

Freitag M. Wie verbreitet sind illegale psychoaktive Substanzen? In: Freitag M, Hurrelmann K, eds. Illegale Alltagsdrogen. Weinheim, München: Juventa; 1999: 45–63.

Graß H, Farke W. Die ärztliche Kompetenz ist dringend gefragt! Suchtmittelkonsumierende Kinder und Jugendliche in der ärztlichen Praxis – Ergebnisse einer Ärztebefragung. Rheinisches Ärzteblatt. 2001; 55(6): 18–20.

Hurrelmann K. Lebensphase Jugend. Weinheim, München: Juventa; 1995.

Jessor R, Van Den Bos J, Vanderryn J, Costa FM, Turbin MS. Protective Factors in Adolescent Problem Behavior – Moderator Effects and Developmental Change. Developmental Psychology. 1995; 31, 6: 923–33.

Jones SP, Heaven PCL. Psychosocial correlates of adolescent drug-taking behavior. Journal of Adolescence. 1998; 21: 127–34.

Lieb R, Schuster P, Pfister H, et al. Epidemiologie des Konsums, Mißbrauchs und der Abhängigkeit von legalen und illegalen Drogen bei Jugendlichen und jungen Erwachsenen – Die prospektiv-longitudinale Verlaufsstudie EDSP. Sucht. 2000; 46: 18–31.

Lindsay GB, Rainey J. Psychosocial and pharmacological explanations of nicotine's „gateway drug" function. Journal of School Health. 1997; 67(4): 123–7.

Meyer E. Weiterentwicklung der Versorgungsstruktur für minderjährige Drogenabhängige – Ergebnisse einer Arbeitsgruppe von Jugendpsychiatrie/Jugendhilfe und Drogenhilfe in Hessen. Berufsverband Ärzte der Kinder- und Jugendpsychiatrie. 1995;5:69–76.

Pavis S, Cunningham-Burley S, Amos A. Alcohol consumption and young people. Health Education Research. 1997; 12(3): 311–22.

Quensel S. Entmystifizierung und Paradigmenwechsel (in) der Drogenhilfe. In: Eckert D, Bathen R, eds. Jugendhilfe und akzeptierende Drogenarbeit. Freiburg/Breisgau: Lambertus; 1995: 20–6.

Richards-Colocino N, McKenzie P, Newton RR. Project Success – Comprehensive Intervention Services for Middle School High-Risk Youth. Journal of Adolescent Research. 1996; 11(1): 130–63.

Schmidt B. Zielgruppenspezifische Sekundärprävention. In: Freitag M, Hurrelmann K, eds. Illegale Alltagsdrogen – Cannabis, Ecstasy, Speed und LSD im Jugendalter. Weinheim: Juventa; 1999: 119–28.

Schmidt B. Suchtprävention bei konsumierenden Jugendlichen – Sekundärpräventive Ansätze in der geschlechtsbezogenen Drogenarbeit. Weinheim: Juventa; 2001.

Schmidt B, Broekman A. Unterstützungsleistungen für konsumierende Jugendliche – Mitmachen und gewinnen? Neue Praxis. 2001; 5: 314–522.

Simon R, Tauscher M, Pfeifer T. Suchtbericht Deutschland 1999. Hohengehren: Schneider; 1999.

Thomasius R. Psychiatrische, neurologische und internistische Komplikationen und Folgewirkungen. In: Thomasius R, ed. Ecstasy – Wirkungen, Risiken, Interventionen – Ein Leitfaden für die Praxis. Stuttgart: Enke; 1999: 61–9.

Wittchen HU. Epidemiologie von Alkohol- und Suchtmittelmissbrauch und -abhängigkeit in München Stadt und Land. In: Zerdick J, ed. Suchtmedizin – Aktuell, Schriftreihe der DGDS e.V. 1999; Band 3: 13–8.

Wittchen HU, Lachner G, Perkonigg A. Vulnerabilitäts- und Protektionsfaktoren bei Frühstadien von Substanzmißbrauch und -abhängigkeit. Max-Planck-Institut für Psychiatrie, Klinisches Institut. München; 1996.

2.2 Drogenkonsumierende Jugendliche in der ärztlichen Praxis – Eine Befragung und Schlussfolgerungen für den ärztlichen Alltag

Hildegard Graß und Walter Farke

Einführung in die Problematik

Der Konsum psychoaktiver Substanzen und die damit verbundenen individuellen gesundheitlichen und sozialen sowie allgemeinen und gesellschaftlichen Schwierigkeiten sind ein aktuell bleibendes Problem. Neben dem Schwerpunkt auf den illegalen Drogen sind die legalen psychoaktiven Substanzen (Alkohol, Nikotin, Medikamente) von nicht zu vernachlässigender Bedeutung. Aktuelle Berichte weisen aus, dass sich Drogenkonsumenten bereits aus dem Kindes- und frühen Jugendalter rekrutieren und die Erfahrungen mit derartigen Substanzen eine steigende Tendenz aufweisen (BZgA 2001, Flüsmeier u. Rakete 1999, Hendriks u. David-Spickermann 2001, Kraus et al. 1998, Kraus u. Töppich 1999, Mertens 1999, Graß u. Renkawitz 1997, Wittchen 1999). So ist davon auszugehen, dass jeder 5. Jugendliche mindestens einmal in seinem Leben illegale Drogen konsumiert hat.

Allerdings muss nicht jeder Drogenkonsum problembehaftet sein. Er kann auch im Rahmen einer „normalen" Entwicklung in der Adoleszenz eingeordnet werden (Hurrelmann 2000, Silbereisen 1999). Die Problematik liegt in einer schleichenden Suchtentwicklung des Konsumverhaltens. Diese erstreckt sich von einem Probier- oder Experimentierverhalten bis hin zu einem schädlichen Gebrauch bzw. Missbrauch (gemäß ICD 10 oder DSM IV). Die Einordnung eines aktuellen Konsumverhaltens in eine solche Entwicklungsspirale ist sowohl für Außenstehende als auch besonders für den Konsumenten selbst schwierig. Daher ist als Hauptziel der Primärprävention anzustreben, den Kontakt mit gesundheitsschädlichen Substanzen möglichst zu behindern oder den Zeitpunkt des Einstiegs in den Konsum hinauszuzögern. Gelingt dies nicht, so sollte der Schwerpunkt auf die Früherkennung von problematischem Konsumverhalten im Rahmen der Sekundärprävention gelegt werden (Hurrelmann 2000, Deutsche Gesellschaft für Kinder- und Jugendpsychiatrie 2000, MFJFG NRW 1999). Dass dies kein nationales Problem ist, zeigen europäische Studien und andere Publikationen (u.a. Stacy u. Newcomb 1999, Europäische Union 1998).

Die bisherigen Kenntnisse über den Umgang mit unterschiedlichen Drogen in unserer Gesellschaft und die Angaben zu Konsummustern – auch bei Kindern und Jugendlichen – legen den Schluss nahe, dass insbesondere Ärzte mit dem Problemfeld konfrontiert werden, wenn beispielsweise wegen gesundheitlicher Probleme im Zusammenhang mit dem Drogenkonsum Hilfe gesucht oder notfallmäßig benötigt wird.

Suchtprävention als ärztliche Aufgabe

Aus der Sicht von konsumierenden Heranwachsenden und Hilfestrukturen aus dem primär nicht ärztlichen Bereich liegen unterschiedliche Studien zum Konsumverhalten und den damit verbundenen Auswirkungen vor (Tab. 4.4). Aus der medizinischen Perspektive legen persönliche Berichte und Anfragen aus dem ärztlichen Alltag sowie entsprechende Publikationen den Schluss nahe, dass diese Thematik insbesondere im kinder- und jugendärztlichen als auch im allgemeinmedizinischen bzw. hausärztlichen Bereich an Interesse gewinnt (u.a. Jacobowski u. Richert 1999, Horn 1997, Schulz u. Remschmidt 1999). Vonseiten der Ärzteschaft wird sowohl der Bedarf an gezielter Information und Weiterbildung auf dem Gebiet der Suchtprävention als auch besonders die Bereitschaft zu einer intensiveren Mitarbeit im Netzwerk der Hilfen für Drogenkonsumenten signalisiert. So stoßen Angebote zu diesen Bereichen im Rahmen der ärztlichen Aus- und Weiterbildung auf vermehrtes Interesse. Auch gesundheitspolitische Stellungnahmen und andere Publikationen greifen zunehmend diese Problematik auf und erschließen neue ärztliche Aufgabenbereiche, beispielsweise in der präventiv ausgerichteten Gesundheitsberatung und durch Zuweisung von Koordinationsaufgaben im Netzwerk der Hilfe (Alte-Teigeler et al. 1997, Brenn 1999, Dieckhoff et al. 2001, Jacobowski u. Richert 1999, MFJGF 1999a).

Aktuelle Untersuchungen zu der Frage, wie Jugendliche mit den unterschiedlichen Angeboten im etablierten Hilfesystem bei Problemen im Zusammenhang mit einem Drogenkonsum umgehen, belegen, dass neben dem Freundeskreis und der Familie auch das medizinische Hilfesystem in Anspruch genommen wird (Alte-Teigeler 1999, Farke 2001, Farke 1999, Farke et al. 1998). Beispielsweise gaben 51 % der Jugendlichen an, sich einen Arzt mit speziellem Drogenwissen als Ansprechpartner zu wünschen (Farke 2001). In anderen Untersuchung (Alte-Teigeler et al. 1997, Farke et al. 1998) stellte sich heraus, dass bis zu 26 % der befragten Drogenkonsumenten im Zusammenhang mit Drogenkonsum bereits einen Arzt aufgesucht hatten. Von medizinisch-wissenschaftlicher Seite wird darauf hingewiesen, dass drogenassoziierte Auffälligkeiten sowohl in Form von Gesundheitsstörungen als auch Verhaltensauffälligkeiten oder Persönlichkeitsstörungen erkannt werden können und einen wichtigen prädiktiven Wert besitzen (u.a. Kraus et al. 1998, Schulz 1999, Schulz u. Remschmidt 1999, Wittchen 1999).

Konsumierende Heranwachsende in der ärztlichen Praxis

Diesen Erkenntnissen Rechnung tragend wird zunehmend die Rolle und Aufgabe der Ärzte in einem Programm zur Suchtvorbeugung betont. Durch die Verknüpfung von allgemeinen Aspekten einer ärztlichen Tätigkeit (Wiederherstellung und Erhaltung von Gesundheit) und den spezifischen Kompetenzen (hier den möglichen Drogenkonsum betreffend) in der ärztlichen Praxis, kann die jugendliche Klientel auch auf dieser Ebene angesprochen werden. Um das Themenfeld „Konsum psychoaktiver Substanzen" auch aus der Wahrnehmung der Ärzteschaft zu erfassen, wurde in Ergänzung zu einer aktuellen Befragung Jugendlicher (Farke 2001) eine Ärztebefragung durchgeführt.

Durchführung der Ärztebefragung

Methodik

In Anlehnung an aktuelle Erhebungen unter Jugendlichen und in Hilfesystemen in Köln und Bielefeld wurden Ärzte primär im niedergelassenen Bereich mit hausärztlichem/pädiatrischem Schwerpunkt befragt. Es sollten ihre allgemeine Einschätzung und Bedarfslage zum Thema „Suchtmittelkonsum bei Kindern und Jugendlichen" erfragt und die in Praxen aufgetreten Fälle beschrieben werden. Zusätzlich wurden psychiatrische Fachpraxen sowie Kliniken in die Befragung einbezogen. Die Erhebung erfolgte als eine anonyme schriftliche Befragung im 1. Quartal 2000 unter Bezugnahme auf die vorangegangenen 12 Monate. Insgesamt konnten 692 Ärzte angesprochen werden. Die Durchführung, insbesondere die Zuleitung der Fragebögen, erfolgte in Koordination mit den zuständigen Ärztekammern. Die Befragung umfasste folgende Bereiche:
- fachbezogene und regionale Einordnung der ärztlichen Tätigkeit,
- bestehende Kontakte zu anderen Institutionen,
- Informationsbedarf zum Thema „suchtgefährdete Kinder und Jugendliche",
- eigene Erfahrungen aus der Betreuung von Heranwachsenden, die Drogen konsumieren.

Zur Beantwortung wurden Auswahlvorgaben gemacht, die teilweise Mehrfachantworten zuließen. Daher ergeben sich zum Teil Werte über 100 %. Zusätzlich konnten frei formulierte, ergänzende Angaben gemacht werden.

Mit der Erhebung sollten folgende Aspekte erörtert werden:
- Informations- und Weiterbildungsbedarf der Ärzte zum Thema „Suchtproblematik",
- Wahrnehmung von konsumierenden Kindern und Jugendlichen in der ärztlichen Praxis.

Ergebnisse

Von den angesprochenen 692 Ärzten wurden 177 Fragebögen zurückgesandt. Die Rücklaufquote war also nicht hoch, sie lag allerdings mit 26 % im erwarteten Bereich. Bereits an dieser Stelle sei darauf hingewiesen, dass die Beteiligungsrate sicher auch eine Vorselektion der teilnehmenden Personen wiedergibt, indem sich besonders am Thema Interessierte bzw. mit dem Thema Konfrontierte beteiligten.

Die weit überwiegende Mehrheit der befragten Ärzte kam aus dem niedergelassenen Bereich (94 %) in städtischem Umfeld und deckte die Fachgebiete Allgemeinmedizin und Innere Medizin (62 %) sowie Pädiatrie (24 %) ab. Die gewünschte Zielgruppe von im niedergelassenen Bereich tätigen Ärzten mit Zugang zu Kindern und Jugendlichen konnte somit erreicht werden. Zu den mit der Befragung erreichten Kinder- und Jugendpsychiatern und allgemeinen Psychiatern ist anzumerken, dass hier die Patientenkontakte nur durch eine Überweisung anderer Institutionen erfolgte und somit kein Erstkontakt bestand.

■ Allgemeine Angaben zu Informationsbedarf und bestehender Vernetzung

Kontakte zu Beratungs- und Hilfeangeboten. Die Erfassung bereits bestehender Kontakte zu Beratungs- und Hilfeangeboten zeigte folgende Verteilung:
- zu Drogenberatungsstellen: 32%,
- zu Gesundheitsämtern: 18%,
- zu Jugendämtern: 18%,
- zu anderen Institutionen: 11%.

In der letzten Gruppe wurden überwiegend andere Fachkollegen (z.B. Kinder- und Jugendpsychiatrie) benannt. 21% der Befragten machten keine Angaben. Eine Bewertung der Qualität dieser Kontakte war im Rahmen der Erhebung nicht möglich.

Weiterer Informationsbedarf. Aus der Frage nach weiterem Informationsbedarf leitet sich die nachstehende Rangliste von Themenbereichen ab:
- Prävention: 46%,
- Diagnostik: 40%,
- Drogen(neben)-wirkungen: 35%,
- Behandlung: 33%,
- Epidemiologie: 22%.

Ein Vergleich zwischen den Angaben von Ärzten, die Fallbeschreibungen mitteilten und denen, die hierzu keine Angaben machten, zeigte für die Bereiche Prävention (40%) und Diagnostik (34%) leicht divergente Ergebnisse, die Rangfolge blieb aber gleich. Werden die Angaben aus pädiatrischen Praxen (einschließlich Kinder- und Jugendpsychiatrie) näher betrachtet, so fällt auf, dass der Bereich Prävention mit 52% einen noch deutlicheren Stellenwert erhält. Auch die bestehenden Kontakte zu anderen Institutionen unterscheiden sich in dieser Gruppe:
- Kontakt zum Jugendamt: 43%,
- Kontakt zu Drogenberatungsstellen: 36%,
- Kontakt zum Gesundheitsamt: 29%.

Eine zunächst vorgesehene ortsspezifische Auswertung für die Daten aus Köln und Bielefeld wurde nicht vorgenommen, da 30% der Bögen keine Ortsangabe enthielten. In Ergänzung zu den zuvor dargelegten allgemeinen Aussagen soll nun auf die fallspezifische Auswertung der Ärztebefragung näher eingegangen werden.

■ Fallbezogene Angaben aus den ärztlichen Praxen

Fachbereiche. Aus 32 Praxen wurden insgesamt 70 Fälle von konsumierenden Kindern und Jugendlichen angegeben. Insgesamt hatte 1/5 der Mediziner entsprechende Patienten in ihrer Praxis betreut. Überwiegend wurde mehr als 1 Fall beschrieben. Die Fälle verteilten sich wie folgt auf die unterschiedlichen Fachbereiche:
- allgemeinmedizinische/internistische Praxen: 57%,
- pädiatrische Praxen: 31%,
- Kinder- und Jugendpsychiatrie: 10%.

Zu 2% fehlten entsprechende Angaben. Da es sich in der Regel um Besuche in Arztpraxen handelte, überrascht es nicht, dass nur 4% der Fälle notfallmäßig wegen Verletzungen, Intoxikationssymptomen oder auch anderen, im Vordergrund stehenden Gesundheitsstörungen behandelt werden mussten.

Patientenalter. Mehrheitlich lag das Patientenalter bei 14–16 Jahren (15,6 ± 2,9 Jahre). Die Hälfte der Kinder und Jugendlichen im Alter zwischen 11 und 26 Jahren kam alleine zum Arzt.

Geschlechterverhältnis. Das Verhältnis der Geschlechter zeigte mit 63% eine deutliche Dominanz der männlichen Jugendlichen.

Beschwerdebilder. Im Hinblick auf die im Vordergrund der Arztkonsultation stehenden Beschwerdebilder wurden folgende Angaben gemacht:
- psychosoziale Auffälligkeiten, z.B. Verhaltensauffälligkeiten, emotionale Störungen: 63%,
- körperliche Beschwerden, überwiegend Atemwegserkrankungen: 24%.

Die übrigen Fälle boten verschiedene psychiatrische Auffälligkeiten wie beispielsweise Borderline-Persönlichkeit oder Bulimie.

Konsumierte Suchtstoffe. Die Angaben aller Befragten zu den konsumierten Suchtstoffen ergaben als Rangfolge:

- Nikotin: 71%,
- illegale Drogen: 56%,
- Alkohol: 54%.

37% der Patienten konsumierten mindestens ein Mal pro Woche Alkohol oder illegale Drogen. Unter den benannten Substanzen ergab sich in der Gruppe der Drogenkonsumenten eine erwartete Verteilung (Mehrfachnennungen möglich):
- Cannabis (60%),
- Alkohol (59%),
- Ecstasy (13%),
- halluzinogene Pilze (11%),
- Heroin (10%),
- Kokain (7%),
- Amphetamine (7%),
- Medikamente (4%),
- LSD (1%),
- Schnüffelstoffe (1%).

Einstiegsalter. Als durchschnittliches Einstiegsalter für einen Konsum wurde für Nikotin 12 Jahre, für Alkohol und Drogen 13 Jahre angegeben.

Konsummotive. Die Motive für einen Drogenkonsum konnten mit folgenden Stichworten hierarchisiert werden:
- „im Freundeskreis üblich",
- „zur Entspannung",
- „um gut drauf zu sein",
- „aus Neugier".

Die wesentlichen Parameter zur Konsumentenbeschreibung sind in Tab. 2.7 zusammengefasst.

Beschwerden. Auf die besonders für Mediziner interessante Frage nach Beschwerden bei der ärztlichen Konsultation wurden die folgenden Symptome angegeben:
- Unruhe (26%),
- Müdigkeit und Erschöpfung (23%),
- Schlaflosigkeit (19%),
- Angst (17%),
- Aggressionen, aggressive Gefühle oder Verhaltensweisen (20%),
- Sinnestäuschungen (14%),
- sonstige Beschwerden, insbesondere somatische Beschwerden des Herz-Kreislauf- und Verdauungssystems (19%).

Prozedere. Aus den ärztlichen Konsultationen folgten in der Regel weitere Maßnahmen:
- an eine Beratungsstelle verwiesen (33%),
- Überweisung an einen Facharzt (20%),
- gezielte Gespräche mit Angehörigen (20%),
- laborchemische Untersuchung zur Prüfung des Verdachts auf Drogenkonsum (34%, in fast 60% Bestätigung des Verdachts).

Diskussion der Ergebnisse und Folgerungen für ärztliches Handeln

Vergleich mit anderen Erhebungen. Die fallbezogenen Angaben aus den ärztlichen Praxen sind vergleichbar mit anderen aktuellen Erhebungen zur Frage eines Suchtmittelkonsums bei Kindern und Jugendlichen (u.a. BZgA 1998 u. 2001, Farke 2001, Flüsmeier u. Rakete 1999, Junge 1999, Kraus et al. 1998, Kraus u. Töppich 1999, Schulz u. Remschmidt 1999, Silbereisen 1999, Simon et al. 1999, Wittchen 1999). Insbesondere gilt dies für den Konsum von Nikotin und Alkohol und das Einstiegsalter etwa mit Beginn der Pubertät. Auch die Koinzidenz anderer Störungen, hier explizit und häufig benannt die Auffälligkeiten im (Sozial-)

Tabelle 2.7 Zusammenfassung der wesentlichen, konsumentenbezogenen Parameter

- Geschlecht: 63% männlich, 37% weiblich
- Altersschwerpunkt 14–16 Jahre (Spanne 11–26 Jahre)
- 50% kamen alleine in die Praxis, nur 4% als Notfall
- 63% zeigten psychosoziale Auffälligkeiten
- Rangliste der Suchtstoffe:
  - 1. Nikotin
  - 2. Drogen
  - 3. Alkohol
- 37% konsumierten mindestens einmal pro Woche Alkohol oder Drogen
- bei den illegalen Drogen dominierte Cannabis mit 60%
- die Hauptmotivation lag im Verhalten der „Peer-group"

Verhalten, wird im ärztlichen Praxiskontakt wahrgenommen (Kraus et al. 1998, Schulz u. Remschmidt 1999, Wittchen 1999). Vor allem wenn sich aus derartigen Auffälligkeiten Störungen der schulischen oder beruflichen Ausbildungen ergeben, ist in Verbindung mit einer Suchtproblematik ein besonderes Augenmerk auf die betreffende Person zu legen. Eine Untersuchung von Sozialbiographien zeigte ein häufiges Zusammentreffen von mangelhafter Schul- oder Berufsausbildung mit einer nachfolgenden Arbeitsplatzproblematik bei Suchtkranken (Klemm-Vetterlein 2000). Auch diesen nicht gesundheitlich orientierten Störungen sollte durch ein frühzeitiges Erkennen begegnet werden. Grundsätzlich kann festgestellt werden, dass Suchtmittel konsumierende Kinder und Jugendliche in der ärztlichen Praxis offensichtlich in gleicher Weise wie in Erhebungen aus anderen Perspektiven wahrgenommen werden.

Informations- und Weiterbildungsbedarf. Aus den Ergebnissen zu Fragen nach einem themenbezogenen Informationsbedarf in der Ärzteschaft darf der Schluss gezogen werden, dass auf unterschiedlichen Ebenen Fort- und Weiterbildungsbedarf sowie Ausbildungsbereitschaft signalisiert wird. Diese Themenoffenheit gilt es konstruktiv zu nutzen. Verantwortliche in der ärztlichen Ausbildung sind aufgefordert, zu diesem Thema vermehrt und vertiefend Informationsmöglichkeiten und Erfahrungsaustausch anzubieten. Regional unterschiedlich stehen hierzu Angebote der Ärztekammern oder Fachgesellschaften bereit. Diese Möglichkeiten zur gezielten Weiterqualifikation sollten verstärkt beworben und gegebenenfalls vonseiten interessierter Ärzte aktiv eingefordert werden. Neben derartigen Angeboten ist aber auch auf eine Vielzahl anderer Informationsquellen hinzuweisen (u.a. Bundesärztekammer 1999, MFJFG NRW 1999a, 1999b u. 2001, Essig u. Jürgens 2000; s.a. Kap. 5.7).

Interessant ist auch – bei aller grundsätzlich möglichen Kritik an derartigen Leitlinien – die Aufarbeitung der AWMF-Leitlinie Nr. 028/002 (Deutsche Gesellschaft für Kinder- und Jugendpsychiatrie 2000) zum Thema „psychische und Verhaltensstörungen durch psychotrope Substanzen". Hier werden wichtige Aspekte für die Erkennung und Einordnung einer Drogenproblematik durch die Definition zentraler Begriffe wie „schädlicher Gebrauch" oder „psychotische Störungen" sowie durch eine Auflistung von Stichworten zur Exploration des Patienten und dessen Umfeld aufgezeigt.

Kontakte zum Hilfesystem. Die Angaben der befragten Ärzte zu bestehenden Verbindungen mit anderen Institutionen im Netzwerk der Hilfe sind unter Hinweis auf die Rücklaufquote nur vorsichtig zu bewerten. Zumindest ist festzustellen, dass durchaus Kontakte zu unterschiedlichen Einrichtungen bestehen. Die in der Befragung angegebenen Institutionen sind wichtige Träger im Hilfesystem und können z.B. eine Weiterbehandlung eines Patienten mit Suchtproblematik begleiten oder auch übernehmen. Damit eine solche Behandlung aber überhaupt zustande kommen kann, sind Kenntnisse über die jeweilige Arbeitsweise der anderen Seite und insbesondere persönliche Ansprechpartner, mit denen auf einer Basis des Vertrauens die optimale Betreuung eines Patienten angebahnt werden kann, erforderlich.

Neben diesen persönlichen Aspekten sind transparente Strukturen im Hilfesystem notwen-

Basis für eine funktionierende Vernetzung	
• Persönliche Kontakte	• Wichtige Fragen
• „Round-table"-Gespräche	• Besteht Handlungsbedarf?
• Stufenplan der Vernetzung 1. intern, lokal/regional 2. extern, lokal/regional 3. überregional	• Besteht Informationsbedarf? • Wer kommt zu wem? • Welche Kosten entstehen? • Wer bezahlt was?
• Transparente Strukturen	• Rechtsgrundlagen?

Abb. 2.2 Basis für eine funktionierende Vernetzung.

dig. Die Elemente im Netzwerk der Hilfe sollten zusätzlich intensiver (i.S. einer interdisziplinären Orientierung) miteinander verbunden werden. Für grundlegende Überlegungen zu Aufbau, Vertiefung oder eventuell notwendiger Veränderung von Hilfesystemen in einem Verbund können die in der Abb. 2.2 aufgeworfenen Stichworte herangezogen werden.

Konkrete Umsetzung in Modelle zur ärztlichen Tätigkeit

Für das ärztliche Tätigkeitsfeld erschließen sich neue Schwerpunkte in der Betreuung von Kindern und Jugendlichen, die sich in der aktuellen politischen und der ärztlich-fachinternen Diskussion von Zieldefinitionen im Gesundheitswesen niederschlagen. Auf diesbezügliche Veröffentlichungen wurde bereits einleitend hingewiesen. In Ergänzung hierzu ist für das pädiatrische Aufgabengebiet aber explizit die *Jugendgesundheitsuntersuchung* (J1) zu nennen. Diese im Alter von 13–14 Jahren angesetzte Untersuchung soll neben körperlichen Beschwerden, insbesondere chronische Erkrankungen, eine soziale Anamnese zur familiären und schulischen Situation und eine Exploration zum Gesundheitsverhalten (Umgang mit Medikamenten, Alkohol und Nikotin sowie Drogen) beinhalten. Auf dieser Grundlage bietet diese Untersuchung die Möglichkeit, suchtgefährdete Kinder und Jugendliche herauszufiltern. Voraussetzung ist aber, dass die Heranwachsenden auch in die Praxis kommen, was aber offensichtlich zunehmend ein Problem darstellt. Erste Zahlen zur Inanspruchnahme der J1-Untersuchung lassen vermuten, dass überwiegend solche Kinder und Jugendliche vorstellig werden, die aufgrund eines aufmerksamen Elternhauses auch regelmäßig die Vorsorgeuntersuchungen im Säuglings- und Kindesalter (bis zur U10) wahrgenommen haben und die insbesondere keine relevanten Gesundheitsstörungen aufweisen (s.a. Kap. 5.2). Daher muss überlegt werden, wie ein Arzt-Patienten-Kontakt auch anders hergestellt werden könnte. Unter dem Aspekt der Altersstruktur ergibt sich in dieser Hinsicht eine besondere Beziehung zum Bildungssystem auf der einen und zum familiären System auf der anderen Seite. Hier kann ein ärztliches Engagement vor Ort in Schulen (z.B. Schulsprechstunden des Kinder- und Jugendärztlichen Dienstes von Gesundheitsämtern in Baden-Württemberg) oder die Kooperation mit Lehrern (z.B. Arbeitsgemeinschaft Arzt/Lehrer im Hartmannbund Nordrhein und Westfalen-Lippe) wichtige persönliche Kontakte herstellen, einen Informationsaustausch gewährleisten und so eine tragfähige Basis zur Betreuung im Einzelfall aufbauen. Auch der Einsatz moderner Kommunikationssysteme kann hier wichtige Aufgaben mit übernehmen.

Die neutrale Rolle des Arztes

Kenntnis des familiären Hintergrunds. Aus der Position eines vertrauten Haus- oder Familienarztes kann die Entwicklung eines Kindes verfolgt, mögliche Veränderungen können festgestellt und gezielt hinterfragt werden. Vor allem die schon vorhandenen Kenntnisse – auch zum familiären Hintergrund – sind in diesem Zusammenhang besonders wertvoll. Die Wertigkeit dieser ärztlichen Stellung wird zunehmend durch offizielle politische Stellungnahmen gestärkt und findet sich auch im Konzept der „hausärztlichen Grundversorgung" (u.a. Brenn 1999, Bundesärztekammer 1999, Dieckhoff et al. 2001, MFJFG NRW 1999b).

Glaubwürdige Vertraulichkeit. Der erste Schritt – die Kontaktaufnahme zum Arzt des Vertrauens – ist von zentraler Bedeutung. Für den Heranwachsenden ist die Frage, wer möglicherweise von seinem Drogenkonsum Kenntnis erhalten könnte, von großer Relevanz (Farke et al. 1998). Das ärztliche Verschwiegenheitsgebot und ein daraus resultierendes Vertrauensverhältnis kann diesem jugendlichen Bedürfnis nach Vertraulichkeit gerecht werden, was von den Heranwachsenden beispielsweise für Vertrauenslehrer nicht in gleicher Weise angenommen wird (Farke 2001).

Integration betriebsmedizinischer Institutionen. Im Hinblick auf den schulischen Bereich als Ort für suchtpräventive Angebote sollten insbesondere die Berufsschulen nicht vernachlässigt werden. In diesem Bereich bietet sich die Möglichkeit, schulische sowie berufliche Angebote zu verbinden und beispielsweise auch betriebliche medizinische Institutionen zu integrieren.

Informieren über mögliche Hilfen. Zur Frage, wie Heranwachsende unterschiedliche Hilfeangebote in ihrem Lebensumfeld bewerten, wurde festgestellt, dass Jugendliche derartige Einrichtungen überwiegend nicht richtig kennen, sie falsch einschätzen und sich gar nicht angesprochen fühlen

(Alte-Teigeler et al. 1997, Farke 2001). Daraus ist der Schluss zu ziehen, dass sich entsprechende Angebote einschließlich der Ärzteschaft gegenüber den Heranwachsenden gezielter und unmittelbarer vorstellen sollten.

Ärztliche Kompetenz vertiefen. Kenntnisse über den Umgang von Heranwachsenden mit Drogen sind für eine Einbindung der ärztlichen Kompetenz in das Hilfesystem eine wichtige Grundlage. Neben diesem übergeordneten Aspekt kann derartiges Wissen aber auch konkret den Umgang mit dem jugendlichen Patienten erleichtern und Hilfestellungen für die Gesprächsführung geben. So kann beispielsweise aus der Kenntnis von möglichen Beschwerdebildern im Arzt-Patienten-Gespräch eine erste Verdachtsdiagnose eines problematischen Drogenkonsums gestellt und in einem offenen Anamnesegespräch möglicherweise bestätigt werden. Aus der Auflistung der Motive für einen Drogenkonsum können indirekte Fragen wie „Wie verbringst Du Deine Freizeit?", „Was nehmen Deine Freunde?" oder „Kennst Du Mitschüler, die Drogen konsumieren?" und auch „Wie gehen Deine Eltern mit Alkohol (und Nikotin oder auch Drogen) um?" abgeleitet werden. Fragen zu schulischen Problemen oder Schwierigkeiten im Freundes- oder Familienkreis können helfen, Brückensymptome zu erkennen.

Kompetenz und Gesprächsbereitschaft signalisieren. Auch wenn andere Beschwerden im Vordergrund des Arztbesuchs stehen, ist es empfehlenswert, bei Heranwachsenden das Thema „Drogen" anzusprechen, um so die Kompetenz des Arztes zu signalisieren und sich für Gespräche zu diesem Thema anzubieten. Dem Heranwachsenden soll offen und „akzeptierend" begegnet werden, da sonst unzureichende Angaben des Patienten und insbesondere eine Bagatellisierung des eigenen Konsumverhaltens keine aussagekräftige Anamnese zulassen.

Werden die ärztlichen Möglichkeiten sowohl auf der strukturellen als auch individuellen Ebene sinnvoll genutzt, so wird der Arzt zu einem wichtigen Bindeglied im Netzwerk der Hilfesysteme für Suchtgefährdete. Durch die Integration und Aktivierung der ärztlichen Kompetenz kann die Forderung nach einer adressaten-, lebensphasen- und entwicklungsphasenspezifischen Prävention (Hurrelmann 2000) wesentlich unterstützt werden.

Politische Rahmenbedingungen. Die Wertigkeit der ärztlichen Kompetenz und die „Arbeit am Patienten" sowie die Wahrnehmung der jugendlichen Klientel als einer „Sondergruppe" in der Suchtprävention wird – wie einleitend erwähnt – in aktuellen politischen Formulierungen berücksichtigt. So liegt im aktuellen Landesprogramm „Sucht" in NRW (MFJFG 1999b) ein Fokus neben anderen auf der Altersgruppe der Kinder und Jugendlichen. Bereits bestehende Initiativen und Informationskampagnen (z.B. Suchtvorbeugung in der ärztlichen Praxis, ärztliche Gesundheitsförderung und Prävention bei Kindern und Jugendlichen) können in das neue Modell der J1-Jugenduntersuchung als eine Chance zur Früherkennung einer Suchtgefährdung bei Jugendlichen einfließen (Kassenärztliche Vereinigung 1998). Zusätzlich hat die Gesundheitsreform 2000 unter dem Stichwort „hausärztliche Grundversorgung" wichtige Weichenstellungen vorgenommen: Durch die Einführung dieses Konzepts werden explizit neben den krankheitsbezogenen Funktionen auch die patientenbezogenen Bereiche – und hier insbesondere die sozialen Integrationsaufgaben und präventiv ausgerichtete Gesundheitsberatungen – als ärztliche Funktionen und Leistungsspektren definiert und auch Koordinationsaufgaben zur notwendigen Vernetzung der unterschiedlichen Hilfestrukturen auf professioneller Basis und Laienebene integriert (Dieckhoff et al. 2001).

Suchtgefährdete Kinder und Jugendliche dürfen nicht zu einer „vergessenen Klientel" werden (Farke et al. 1998, Muscari 1999). Hier liegt eine wichtige ärztliche Aufgabe und Herausforderung, der im Verbund der Hilfesysteme gemeinsam zu begegnen sein wird.

Fazit für die Praxis

- Kinder und Jugendliche konsumieren zunehmend legale und illegale Suchtstoffe.
- Heranwachsende nehmen ein problematisches Konsumverhalten bei sich selbst nicht wahr.
- Kinder und Jugendliche wünschen sich ärztliche Ansprechpartner, insgesamt besteht bei den Heranwachsenden nur eine geringe Kenntnis über Möglichkeiten zur Hilfe bei suchtmittelbezogenen Problemen.
- Das medizinische Hilfesystem ist grundsätzlich erreichbar (niederschwellig) und bietet die Besonderheit der ärztlichen Schweigepflicht.

- Wenn Heranwachsende nicht oder nicht mehr den Weg zur Arztpraxis finden, sind Überlegungen anzustellen, ob und wie der Arzt zum Patienten kommen kann.
- Eine vertrauensvolle Arzt-Patienten-Beziehung ist Grundlage für ein frühzeitiges Erkennen von Störungen, nicht nur gesundheitlicher Art.
- Die Ärzteschaft ist informiert und interessiert, diese Basis ist auszubauen und durch Aus- und Weiterbildungsmaßnahmen zu vertiefen.
- Kenntnisse über jugendliches Konsumverhalten von Drogen bieten konkrete Hilfestellung für den ärztlichen Alltag, beispielsweise für die Gesprächsführung und Einordnung von Brückensymptomen.
- Die Bedeutung der ärztlichen Kompetenz im Netzwerk der Suchtprävention ist auch politisch vermehrt ins Blickfeld getreten.
- Die ärztliche Kompetenz ist dringend gefragt.

Literatur

Alte-Teigeler A. Kommunale Angebote für suchtgefährdete Jugendliche – Eine Defizitanalyse auf der Basis von Experteninterviews. In: Freitag M, Hurrelmann K, eds. Illegale Alltagsdrogen. Weinheim, München: Juventa; 1999: 129–56.

Alte-Teigeler A, Schmidt B, Hurrelmann K. Defizite in der Versorgung drogengefährdeter Jugendlicher. Ergebnisse einer Experten-, Nutzer- und Jugendbefragung. Das Gesundheitswesen. 1997; 59(11): 640–8.

Brenn J. Kinder und High-Tech. Rhein. ÄB. 1999; 9: 18–9.

Bundesärztekammer. Ärztliche Gesundheitsförderung und Prävention bei Kindern und Jugendlichen. Maßnahmen-Set zum Ansatzort „Arztpraxis" für Ärztinnen und Ärzte; 1999.

Bundesministerium für Frauen, Jugend, Familie und Gesundheit. Sucht- und Drogenbericht 2000. 2001.

Bundeszentrale für gesundheitliche Aufklärung (BzgA). Die Drogenaffinität Jugendlicher in der Bundesrepublik Deutschland – Wiederholungsbefragung 1997. 1998.

Bundeszentrale für gesundheitliche Aufklärung (BzgA). Die Drogenaffinität Jugendlicher in der Bundesrepublik Deutschland – Wiederholungsbefragung 2000/2001. 2001.

Deutsche Gesellschaft für Kinder- und Jugendpsychiatrie, et al., eds. Leitlinien zur Diagnostik und Therapie von psychiatrischen Störungen im Säuglings-, Kinder- und Jugendalter – Psychische und Verhaltensstörungen durch psychotrope Substanzen (F1). Köln: Deutscher Ärzteverlag; 2000; s.a. AWMF online www.uni-duesseldorf.de/AWMF.

Dieckhoff D, Fischer G, Hesse E, Mitznegg P, Sturm E. Hausärztliche Grundversorgung, wissenschaftlich begründete Kompetenz. Dt Ärztebl. 2002; 98: A378–82.

Essig W, Jürgens S. Drogen – Missbrauch und Nachweis. Mannheim: Roche Diagnostics; 2000.

European Monitoring Centre for Drugs and Drug Addicts. Extended annual report on the state of the drugs problem in the European Union. 1999.

Europäische Beobachtungsstelle für Drogen und Drogensucht. Jahresbericht über den Stand der Drogenproblematik in der Europäischen Union. 1998.

Farke W. Die Situation suchtgefährdeter Jugendlicher – Ergebnisse einer Szene-Befragung. In: Freitag M, Hurrelmann K, eds. Illegale Alltagsdrogen. Weinheim, München: Juventa; 1999: 157–68.

Farke W. Ergebnisbericht des Forschungsprojekts Versorgungsbedarf bei früher Suchtgefährdung (VERSO) – Bericht zur Fachtagung „Auf den Punkt gebracht". Köln: Der Oberbürgermeister, Amt für Kinder, Jugend und Familie, Gesundheitsamt; 2001: 31–43.

Farke W, Hurrelmann K, Alte-Teigeler A. Die vergessene Klientel – suchtgefährdete Jugendliche. Prävention. 1998; 21(1): 19–22.

Fengert JM. Suchtmedizin – eine Chance für Kinder und Jugendliche mit ersten Drogenkontakten und – erfahrungen. Suchtmed. 2000; 2(3): 119–20.

Flüsmeier U, Rakete G. Konsummuster und psychosoziale Effekte des Konsums. In: Thomasius R. Ecstasy – Wirkungen, Risiken, Interventionen. Stuttgart: Enke; 1999: 83–95.

Graß H, Farke W, Broekman A. Missbrauch psychoaktiver Substanzen bei Kindern und Jugendlichen. Rhein. ÄB. 2000; 2: 18–9.

Graß H, Renkawitz M. Anonyme Schülerbefragung zum Thema Ecstasy in Köln (1997). [unveröffentlicht].

Hendriks M, David-Spickermann M. Jugendliche und Drogenkonsum – Eine Befragung an Bochumer Schulen. Bochum: Fachstelle für Suchtvorbeugung Krisenhilfe e.V., ed.; 2001.

Herbst K, Kraus L, Scherer K. Repräsentativerhebung 1995 – Schriftliche Befragung zum Gebrauch psychoaktiver Substanzen bei Erwachsenen in Deutschland. München: IFT Institut für Therapieforschung. 1996.

Herbst K, Kraus L, Scherer K, Schumann J. Repräsentativerhebung zum Gebrauch psychoaktiver Substanzen bei Erwachsenen in Deutschland – Telefonische Erhebung 1994. München: IFT Institut für Therapieforschung, Publikation durch Bundesministerium für Gesundheit; 1995.

Horn WR. Suchtprävention – eine Aufgabe auch für den Kinder- und Jugendarzt. Der Kinderarzt. 1997; 28(7): 780–5.

Hurrelmann K. Legale und illegale Drogen – wie kann ihr Missbrauch verhindert werden? Sucht. 2000; 46(6): 452–6.

Jacobowski C, Richert J. Ein langer Atem ist gefragt – Zum Umgang mit drogengefährdeten Kindern und Jugendlichen. Berliner Ärzte. 1999; 11: 17–9.

Junge B. Tabak – Zahlen und Fakten zum Konsum. In: Deutsche Hauptstelle gegen die Suchtgefahren, ed. Jahrbuch Sucht 1999. Geesthacht: Neuland; 1999: 20–40.

Kassenärztliche Vereinigung Nordrhein. Ratgeber Jugendgesundheit. 1998.

Kassenärztliche Vereinigung Nordrhein. Präventionstage '98 – Früherkennungsuntersuchungen auch bei Jugendlichen notwendig. aktuell 7/98. 1998.

Klemm-Vetterlein S. Soziale Ausgrenzung verhindern – Vortrag anlässlich einer Fortbildungsveranstaltung der Nordrheinischen Akademie für ärztlichen Fort- und Weiterbildung. Landeskoordinationsstelle für berufliche und soziale Integration NRW in Köln. 2001.

Kraus L, Bauerfeind R, Herbst K. Hat sich das Alter des Erstkonsums illegaler Drogen verschoben? Survivalanalyse retrospektiver Querschnittsdaten 1980–1995. Z Klin Psychologie.1998; 27(1): 20–9.

Kraus L, Töppich J. Konsumtrends und Konsumverhalten. In: Deutsche Hauptstelle gegen die Suchtgefahren, ed. Jahrbuch Sucht 1999. Geesthacht: Neuland; 1999: 129–53.

Landesgesundheitskonferenz NRW. Gesundheit für Kinder und Jugendliche in Nordrhein-Westfalen. Auszugsweise in: Rhein. ÄB. 1999; 9: 18.

Mertens S. Steigender Drogenkonsum bei Jugendlichen. Dt Ärztebl. 1999; 96: B1695–6.

Ministerium für Frauen, Jugend, Familie und Gesundheit des Landes Nordrhein-Westfalen (MFJFG NRW). Suchtvorbeugung in der medizinischen Praxis. Informationsbroschüre. 1999a.

Ministerium für Frauen, Jugend, Familie und Gesundheit des Landes Nordrhein-Westfalen (MFJFG NRW). NRW-Landesprogramm gegen Sucht. 1999b.

Ministerium für Frauen, Jugend, Familie und Gesundheit des Landes Nordrhein-Westfalen (MFJFG NRW). Suchtvorbeugung in Nordrhein-Westfalen – Lexikon der Süchte. 2001.

Muscari ME. Prevention – are we really reaching today's teens? MCN Am J Matern Child Nurs. 1999; 24(2): 87–91.

Neaman R, Nilson M, Solberg U, eds. Evaluation – a key tool for improving drug prevention. EMCDDA Scientific monograph series. No. 5; 2000.

Nordbeck R, Streibhardt U, Fegert JM. Präventive und sekundärpräventive Maßnahmen für jugendliche Drogenkonsumenten – Die Rostocker Designerdrogen-Sprechstunde als innovatives kinder- und jugendpsychiatrisches und psychotherapeutisches Angebot. Suchtmed. 2000; 2(3): 147–52.

Pomdidou Group Project on Treatment Demand. Final report – Treated drug users in 23 European cities, data 1997, trends 1996–1997. 1999.

Rakete G, Flüsmeier U. Der Konsum von Ecstasy. Präsentation der Bundeszentrale für gesundheitlichen Aufklärung. 1997.

Rakete G, Flüsmeier U. Konsum und Mißbrauch von Ecstasy – Zusammenfassung der Ergebnisse einer explorativen Studie. Sucht. 1996; 42(5): 358–61.

Rakete G, Flüsmeier U. Ecstasy – Eine explorative Studie zum Konsum und Mißbrauch von Ecstasy. Wiener Zeitschrift für Suchtforschung. 1995; Nr. 3:3–15.

Schmidt B. Suchtprävention bei konsumierenden Jugendlichen. Weinheim, München: Juventa; 1998: 143–76.

Schulz E, Remschmidt H. Substanzmissbrauch und Drogenabhängigkeit im Kindes- und Jugendalter. Dt. Ärztbl. 1999; 96: A414–8.

Silbereisen RK. Entwicklungspsychologische Aspekte des Konsums. In: Thomasius R, ed. Ecstasy – Wirkungen, Risiken, Interventionen. Stuttgart: Enke; 1999: 70–82.

Simon R, Tauscher M, Pfeifer T. Suchtbericht Deutschland 1999. Hohengehren: Schneider; 1999.

Wittchen HU. Epidemiologie von Alkohol- und Suchtmittelmissbrauch und -abhängigkeit in München Stadt und Land. In: Zerdick J, ed. Suchtmedizin – Aktuell, Schriftenreihe der DGDS e.V. 1999; Band 3: 13–8.

3 Diagnostik

3.1 Indikatoren der Suchtgefährdung bei Jugendlichen – Hinweise zur Anamnese und Diagnose

3.2 Kinder und Jugendliche in suchtbelasteten Familien

3.3 Gesundheitliche Folgen des Drogenkonsums Jugendlicher – Somatische und psychiatrische Aspekte

3.1 Indikatoren der Suchtgefährdung bei Jugendlichen – Hinweise zur Anamnese und Diagnose

Gerd Lehmkuhl

Einleitung

In den Leitlinien zu Diagnostik und Therapie von psychischen Störungen im Säuglings-, Kindes- und Jugendalter (Deutsche Gesellschaft für Kinder- und Jugendpsychiatrie und Psychotherapie et al. 2000) wird bei der störungsspezifischen Entwicklungsgeschichte festgestellt, dass – gemessen an der gegenwärtigen großen Verbreitung besonders synthetischer Drogen – nur ein kleiner Teil der Jugendlichen die klassische Drogenkarriere, beginnend mit Nikotin, Alkohol, Cannabis, Halluzinogenen und synthetischen Drogen bis zum Heroin und Kokain durchläuft. Mit hoher Wahrscheinlichkeit seien folgende komorbide Störungen vorhanden und sollten deshalb bei der störungsspezifischen Diagnostik besonders berücksichtigt werden:
- Störungen des Sozialverhaltens,
- aggressives Verhalten,
- Impulsivität inkl. hyperkinetisches Syndrom.

Als begünstigende Rahmenbedingungen wird das Suchtverhalten der Eltern und der Gruppe der Gleichaltrigen angesehen sowie sogenannte Trait-Variablen und Temperamentsfaktoren wie z.B. impulsives Verhalten, die mit einem erhöhten Risiko für Substanzmissbrauch assoziiert sind. Häufig finden sich auch spezifische Entwicklungsstörungen, d.h. Teilleistungsstörungen wie eine Legasthenie, die trotz einer durchschnittlichen Intelligenz zu Schulversagen führen. Bei der Beschreibung des Interventionssettings heben die Leitlinien hervor, dass ein Alkohol- und/oder Substanzmissbrauch bei Jugendlichen häufig im Rahmen einer bereits vorbestehenden dissozialen Symptomatik auftritt. Aufgrund der ungünstigen Prognose beider Symptomkomplexe und der hohen Komorbidität mit weiteren psychischen Störungen und familiären Konflikten sei eine qualifizierte kinder- und jugendpsychiatrische Diagnostik und Therapie zum frühestmöglichen Zeitpunkt anzustreben. Die Frühintervention sollte gravierende und teils unumkehrbare soziale Fehlentwicklungen wie Schulausschluss, Schulabgang ohne Abschluss, Kriminalität und Vorstrafen verhindern. Generell ist zwischen individuellen familiären, biologischen und gesellschaftlichen Risikofaktoren zu unterscheiden (Schuler 1999), wobei Alkohol und Drogengebrauch über die Lebensspanne deutliche Veränderungen aufweisen (Silbereisen 1990). Im Interesse einer besseren Früherkennung und Prävention sollten Verhaltensmerkmale und Entwicklungsprobleme, die mit einem späteren Drogenkonsum assoziiert sind, möglichst früh erkannt und hinsichtlich ihrer Effektivität überprüft werden (Gilvarry 2000).

Aggressives und dissoziales Verhalten als frühe Risikofaktoren

Ergebnisse aus Längsschnittstudien verdeutlichen, dass der Verlauf dissozialer Störungen von einer hohen Stabilität gekennzeichnet ist. Je später sich die dissozialen Störungen entwickeln, umso günstiger erscheint ihre Prognose. Insgesamt zeigen die Längsschnittstudien, dass Kinder mit expansiven Störungen, die sich durch motorische Unruhe, Aufmerksamkeitsstörungen und vor allem aggressives Verhalten in der Familie und in Gruppen Gleichaltriger auszeichnen, mit einem deutlich erhöhten Risiko behaftet sind, im Jugendalter Drogen zu konsumieren und delinquent zu werden (Lehmkuhl et al. 1998a, 1998b).

Formen von Störungen des Sozialverhaltens. Störungen des Sozialverhaltens können auf den familiären Rahmen begrenzt sein (F 91.0; Dilling et al. 1991) bzw. mit oppositionellem, aufsässigem Verhalten einhergehen (F 91.3). Darüber hinaus wird unterschieden, ob soziale Bindungen im Rahmen der Sozialstörungen fehlen oder vorhanden sind. Kombinierte Störungen des Sozialverhaltens und der Emotionen können mit depressiven Symptomen (F 92.0) auftreten. Eine Störung des Sozialverhaltens kann auch mit einem hyperkinetischen Syndrom assoziiert sein (F 90.1).

Studienergebnisse. Die Klassifikation verdeutlicht die Komplexität der Symptomatik, die spezifische Entwicklungsauffälligkeiten und emotionale Symptome mit einzubeziehen hat. Schulz u. Remschmidt (1999) fassen die empirischen Befunde dahingehend zusammen, dass prämorbide Belastungen, vor allem externalisierende Störungsbilder, das Risiko für Alkohol- und Substanzmissbrauch deutlich erhöhen. Das Wissen um diese Komorbidität von Substanzmissbrauch und bestimmten kinder- und jugendpsychiatrischen Störungsbildern sei deshalb von großer Relevanz für eine frühzeitige Diagnostik und Therapie.

In einer repräsentativen Studie für die Bundesrepublik Deutschland über die Häufigkeit von aggressivem und dissozialem Verhalten bei Kindern und Jugendlichen im Alter von 4–18 Jahren mit einem speziellen Eltern-Fragebogen (Child-Behavior-Checklist) sowie einem entsprechenden Fragebogen für Jugendliche (Youth-Self-Report) wurden insgesamt 2856 Eltern und 1820 Jugendliche befragt (Lehmkuhl et al. 1998a, b, Plück et al. 1999). Die wichtigsten Ergebnisse lassen sich wie folgt zusammenfassen:

- Ausgeprägte Formen aggressiven Verhaltens kommen nach Einschätzung der Eltern bei ca. 6% aller Jungen und bei ca. 3% aller Mädchen vor, wobei diese Verhaltensweisen bei Jungen bis zu 3-mal häufiger auftreten als bei Mädchen. Nach dem Selbsturteil der Jugendlichen (11–18 Jahre) liegen die Raten bei 6% für Mädchen und 7% für Jungen.
- Ausgeprägte Formen dissozialen Verhaltens sind nach dem Urteil der Eltern bei 1,5% der Mädchen und bei 3% der Jungen im Alter von 11–18 Jahren zu beobachten.
- Über die gesamte Altersspanne von 4–18 Jahren gesehen nehmen aggressive Verhaltensweisen tendenziell ab und dissoziale zu, wobei ausgeprägte aggressive Reaktionen mit dem Alter nicht eindeutig abnehmen.
- Ein hoher Anteil der aggressiv oder dissozial auffälligen Kinder und Jugendlichen hat zusätzliche psychische Auffälligkeiten, vor allem Aufmerksamkeitsprobleme und Hyperaktivität sowie emotionale Auffälligkeiten und Kontaktprobleme.
- Die meisten der aggressiv oder dissozial auffälligen Kinder und Jugendlichen haben erhebliche Lernprobleme in der Schule.
- Folgende Familienprobleme stehen in Beziehung zu stärker aggressivem und dissozialem Verhalten:
  - finanzielle Probleme in der Familie,
  - Wohnungsprobleme,
  - Gesundheitsprobleme anderer Familienmitglieder,
  - Verhaltens- oder Schulprobleme von Geschwistern,
  - psychische Probleme der Eltern,
  - Partnerschaftsprobleme der Eltern.
- Der Missbrauch von Alkohol bzw. Drogen wird von den Jungen mit knapp 7% und von den Mädchen mit knapp 2,5% angegeben.

Aus den empirischen Ergebnissen lässt sich ablesen, dass aggressiv auffällige Jugendliche, deren schulische Karriere durch Misserfolge gekennzeichnet ist und die von Gleichaltrigen abgelehnt werden, dazu tendieren, sich gleichgesinnten, ebenfalls devianten Jugendlichen anzuschließen. Diese devianten Gruppen stellen den zentralen Trainingsort für delinquente Aktionen und Drogenmissbrauch dar.

Hierbei können Aufmerksamkeitsprobleme und Hyperaktivität als basale Störungen betrachtet werden, weil diese häufig vor Beginn der aggressiven Auffälligkeiten auftreten. Aggressivität ist als eine Folge von Hyperaktivität, Impulsivität und Aufmerksamkeitsstörung zu verstehen. Die emotionalen Probleme folgen den aggressiven oder dissozialen Auffälligkeiten und werden durch die vielfältigen Konflikte, Ablehnungen und Misserfolge ausgelöst, die aggressiv und/oder dissozial auffällige Kinder und Jugendliche in der Familie, der Schule und der Gleichaltrigengruppe erfahren. Diese „leisen Probleme" werden allzu häufig übersehen, wobei eine wirkungsvolle Hilfe voraussetzt, dass diese Symptome erkannt und bearbeitet werden (Plück et al. 1999).

Entwicklungsverlauf dissozialen Verhaltens

Verlaufsmodell nach Patterson et al. Patterson et al. (1989) fassen ihre empirisch gewonnenen Ergebnisse zur Entwicklungsdynamik sowie zur Prognose in einem Verlaufsmodell zusammen, indem sich die verschiedenen Risikofaktoren gegenseitig verstärken, wobei in jeder Altersstufe ein Ausstieg aus der Symptomatik durch Behandlungseffekte bzw. positive Entwicklungsschritte möglich ist (Abb. 3.1). In der frühen Kindheit stellen inkonsistente Erziehung, mangelnde Aufsicht und mangelnde Wärme den familiären Hinter-

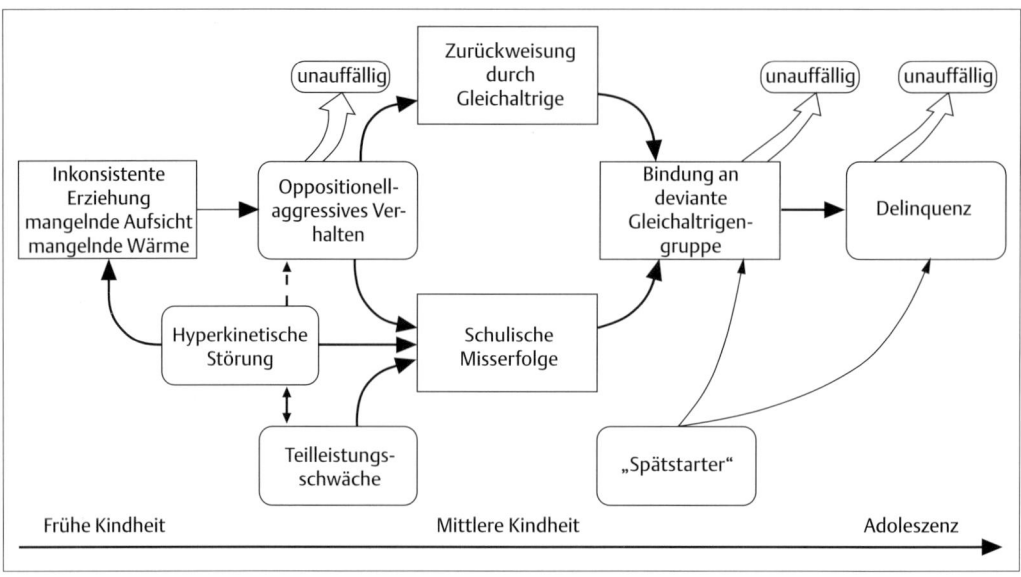

Abb. 3.1 Einflussfaktoren, die zur Entstehung dissozialen Verhaltens beitragen von der frühen Kindheit bis zur Adoleszenz nach Patterson. (aus Döpfner et al. 1997)

grund für das Auftreten oppositionell-aggressiven Verhaltens dar. Da die Kinder bezüglich ihres Temperaments oft als unausgeglichen und wenig adaptiv beschrieben werden, gelingt es in der Familie schwerer, alltägliche Belastungssituationen zu bewältigen. Hieraus resultiert eine dauerhaft angespannte negative Eltern-Kind-Interaktion, die sich durch psychische Störungen der Eltern bzw. Eheprobleme noch verschärft (Döpfner et al. 2000).

Wenn schon die Integrierbarkeit im Kindergarten nicht leicht war, so verstärken sich die Probleme mit der Einschulung erheblich. Höhere Anforderungen an die Arbeits- und Handlungsstruktur im Unterricht sowie während der Hausaufgabensituation lassen die Aufmerksamkeitsschwäche und kognitive Impulsivität deutlicher werden. Ausschluss vom Unterricht, Schulverweise, Wechsel in Sonderschulen und schlechte Schulleistungen sind das Resultat, obwohl diese Kinder in der Regel normal begabt sind. Da sie aufgrund ihres aggressiven und impulsiven Verhaltens wenig Freunde finden, schließen sie sich an deviante Gleichaltrigengruppen an. In diesem Umfeld kommt es dann zu vermehrtem Alkohol- und Drogenmissbrauch sowie zu delinquenten Handlungen (Tab. 3.1).

Dissoziale Störungen und Drogenmissbrauch. Loeber et al. (2000) fassen die vorliegende Literatur dahingehend zusammen, dass dissoziale Störungen und Drogenmissbrauch eng miteinander verknüpft sind, wobei die Sozialstörung meistens zuerst vorhanden ist. Whitmore et al. (1997) berichten über Geschlechtseffekte, wobei Mädchen weniger ausgeprägte dissoziale Störungen aufweisen und bei ihnen vor allem eine begleitende depressive Symptomatik die Drogengefährdung erhöht (Lewis u. Buchholz 1991). Das gemeinsame Auftreten von dissozialen und depressiven Symptomen führt nach Henry et al. (1993) dazu, dass adoleszente Frauen vermehrt verschiedene Formen von Selbstmedikation durchführen.

In einer Längsschnittstudie überprüften Biedermann et al. (1997) den Einfluss hyperkinetischer, dissozialer und depressiver Störungen auf das spätere Auftreten eines Drogenmissbrauchs. Nach ihren Ergebnissen begünstigt jede Erkrankung für sich das spätere Auftreten eines Drogenmissbrauchs, wobei das Risiko durch eine Kombination verschiedener Störungsbilder weiter erhöht wird.

Effekte eines stationären Therapieprogramms. In einer Follow-up-Studie berichten Crowley et al. (1998) über die Effekte eines stationären Therapieprogramms für delinquente und substanzabhängige Jugendliche. Die Komorbidität war mit fast 20% hyperkinetischer und mit fast 12% de-

Tabelle 3.1 Häufigkeiten der Ausprägungen 1 (etwas/manchmal zutreffend) und 2 (genau/häufig zutreffend) auf den Items der Skala Dissoziales Verhalten

Item (Kurzfassung)	Jungen (n = 934)		Mädchen (n = 886)	
	etwas/manchmal (%)	etwas/manchmal (%)	etwas/manchmal (%)	etwas/manchmal (%)
Fehlende Schuldgefühle	20,8	3,2	17,6	2,3
Umgang mit Problemkindern	13,8	2,4	10,3	1,7
Lügt/betrügt/schwindelt	18,5	0,9	11,7	1,4
Bevorzugt ältere Kinder	17,2	4,1	16,9	6,0
Läuft von zu Hause weg	2,8	0,1	1,9	0,2
Zündelt/Feuer legen	9,7	1,4	2,7	0,6
Stiehlt zu Hause	4,4	0,3	2,0	0,3
Stiehlt woanders	2,8	0,2	1,2	0,1
Flucht/obszöne Worte	20,0	3,3	13,8	1,1
Denkt zuviel an Sex	6,4	1,0	5,9	0,7
Schwänzt Schule	7,6	1,0	5,2	0,6
Missbraucht Alkohol/Drogen	5,7	1,0	2,0	0,5
Zerstört mutwillig	4,1	1,5	1,5	0,1
1 Symptom		9,1		7,9
2 Symptome		1,5		1,5
3 oder mehr Symptome		1,8		1,1

pressiver Störungen deutlich erhöht. Nach einem Katamnesezeitraum von 2 Jahren zeigte sich eine deutliche Besserung in fast allen Verhaltensaspekten wie Delinquenz, Störung des Sozialverhaltens und hyperkinetische Auffälligkeiten, jedoch wenig Veränderungen im Drogenkonsum. Prädiktoren für einen schlechten Verlauf stellten frühe und ausgeprägte Störungen des Sozialverhaltens und ein ausgeprägter Substanzabusus dar.

Bedeutung von emotionalen Symptomen

Depressive Störungen. Verschiedene Autoren berichten über einen Zusammenhang zwischen dem Auftreten von depressiven Störungen und Substanzmissbrauch (Gilvarry 2000). Riggs et al. (1995) beschreiben einen unterschiedlichen Verlauf bei Jugendlichen mit dissozialen Störungen, Substanzmissbrauch sowie dem Vorliegen bzw. Nichtvorhandensein einer depressiven Symptomatik. Die depressiven Symptome besserten sich bei den Jugendlichen im Gegensatz zu Erwachsenen nicht durch Abstinenz, wobei Angst- und Aufmerksamkeitsstörungen den Verlauf weiter komplizierten.

Geschlechtsabhängige Symptomprofile. King et al. (1996) gehen von geschlechtsabhängigen Symptomprofilen aus, die Alkohol- und Drogenkonsum bei depressiven adoleszenten Jungen und Mädchen mit einer Sensitivität von 90% vorhersagen. Bei Jungen stellen die signifikanten Faktoren dissoziale Symptome, höheres Alter und Schulversagen dar, bei den Mädchen sind es dissoziale Symptome, chronische depressive Episoden und psychosoziale Anpassungsschwierigkeiten.

Angststörungen und Phobien. Clark u. Sayette (1993) sowie Rodhe et al. (1996) fanden hohe Raten von Angststörungen und Phobien sowohl in klinischen als auch in repräsentativen Stichproben von Substanzabhängigen.

Posttraumatische Belastungsstörungen. Auch eine Häufung von posttraumatischen Belastungsstörungen ließ sich bei Jugendlichen feststellen (Clark et al. 1997). Diese Ergebnisse verdeutlichen, dass es wichtig ist, bei Jugendlichen mit Suchtgefährdungen nicht nur nach dissozialen und hyperaktiven Störungen zu suchen, sondern auch depressive Symptome und posttraumatische Belastungsstörungen zu erkennen.

Essstörungen. Eine erhöhte Komorbidität mit Alkohol und Drogenmissbrauch weisen auch Patienten auf mit Bulimia nervosa sowie mit einer Anorexia nervosa vom Binge-Eating/Purging-Typ, d.h. die ihr Gewicht durch Fressanfälle und selbstinduziertes Erbrechen regulieren. Da sich bei diesen Essstörungen Hinweise auf eine Impuls-Kontrollstörung finden, sind auch Übergänge in Persönlichkeitsstörungen vom Borderline-Typ nicht selten (Schulz u. Remschmidt 1999).

Auswirkungen familiärer Belastungs- und Risikofaktoren

Inkonsistente Erziehung und mangelnde Zuwendung. Es ist davon auszugehen, dass die Wurzeln aggressiven und dissozialen Verhaltens in einem engen Zusammenhang mit bestimmten Erziehungsvariablen stehen. Diese frühen Interaktionsstörungen lassen sich durch inkonsistente Erziehung und mangelnde Kontrolle, verbunden mit ungenügender Wärme in der Eltern-Kind-Beziehung sowie verminderter Aufmerksamkeit für angemessene prosoziale Verhaltensansätze der Kinder charakterisieren (Döpfner u. Lehmkuhl 2002). Patterson et al. (1992) sprechen von einem regelrechten „Training zur Aggressivität", das in Familien stattfindet und dazu führt, dass die Kinder Aufforderung und Grenzsetzungen der Eltern, aber auch von Lehrern und Erziehern nicht akzeptieren. Einerseits gelingt es den Bezugspersonen nicht, ihre Aufforderungen durchzusetzen, sodass das Kind lernt, andere Familienmitglieder durch oppositionell-aggressives Verhalten zu kontrollieren. Andererseits kommt es häufig zu massiven aggressiven Reaktionen der Eltern, die wiederum für das Kind ein Modell der aggressiven Konfliktlösung darstellen. Ein angemessenes, sozial kompetentes Verhalten wird hingegen weder von den Bezugspersonen angeboten noch verstärkt.

Kendler et al. (2000) überprüften an einer Zwillingsstudie die Zusammenhänge zwischen Erziehungsverhalten und späteren psychiatrischen Auffälligkeiten. Insbesondere ein wenig unterstützendes und warmherziges Umgehen von beiden Eltern erhöht das Risiko für spätere Angststörungen und depressive Störungen, die wiederum in einem Zusammenhang mit erhöhtem Suchtverhalten stehen.

Bei oppositionell auffälligen und aggressiven Kindern und Jugendlichen lassen sich häufiger soziale Problemlösedefizite feststellen. Es gelingt ihnen nicht, für soziale Situationen angemessene Problemstrategien zu entwickeln. Darüber hinaus fällt es dem Kind schwer, seine Impulse zu kontrollieren, und es gerät durch impulsives Verhalten gehäuft in Konflikte mit Gleichaltrigen und Erwachsenen. Diese ungenügenden sozialen Kompetenzen begünstigen ebenfalls späteres Suchtverhalten.

Suchtbelastung der Eltern. In einer klinischen Stichprobe zu familiären Risikofaktoren fand Schuler (1999) bei 49% der Drogenabhängigen eine Suchtbelastung bei Vater und/oder Mutter. Auch wenn genetische Faktoren hierbei eine Rolle spielen, wirken sich auch das negative elterliche Vorbild sowie andere psychosoziale Belastungen suchtbegünstigend aus.

Strukturelle Familienstörungen. Bei fast 2/3 der von der Schule untersuchten Gruppe lagen strukturelle Störungen der Herkunftsfamilie vor. Dabei handelte es sich um Scheidung der Eltern (28,8%) und frühen Tod eines Elternteiles (20,3%).

Sexueller Missbrauch. Auffallend häufig ließen sich in der Anamnese bei Drogen- und Alkoholabhängigen ein sexueller Missbrauch in der Kindheit nachweisen.

Variablenkombinationen. Gilvarry (2000) differenziert zwischen Belastungsfaktoren, die sich aus der Familienstruktur, Abhängigkeitserkrankungen der Eltern sowie abnormen intrafamiliären Beziehungsmustern ergeben. Insbesondere ein mütterlicher Alkohol- und/oder Drogenkonsum sowie delinquentes Verhalten erhöht das Risiko für Substanzmissbrauch besonders (Gabel et al. 1998).

Eine Übersichtsarbeit von Rydelius (1997) erlaubt die Schlussfolgerung, dass Kinder von alkoholkranken Eltern in vielerlei Hinsicht belastet sind: Es kommt häufiger zu körperlichem und sexuellem Missbrauch sowie zu Vernachlässigung, emotionalen Schwierigkeiten, Schulversagen, früher Delinquenz sowie Alkohol- und Drogenabusus und Kriminalität. Eine Stress-Vulnerabilitätshypothese verbindet die emotionalen Belastungen durch das Verhalten der Eltern mit der kindlichen Psychopathologie und lässt die Risikomechanismen für spätere Verhaltensprobleme deutlich werden. Nach Lieb et al. (2002) besteht ein enger Zusammenhang zwischen dem Alkoholmissbrauch der Eltern und einer entsprechenden Entwicklung ihrer Kinder. Bei diesen kommt es sowohl zu einem früheren Beginn des Alkoholkonsums als auch zu einer Abhängigkeitsentwicklung, die bereits zwischen dem 14.–17. Lebensjahr einsetzt.

Biologische Reifungsprozesse. Silbereisen et al. (1989) weisen auf die Wechselwirkungen zwischen biologischen Reifungsprozessen und Kontexteinflüssen für Alkohol- und Drogengebrauch hin. Eine körperliche Frühentwicklung stellt bei Mädchen einen Risikofaktor dar. Körperlich weiter entwickelt als die anderen zu sein, so Silbereisen (1990), scheint die Betroffenen in Freundschaften mit älteren männlichen Jugendlichen zu bringen, durch deren Vorbild sie, jedenfalls während der Jugend, mehr Alkohol und Drogen konsumieren als Altersgleiche.

Peer-Gruppen. Bei der Rolle von Peer-Gruppen ist jedoch auch zu bedenken, dass sich gleichgesinnte Jugendliche zusammenfinden, um Normüberschreitungen gemeinsam in der Gruppe zu begehen. Je früher ein Marihuana-Missbrauch stattfindet, umso negativer sind die Folgen für die psychische und soziale weitere Entwicklung, wobei der Drogenmissbrauch eine wichtige Rolle spielt (Brook et al. 2002). Wie bereits ausgeführt wurde, stellen schulischer Misserfolg und unbefriedigende soziale Kontakte zu Gleichaltrigen die Grundlage dar, um in negative Peer-Gruppen auszuweichen. Jugendliche suchen dort Möglichkeiten, ihre beeinträchtigte Selbstachtung zu stabilisieren und geraten dadurch in Kontakt zu Gruppen, in denen Alkohol und Drogengebrauch praktiziert wird (Silbereisen u. Noack 1988, Tossmann et al. 1993).

Konsumkontext. Eine Beziehung zwischen bestimmten frühen Risikofaktoren und psychischen Belastungen und der Art des späteren Drogenkonsums bzw. Gebrauchsmusters lässt sich nicht regelhaft feststellen. Bilke (1998) kommt aufgrund der Ergebnisse aus epidemiologischen Feldstudien sowie aus klinischen Beobachtungen zu der Einschätzung, dass z.B. der Ecstasy-Gebrauch bei 70% der befragten Konsumenten fast immer die Kombination mit anderen psychoaktiven Substanzen einschließt. Dem Konsumkontext, d.h. dem zeitlichen, räumlichen und sozialen Aspekten des Drogenkonsums kommt für die weitere Entwicklung eine besondere Bedeutung zu. Van Treeck (1997) konnte in einer Telefonbefragung von 246 Ecstasy-Konsumenten feststellen, dass fast 95% von ihnen Erfahrung mit Cannabis hatten, 70% mit Halluzinogenen, 86% mit Speed und 60% mit Kokain, während Opiate praktisch keine Rolle spielten.

Spielsucht. Petry u. Tawfik (2001) untersuchten das Auftreten von Spielsucht bei Cannabis-Konsumenten. Diejenigen Jugendlichen, die neben dem Drogenkonsum auch noch spielsüchtig waren, wiesen mehr Angst- und Somatisierungssymptome auf, befanden sich jedoch nicht häufiger in psychiatrischer Behandlung. Die Autoren plädieren für eine frühe Erkennung des Symptoms Spielsucht im Rahmen von Drogenmissbrauch, um die psychosozialen Folgen dieser speziellen Risikogruppe besser abwenden zu können.

Psychische Belastung. Kleiber u. Kovar (1998) befragten cannabiserfahrene Personen zu ihren Konsumgewohnheiten und fanden nur bei knapp 10% Beikonsum. Die Abhängigkeitsprobleme standen in keinem linearen Zusammenhang mit der Konsumdauer, sondern eher mit Faktoren, die als Indikatoren für eine psychische Belastung gelten. Ihre Ergebnisse sprechen dafür, dass Personen vor allem dann eine Cannabis-Abhängigkeit entwickeln, wenn sie unter weiteren psychischen Problemen leiden. Sie interpretieren diesen Befund als eine Coping-Strategie bei unzureichenden Ressourcen zur Bewältigung von alltäglichen Stressoren.

Entwicklung eines multifaktoriellen Entstehungsmodells

Die bislang dargestellten Indikatoren und Belastungen, die eine Suchtgefährdung im Jugendalter begünstigen, lassen sich am besten in einem multifaktoriellen Entstehungsmodell zusammenfassen.

Familiäre Faktoren. In Anlehnung an Cadoret et al. (1995) steht am Anfang der Entwicklung häufig ein substanzabhängiger Elternteil oder Familienangehörige mit einer antisozialen Persönlichkeitsstörung bzw. mit Impulskontrollstörungen. Ergänzend zu den biologischen Faktoren tragen psychosoziale Risiken in Form einer vernachlässigenden, inkonsequenten, wenig warmherzigen Erziehung entscheidend dazu bei, dass sich bei den Kindern bereits im Vorschulalter eine erhöhte Impulsivität, Unruhe und geringe Aufmerksamkeitsspanne ausbilden. Das schwierige soziale Umfeld sowie die individuellen Verhaltensmerkmale erschweren befriedigende soziale Kontakte und bilden soziale Kompetenz und Problemlösefertigkeiten nur gering aus. Esser (2002) fand bei Jugendlichen mit einer Lese-Rechtschreibstörung eine deutliche Erhöhung des Nikotin- und Alkoholabusus. Bei genauerer Analyse der Zahlen zeigt sich, dass in dieser Gruppe dissoziale Störungen im Alter zwischen 13 und 18 Jahren drastisch zunehmen und eine um den Faktor 5 erhöhte Jugenddelinquenz vorliegt. Dies bedeutet, dass die Lese-Rechtschreibstörung vermehrt zu Schulschwierigkeiten und delinquentem Verhalten führt und dies wiederum einen Substanzmissbrauch begünstigt.

Anschluss an Peer-Gruppe. Ergeben sich aus verschiedenen Gründen schulische Schwierigkeiten, besteht die Gefahr des Anschlusses an eine Peer-Gruppe, in der dissoziales Verhalten und Drogenkonsum zur Stärkung des Selbstwertes praktiziert werden. Darüber hinaus sind Umweltfaktoren wie kriminelles Umfeld, Verfügbarkeit von Drogen, Toleranz und Akzeptanz von Drogenkonsum und fehlende soziale Unterstützung sowie fehlende Helfersysteme weitere Verstärker (Brook u. Brook 1990).

Positive Verläufe. Andererseits gelingt es vielen Kindern, diese belastenden Bedingungen und Erfahrungen zu bewältigen und sich positiv zu entwickeln. Hierbei wirkt besonders günstig, wenn es ihnen gelingt, die emotionale Belastung in Form von Angst, Depression oder körperlichen Beschwerden auszudrücken und sie dadurch Empathie und Unterstützung durch Freunde, Erwachsene oder professionelle Helfer außerhalb der Familie erhalten. Eine externe Förderung hilft diesen Kindern, gute Beziehungen aufzubauen und sich selbst ein soziales Netzwerk zu schaffen, das eine gute soziale Adaptation ermöglicht (Rydelius 1997). Insofern sollte bei der diagnostischen Abklärung und Erhebung der störungsspezifischen Symptomatik auch auf die Bewältigungsmuster geachtet werden.

Früherkennungs- und Präventionsansätze

Schulung von Mediatoren. Aufgrund der bereits im frühen Kindesalter festzustellenden Indikatoren für eine spätere Suchtgefährdung im Jugendalter sollte der Früherkennung und Prävention ein größerer Stellenwert eingeräumt werden. Insbesondere über intensive Schulungen von Mediatoren wie Erziehern und Lehrern sollte versucht werden, aggressives und aufmerksamkeitsgestörtes Verhalten zu reduzieren und damit schulische Misserfolge zu verhindern.

Prävention in Kindergarten und Schule. Der Begegnung und Vorbeugung von dissozialem und aggressivem Verhalten in der Familie sowie in Kindergarten und Schule kommt hierbei ein zentraler Stellenwert zu (Lehmkuhl et al. 1998b). Insbesondere Präventionsprogramme in Schulen haben auch über einen Zeitraum von mehreren Jahren einen signifikanten Effekt, wenn die gefährdeten Schüler erreicht werden (Botvin et al. 1995). Neben der Fähigkeit, sich Drogen gegenüber kritisch zu verhalten, geht es vor allem um die Verbesserung von allgemeinen Kompetenzen.

Zu vergleichbaren Resultaten kommen White u. Pitts (1998) in ihrer Meta-Analyse, wobei die Interventionen intensiv durchgeführt und nach einer Zeit wiederholt werden sollten (Booster-Sessions). Ein Hauptproblem liegt jedoch darin, dass diejenigen wirklich erreicht werden, die entsprechende Informationen und Programme zur Prävention benötigten.

Tobler (1997) führte ebenfalls eine Meta-Analyse über Präventionsprogramme durch und unterteilt sie in 2 Hauptkategorien:
- nicht interaktive, nur Wissen vermittelnde Programme,
- interaktive Programme, die soziale Einflüsse und Bewältigungsstrategien mit einbeziehen.

Die Ergebnisse zeigen, dass der Erfolg von interaktiven Programmen besser ist und man zunehmend den Schwerpunkt auf spezifische Interventionen für bestimmte Gruppen legen sollte. Bei den zugrunde liegenden Problemen der Jugendlichen ist es nicht überraschend, dass Ansätze, die eine Familienberatung bzw. -therapie zum Ziel haben und u.a. auch das antisoziale Verhalten der Kinder berücksichtigen, Erfolg versprechend erscheinen (Dishion u. Patterson 1992, Dishion u. Andrews 1995). Diese Präventionsprogramme haben nicht nur das Ziel, Alkohol- und Drogenkonsum zu reduzieren, sondern auch, den Schulbesuch, die Leistungsbereitschaft und das Selbstvertrauen zu steigern (Conduct Problems Prevention Research Group 1992, Stanton u. Shadish 1997).

Chilcoat u. Breslau (1999) ziehen aus ihrer epidemiologischen Studie „Pathways from ADHD to early drug abuse" folgende Konsequenzen:
- eine möglichst frühe Beratung und Unterstützung von Eltern angeboten,
- den Einfluss negativer Peer-Gruppen verringern,
- soziale Unterstützung und Hilfe anbieten,
- die betroffene Risikogruppe von hyperaktiven,

impulsiven, teilleistungsgestörten Kindern mit familiären Belastungen und Risiken möglichst früh erkennen.

Literatur

Biedermann J, Wilens T, Mick E, et al. Is ADHD a risk factor for psychoactive substance use disorders? Findings from a four-year prospective follow-up study. J Am Acad Child and Adolescent. Psychiat. 1997; 36: 21–9.

Bilke O. Ecstasy-Konsumenten – Motivationsmuster, Folgen und Therapie. psycho. 1998; 24: 418–22.

Botvin G, Baker E, Dusenbury L, Botvin E, Diaz T. Long-term follow-up results of a randomised drug abuse prevention trial in a white middle-class population. J Am Medical Association. 1995; 273(12): 1106–12.

Brook D, Brook J. The etiology and consequences of adolescent drug use. In: Watson R, ed. Drug and alcohol abuse prevention. Clifton, NJ: Humana Press; 1990: 339–62.

Brook JS, Adams RE, Balka EB, Johnson E. Early adolescent marijuana use: risks for the transition to young adulthood. Psychological Medicine. 2002;32:79–91.

Cadoret RJ, Yates W, Troughton E, Woodworth G, Stewart M Adoption study demonstrating tow genetic pathways to drug abuse. Archives of General Psychiatry. 1995; 52: 42–52.

Chilcoat HD, Breslau N. Pathways From ADHD to Early Drug Use. J Am Acad Child Adolesc Psychiatry. 1999; 38(11): 1347–54.

Clark D, Sayette M. Anxiety and the development of alcoholism – Clinical and scientific issues. Am J Addiction. 1993; 2: 59–76.

Clark D, Pollock N, Bukstein O, Mezzich A, Bromberger J, Donovan J. Gender and comorbid psychopathology in adolescents with alcohol dependence. J Am Acad Child and Adolesc Psychiat. 1997; 36: 1195–1203.

Conduct Problems Prevention Research Group. A development and clinical model for the prevention of conduct disorder – The Fast Track program. Development and Psychopathology. 1992; 4: 509–28.

Crowley T, Mikulich S, MacDonald M, Young S, Zerbe G. Substance-dependent, conduct-disordered adolescent males – Severity of diagnosis predicts 2-year outcome. Drug and Alcohol Dependence. 1998; 49: 225–37.

Deutsche Gesellschaft für Kinder- und Jugendpsychiatrie und Psychotherapie und Psychotherapie, Berufsverband der Ärzte für Kinder- und Jugendpsychiatrie und Psychotherapie in Deutschland, Bundesarbeitsgemeinschaft der leitenden Klinikärzte für Kinder- und Jugendpsychiatrie und Psychotherapie. Leitlinien für Diagnostik und Therapie von psychischen Störungen im Säuglings-, Kindes- und Jugendalter. Köln: Deutscher Ärzte Verlag; 2000.

Dilling H, Mombour M, Schmidt MH, ed. Internationale Klassifikation psychischer Störungen. Bern: Huber; 1991.

Dishion TJ, Patterson G. Age effects in parent training outcome. Behaviour Therapy. 1992; 2: 719–29.

Dishion TJ, Andrews D. Preventing escalation in problem behaviours with high-risk young adolescents – Immediate and 1-year outcomes. Journal of Consulting and Clinical Psychology. 1995; 63: 538–48.

Döpfner M, Lehmkuhl G. Oppositionelle Verhaltensauffälligkeiten – Symptomatik, Diagnostik und Behandlungsansätze. In: Leyendecker C, Horstmann T, eds. Große Pläne für kleine Leute. München, Basel: Reinhardt; 2000: 765–75.

Döpfner M, Lehmkuhl G. Aggressiv-dissoziale Störungen. Monatsschr. Kinderheilkunde. 2002; 150: 179–185.

Döpfner M, Schürmann S, Frölich J. Therapieprogramm für Kinder mit hyperkinetischem und oppositionellem Problemverhalten THOP. Weinheim: Beltz; 1997.

Esser G. Umschriebene Entwicklungsstörungen. In: Esser G, ed. Lehrbuch der Klinischen Psychologie und Psychotherapie des Kindes- und Jugendalters. Stuttgart New York: Thieme; 2002: 134–6.

Gabel S, Stallings M, Young S, Schmitz S, Crowley T, Fulker D. Family variables in substance misusing male adolescents – The importance of maternal disorder. Am J Drug and Alcohol Abuse. 1998; 24: 61–84.

Gilvarry E. Substance abuse in young people. J Child Psychol Psychiat. 2000; 41(1): 55–80.

Henry B, Moffitt TE, Robins L, Earls F, Silva P. Early family predictors of child and adolescent antisocial behaviour – who are the mothers of delinquents? Criminal Behav Ment Health. 1993; 3: 97–188.

Kendler KS, Myers J, Prescott CA. Parenting and adult mood, anxiety and substance use disorders in female twins – an epidemiological multi-informant retrospective study. Psychological Medicine. 2000; 30: 281–94.

King C, Ghaziuddin N, McGovern L, Brand E, Hill E, Naylor M. Predictors of comorbid alcohol and substance abuse in depressed adolescents. J Am Acad Child Adolesc Psychiat. 1996; 35: 743–51.

Kleiber D, Kovar KA. Auswirkungen des Cannabiskonsums. Stuttgart: Wissenschaftliche Verlagsgesellschaft; 1998.

Lehmkuhl G, Döpfner M, Plück J, et al. Häufigkeit psychischer Auffälligkeiten und somatischer Beschwerden bei vier- bis zehnjährigen Kindern in Deutschland im Urteil der Eltern. Z Kinder-Jugendpsychiat. 1998a; 26: 83–96.

Lehmkuhl G, Plück J, Döpfner M. Formen jugendlicher Gewalt. Gesundheitswesen. 1998b; 60: 644–8.

Lewis CE, Buchholz KK. Alcoholism, antisocial behavior and family history. Br J Addict. 1991; 86: 177–94.

Lieb R, Merikangas KR, Höfler M, Pfister H, Isenseem B, Wittchen HU. Parental alcohol use disorders and alcohol use and disorders in offspring – a community study. Psychological Medicine. 2002; 32: 63–78.

Loeber R, Burke JD, Lahey BB, Winters A, Zera M. Oppositional defiant and conduct disorder – A review of the past 10 years, Part I. J Am Acad Child Adolesc Psychiatry. 2000; 39(12): 1468–84.

Patterson GR, DeBaryshe BD, Ramsey E. A developmental perspective on antisocial behavior. American Psychologist. 1989; 44: 329 ff.

Patterson GR, Reid JB, Dishion TJ. Antisocial boys. Eugene, OR: Castalia; 1992.

Petry NM, Tawfik Z. Comparison of problem-gambling and non-problem-gambling youths seeking treatment for marijuana abuse. J Am Acad Child Adolesc Psychiatry. 2001; 40(11): 1324–31.

Plück J, Döpfner M, Lehmkuhl G. Aggressivität und Dissozialität von Kindern und Jugendlichen in Deutschland – empirische Ergebnisse. In: Timmermann H, Wessela E, eds. Jugendforschung in Deutschland. Opladen: Leske & Budrich; 1999: 193–203.

Riggs P, Baker S, Mikulich S, Young S, Crowley T. Depression in substance-dependent delinquents. J Am Acad Child Adolesc Psychiat. 1995; 34: 764–71.

Rohde P, Lewinsohn P, Seeley J. Psychiatric comorbidity with problematic alcohol use in high school students. J Am Acad Child Adolesc Psychiat. 1996; 35: 101–109.

Rydelius PA. Annotation: Are children of alcoholics a clinical concern for child and adolescent psychiatrists of today? J Child Psychol Psychiat. 1997; 38(6): 615–24.

Schuler S. Drogenmissbrauch und Sucht. In: Palitzsch D, ed. Jugendmedizin. München: Urban & Fischer; 1999: 732–50.

Schulz E, Remschmidt H. Substanzmissbrauch und Drogenabhängigkeit im Kindes- und Jugendalter. Deutsches Ärzteblatt. 1999; 96: A414–8.

Silbereisen RK, Noack P. On the constructive role of problem behavior in adolescence. In: Bolger N, Caspi A, Downey G, Moorehouse M, eds. Person incontext: Developmental processes. Cambridge, MA: Cambridge University Press; 1988: 152–80.

Silbereisen RK, Petersen AC, Albrecht HT, Kracke B. Maturational timing and the development of problem behavior – Longitudinal studies in adolescence. J Early Adolscence. 1989; 9: 247–68.

Silbereisen RK. Konsum von Alkohol und Drogen über die Lebensspanne. In: Schwarzer R, ed. Gesundheitspsychologie. Göttingen: Hogrefe, Verl. für Psychologie; 1990: 169–84.

Stanton MD, Shadish WR. Outcome, attrition and family/couples treatment for drug abuse – A metaanalysis and review of the controlled comparative studies. Psychological Bulletin. 1997; 122: 170–91.

Tobler N. Meta-analysis of adolescent drug prevention programs – Results of the 1933 meta-analysis. In: Bukoski H, ed. Meta-analysis of drug abuse prevention programs Research Monograph Series 170 – NIH Publication No. 97-4146. Rockville, MD: National Institute on Drug Abuse; 1997: 68.

Tossmann HP, Soellner R, Kleiber D. Cannabis-Konsummuster und Gefährdungspotential. In: Deutsche Hauptstelle gegen die Suchtgefahren, ed. Jahrbuch Sucht 94. Geesthacht: Neuland; 1993.

Van Treeck B. Party-Drogen. Berlin: Schwarzkopf; 1997.

White D, Pitts M. Educating young people about drugs – A systematic review. Addiction. 1998; 93: 1475–87.

Whitmore EA, Mikulich SK, Thompson LL, Riggs PD, Aarons, GA, Crowley TJ. Influences on adolescent substance dependence – conduct disorder, depression, attention deficit hyperactivity disorder and gender. Drug Alcohol Depend. 1997; 47: 87–97.

3.2 Kinder und Jugendliche in suchtbelasteten Familien
Michael Klein

Einleitung

Lange Zeit wurde in der ärztlichen Praxis genauso wie in der professionellen Suchthilfe übersehen, dass Suchtkranke häufig Kinder haben und dass sie als Kinder selbst vielfach in suchtbelasteten Familie lebten. Dies gilt sowohl für Alkohol- als auch für Drogenabhängige, die durch ihr niedriges Durchschnittsalter fast ausnahmslos im zeugungs- und gebärfähigem Alter sind. Dass Suchterkrankungen in der Familie in Form von Alkoholstörungen ein Risiko für die nächste Generation darstellen, ist jedoch schon seit langem bekannt. Schon bei den alten Griechen galt der Satz „Trinker zeugen Trinker". Dennoch wurde dieses Problem überwiegend ignoriert, geleugnet oder verdrängt, sodass erst allmählich eine fundierte Forschung hierzu (Sher 1991) entstand. In der Bundesrepublik Deutschland sind – sicherlich auch durch die rassehygienischen Perversionen der Nazi-Zeit, die auch vor Alkoholikern keinen Halt machten (vgl. Hauschildt 1995) – diesbezügliche Forschungen im Vergleich zu den USA und Skandinavien noch stark unterentwickelt. Dies ist besonders bemerkenswert angesichts der Tatsache, dass der Pro-Kopf-Konsum von Alkohol hierzulande nach wie vor in der internationalen Spitzengruppe liegt.

In der internationalen Forschung zu Fragen des Kindeswohls und der Entwicklungspsychopathologie gilt eine elterliche Suchtmittelabhängigkeit – speziell Alkoholabhängigkeit – seit langem als eine der gefährlichsten Konstellationen für die gesunde psychische und körperliche Entwicklung von Kindern, die im Umfeld leben. Insbesondere amerikanische und skandinavische Forschungen haben das hohe Risiko der Kinder, die alkoholabhängigen Eltern oder Elternteilen exponiert sind, wiederholt und eindrucksvoll gezeigt (u.a. Sher 1991, Windle u. Searles 1990, Velleman u. Orford 1999, Klein 1996).

Alkoholabhängige stammen überzufällig oft aus Familien, in denen bereits Vater bzw. Mutter oder beide Elternteile abhängig waren. Im Falle allein erziehender, suchtkranker Elternteile oder zweier suchtkranker Elternteile ist von einem nochmals erhöhten Risiko der Kinder auszugehen. Kinder von Suchtkranken gelten daher insgesamt zu Recht als die größte Risikogruppe hinsichtlich der Entwicklung von Suchtstörungen. Zusätzlich sind sie im Hinblick auf psychische Störungen im Kindes- und Jugendalter stark auffällig. Ihre Lebenssituation ist von vielfältigen Stressfaktoren gekennzeichnet. Hinzu kommt für eine Subgruppe der Söhne von Alkoholabhängigen ein erhöhtes genetisches Risiko. All dies macht sie in der ärztlichen Praxis zu einer besonders relevanten Gruppe, speziell was die fachgerechte Behandlung und Frühintervention angeht.

Überblick

Kinder von Suchtkranken wurden in der Forschung wiederholt als eine hochgradig gefährdete biopsychosoziale Risikogruppe identifiziert und mit ihren Risikomerkmalen ausführlich beschrieben (Sher 1991, Windle u. Searles 1990, Velleman u. Orford 1999, Klein 1996). Der Großteil der Forschung wurde jedoch in Bezug auf Kinder von Alkoholabhängigen durchgeführt. Nur wenige Studien beschäftigten sich bislang mit der Langzeitentwicklung der Kinder drogenabhängiger Eltern. Daher werden im Folgenden schwerpunktmäßig Ergebnisse in Bezug auf die erste, zahlenmäßig größere Gruppe berichtet. Soweit möglich und vorhanden, werden Resultate und Fakten in Bezug auf die zweite, nicht minder relevante Gruppe erwähnt.

Die wissenschaftliche Beschäftigung mit dem Thema „Kinder suchtkranker Eltern" gliedert sich in Risiko- und Resilienzstudien. Unter Resilienz wird die Widerstandskraft gegen besonders ungünstige Umweltbedingungen und hohen psychosozialen Stress verstanden (Werner 1986).

Zu den besonders relevanten Risikomerkmalen aufseiten der *Eltern* zählen vor allem:
- eine längere Zeit andauernde Alkoholabhängigkeit eines Elternteils;

- eine häufigere und schwerwiegendere Exposition gegenüber dem intoxikierten Elternteil;
- die Tatsache, dass der suchtkranke Elternteil unbehandelt bleibt, er sich weigert, in Behandlung zu gehen oder dass die Behandlung erfolglos bleibt.

Aufseiten der *Kinder* zählen zu den Risikomerkmalen:
- frühe, ebenfalls unbehandelt bleibende Verhaltensauffälligkeiten, z.B. Hyperaktivität, Konzentrationsprobleme, Ängste, sozialer Rückzug, extreme Schüchternheit u.a.;
- keine verlässliche Bezugsperson oder häufiger Wechsel der Bezugspersonen;
- direkte Gewalterfahrungen (Viktimisierungen) oder häufige Zeugenschaft bei Gewalthandlungen (z.B. gegen die Mutter).

Stressformen. Das Zusammenleben mit einem alkoholabhängigen Elternteil wird von den meisten Kindern als chronisch stresshafter Zustand empfunden (Cork 1969, Black 1988, Klein u. Zobel 2001). Für die Familie als Ganzes besteht eine stärkere Exposition gegenüber Stressoren. Dies gilt besonders für Kinder und Jugendliche. Wenn dieser Stress dauerhaft vorherrscht und als nicht veränderbar wahrgenommen wird, ist von Duldungsstress, wenn es zu krisenhaften, bisweilen traumatischen Ereignissen kommt, von Katastrophenstress auszugehen (Schneewind 1991).

Risikoerhöhung durch Abhängigkeit der Eltern. In einer inzwischen klassischen Überblicksarbeit hatte der berühmte amerikanische Psychiater und Suchtforscher Goodwin (1979) analysiert, dass 25% der Väter und Brüder alkoholabhängiger Patienten ebenfalls alkoholabhängig sind. 80% der engen biologischen Verwandten klinisch behandelter Alkoholiker weisen demnach eine Lebenszeitprävalenz für Alkoholprobleme auf. Diese Konstellation, die als hohe familiäre Dichte von Suchtstörungen beschrieben wird, kann als ein besonders relevanter Risikofaktor für die gesunde psychische und körperliche Entwicklung des Kindes in der betroffenen Familie verstanden werden.

Zusammenfassend kann gesagt werden, dass Kinder von Alkoholikern als größte Risikogruppe für die Entwicklung von Alkoholmissbrauch und -abhängigkeit angesehen werden müssen. Insgesamt kann davon ausgegangen werden, dass diese Kinder im Vergleich zu Kindern nicht suchtkranker Eltern ein bis zu 6fach höheres Risiko haben, selbst abhängig zu werden oder Alkohol zu missbrauchen (Klein 2001). Wie Lachner u. Wittchen (1997) vom Münchener Max-Planck-Institut für Psychiatrie in einer bevölkerungsrepräsentativen epidemiologischen Studie zeigen konnten, entwickeln Kinder von Eltern mit einer alkoholbezogenen Diagnose im Alter zwischen 14 und 24 Jahren außerordentlich häufig Störungen mit klinischer Relevanz. Im Falle einer elterlichen Alkoholdiagnose, die sich in der Lebenszeitprävalenz für 15,1% der Stichprobe ergab, wiesen Söhne wie Töchter signifikant erhöhte Risiken für Alkoholstörungen auf. Im Falle einer väterlichen Alkoholdiagnose hatten die Söhne ein um das 2,01fache, die Töchter ein um das 8,69fache erhöhtes Risiko für eine Alkoholabhängigkeit. Im Falle einer mütterlichen Alkoholdiagnose erhöhte sich bei den Söhnen das Risiko um das 3,29fache und bei den Töchtern um das 15,94fache. Dass die Risikoerhöhung (relatives Risiko) bei den Söhnen nicht so deutlich wie bei den Töchtern ausfällt, hängt u.a. mit der größeren absoluten Zahl (absolutes Risiko) junger Männer zusammen, die ungeachtet ihrer familialen Vorbelastung Alkoholprobleme entwickeln. Im Falle einer Alkoholdiagnose für beide Elternteile ist das Risiko einer eigenen Alkoholabhängigkeit bei den Söhnen um das 18,77fache, bei den Töchtern um das 28fache erhöht. Im Falle elterlicher Komorbidität, also dem Vorhandensein weiterer psychischer Störungen neben der Alkoholstörung (wie z.B. Depressionen, Ängste, Persönlichkeitsstörungen), sind diese Risiken noch höher.

Risiko psychischer Erkrankungen. In einer Langzeitstudie von der Geburt der Kinder bis zu ihrem 18. Lebensjahr (Werner 1986) wurde festgestellt, dass die Söhne aus suchtbelasteten Familien mehr psychologische Probleme aufwiesen als die Töchter und dass im Falle mütterlicher Abhängigkeit stärkere Probleme entstanden als im Falle väterlicher Abhängigkeit. Dies deckt sich auch mit den Ergebnissen vieler anderer Studien. Klar ist auch, dass für Kinder und Jugendliche in suchtbelasteten Familien das Risiko für Erkrankungen an anderen psychischen Störungen (neben den bereits erwähnten Angststörungen insbesondere affektive Störungen und später Persönlichkeitsstörungen) deutlich – wenn auch nicht so stark wie für Abhängigkeitserkrankungen – erhöht ist. Jedoch ist ausdrücklich *nicht* davon auszugehen, dass *alle* Kinder von Alkoholikern eine eigene Abhängigkeit oder andere psychische Störungen entwickeln müssen. Vielmehr gibt es eine Untergruppe innerhalb der Kinder alkoholkranker Eltern, die trotz großer Belastungen psychisch gesund, weitgehend stabil und belastbar bleiben. Dieses Phänomen wurde wiederholt als Stressresistenz oder auch Resilienz beschrieben und bietet gute Ansatzpunkte für Prävention und Frühintervention (vgl. Klein u. Zobel 2001).

Zahl der Betroffenen

Die Zahl der Kinder, die im Laufe ihrer Entwicklung einer elterlichen Alkoholstörung exponiert sind, ist in den modernen Gesellschaften außerordentlich hoch. In der amerikanischen Studie „National Longitudinal Alcohol Epidemiology Sample", in der die Daten von 42.862 repräsentativ ausgewählten Personen im Alter von mehr als 18 Jahren verarbeitet wurden (Grant 2000), zeigte sich, dass jedes 2,3. Kind in einer Familie aufwächst, in der ein Elternteil eine Lebenszeitdiagnose für eine Alkoholstörung aufweist. Jedes 6,6. Kind wächst in einer Familie auf, in der ein Elternteil im letzten Jahr eine alkoholbezogene Diagnose aufwies. Als konservativen Schätzwert weist die Studie aus, dass etwa jedes 4. Kind (genauer 28,6 % aller Kinder) in seiner Bezugsfamilie elterlichem Alkoholmissbrauch oder -abhängigkeit ausgesetzt ist (Grant 2000). Da epidemiologische Studien für die Bundesrepublik höhere Pro-Kopf-Verbrauchsquoten liefern, ist davon auszugehen, dass die Verhältnisse hierzulande mindestens denen der USA entsprechen.

In der Bundesrepublik Deutschland sind nach neueren Schätzungen 1,8–2,0 Millionen Kinder und Jugendliche im Alter bis zu 18 Jahren von einer elterlichen Alkoholabhängigkeit betroffen (Klein 2001). Nach den Schätzungen einer finnischen Arbeitsgruppe leben 7,7 Millionen Kinder in einem Alter bis 15 Jahren in den EU-Staaten mit einem alkoholabhängigen Elternteil, davon 1,57 Millionen in der Bundesrepublik Deutschland (McNeill 1998). Die bereits erwähnte Studie des Max-Planck-Instituts für Psychiatrie (Lachner u. Wittchen 1997) in München ergab, dass bei einer repräsentativen Bevölkerungsstichprobe von 3021 Jugendlichen und jungen Erwachsenen im Alter zwischen 14 und 24 Jahren der Anteil der Eltern ohne eine Substanzabhängigkeit oder Substanzmissbrauch nach den DSM-IV-Kriterien bei 84,9 % liegt. Bei den insgesamt 15,1 % der Eltern, bei denen wenigstens einmal in ihrem Leben ein Alkoholproblem diagnostiziert wurde, sind in 11,9 % der Fälle die Väter, in 4,7 % die Mütter und in 1,5 % beide Elternteile betroffen. Bei 16,58 Millionen Kindern und Jugendlichen, die 1999 in der Bundesrepublik Deutschland im Alter bis 18 Jahren lebten, waren demnach 2,5 Millionen im Laufe ihres Lebens von einer elterlichen Alkoholstörung betroffen. Somit sind Kinder aus jeder 7. Familie zeitweise oder dauerhaft von der Alkoholabhängigkeit oder dem Alkoholmissbrauch wenigstens eines Elternteils betroffen. In jeder 20. Familie betreiben beide Elternteile Alkoholmissbrauch oder sind alkoholabhängig.

Komorbide Störungen. Bei den Jugendlichen und jungen Erwachsenen wurde in Abhängigkeit vom Suchtstatuts der Eltern nach komorbiden Störungen geforscht (Lachner u. Wittchen 1997). Gefunden wurden erhöhte Risiken für:
- phobische Störungen,
- depressive Episoden,
- manische oder hypomanische Episoden,
- Panikattacken,
- Essstörungen,
- Drogenmissbrauch
- Drogenabhängigkeit,
- Panikstörungen,
- posttraumatische Belastungsstörungen,
- generalisierte Angststörungen.

Generell ergab sich die höchste komorbide Belastung, wenn für beide Eltern eine DSM-IV-Diagnose für Substanzmissbrauch oder -abhängigkeit vorlag. So zeigten sich die klinischen Symptome einer posttraumatischen Belastungsstörung in solchen Fällen 14,77-mal häufiger als in der Normalbevölkerung. Wenn nur *ein* Elternteil Suchtprobleme hatte, betrug das entsprechende relative Risiko 5,53 (Vater Suchtprobleme) bzw. 5,15 (Mutter Suchtprobleme). Bei den meisten Störungen ist ein linearer Anstieg zu finden mit den niedrigsten Belastungen, wenn nur der Vater Suchtprobleme aufweist, gefolgt von der Gruppe, in der nur die Mutter Suchtprobleme berichtet, bis hin zu der schon erwähnten, am stärksten belasteten Gruppe mit 2 Elternteilen, die Suchtprobleme zeigen.

Der Zusammenhang zwischen phobischen Störungen und Substanzabhängigkeiten wird auch retrospektiv deutlich. In einer Untersuchung von Hesselbrock et al. (1985) hatten 44 % der weiblichen und 20 % der männlichen stationär behandelten Alkoholiker unter einer Phobie in der Vorgeschichte gelitten. Wenn ein sexueller Missbrauch vor dem 13. Lebensjahr stattfand, fanden Spak et al. (1998) einen sehr starken Zusammenhang zwischen einer frühen Angststörung und einem späteren Alkoholmissbrauch.

Elterliche Partnerschaftsprobleme. Eine weitere, gehäuft auftretende kritische Lebenserfahrung von Kindern suchtkranker Eltern ist die *Disharmonie* und *Instabilität* der elterlichen Partnerschaft. Trennungen und Scheidungen steigen in der Gesamtbevölkerung mit zunehmendem Pro-Kopf-Konsumquoten für Alkohol an. Eine Zunahme der Pro-Kopf-Konsumquote um 1 Liter führte nach entsprechenden Untersuchungen zu einer Zunahme der Scheidungsquote von 20% (FeCaces et al. 1999).

Alkohol- und drogenabhängige Eltern. Die Zahl der Kinder drogenabhängiger Eltern wird für die Bundesrepublik Deutschland auf 30.000 geschätzt (Englert 2001). Von einer Alkoholembryopathie, einer durch Alkoholmissbrauch während der Schwangerschaft erworbenen Schädigung des Embryos, ist nach Schätzungen der Universitäts-Kinderklinik in Münster jedes 300. Neugeborene betroffen (Löser 1995). Dies wären jährlich etwa 2200 Neugeborene in Deutschland. Die Zahl der erwachsenen Kinder aus suchtbelasteten Familien beläuft sich auf 5–6 Millionen. Viele leiden unter psychischen Beeinträchtigungen oder Störungen. Mehr als 30% der Kinder aus suchtbelasteten Familien werden selbst suchtkrank, meist sehr früh in ihrem Leben (Klein 2001). Bei Jugendalkoholikern (Alkoholabhängigkeit ab dem 14. bis zum 21. Lebensjahr) und anderen besonders beeinträchtigten Personengruppen (z.B. im Jugendstrafvollzug oder in Jugendheimen) stammen mehr als 50% aus einer Familie mit alkoholkranken Vätern und/oder Müttern.

Eine klassische amerikanische Übersichtsstudie (Cotton 1979) zeigte, dass von knapp 4000 alkoholabhängigen Personen 30,8% einen abhängigen Elternteil aufwiesen. Eine Langzeitstudie über einen Zeitraum von 33 Jahren (Drake u. Vaillant 1988) ergab bei erwachsenen Kindern aus Suchtfamilien in 28% der Fälle eine Alkoholabhängigkeit. Männer mit einem abhängigen Vater waren mehr als doppelt so häufig alkoholabhängig als Männer ohne abhängigen Vater.

Nun ist die Anzahl der Kinder von Suchtkranken nicht automatisch identisch mit der Anzahl der Kinder, die aktuell mit einem suchtkranken Elternteil in einem Haushalt zusammenleben oder dies jemals taten. Bei älteren Alkoholkranken mögen die Kinder bis zum Ausbruch der Störung den Haushalt bereits verlassen haben. Außerdem kann es zu einer freiwilligen oder amtlich angeordneten Fremdplatzierung, z.B. in eine Pflegefamilie, kommen. Die Zahl der Fremdplatzierungen ist bei Kindern von Alkoholabhängigen mit 13,3% deutlich geringer als bei Kindern drogenabhängiger Eltern, wo meist Quoten über 50% erreicht werden.

Deshalb interessiert besonders die Zahl der real mit suchtkranken Eltern zusammenlebenden Kinder und Jugendlichen. Der Anteil der suchtkranken Eltern, die mit Kindern in einem Haushalt zusammenleben, beträgt nach den Ergebnissen der Statistik der ambulanten Suchtberatungsstellen in Deutschland (Simon u. Palazzetti 1988) für das Jahr 1998 je nach Abhängigkeitssubstanz zwischen 13% (Cannabis) und 45% (Alkohol) bei Frauen und zwischen 7% (Cannabis) und 32% (Alkohol) bei Männern. Sehr viel höher sind die Zahlen der Abhängigen, die jemals Kinder hatten. 75% der alkoholabhängigen Frauen, 63% der alkoholabhängigen Männer, 46% der opiatabhängigen Frauen und 30% der opiatabhängigen Männer sind wenigstens in einem Fall Mutter bzw. Vater eines Kindes.

Allein erziehende Elternteile. Ein besonders kritischer Punkt bezüglich der Situation der von familialen Suchtstörungen betroffenen Kinder besteht darin, dass von den alkoholabhängigen Klientinnen 11% alleine mit einem Kind leben (Simon u. Palazzetti 1988). Hier dürfte die Überforderungsschwelle für die Mütter und Kinder sehr schnell erreicht sein und für die Kinder ein besonderes Risiko bestehen, wenn die unvollständige Familie nicht adäquate psychosoziale Hilfe und Unterstützung erfährt. Die aus der Entwicklungspsychopathologie bekannte Kompensation der malignen Effekte eines Elternteils durch den anderen („Buffering"-Effekt) kommt bei allein erziehenden Elternteilen nicht zum Tragen.

Alkoholmissbrauch der Eltern. Während die Zahl der Kinder alkoholabhängiger Eltern und die daraus resultierenden Probleme inzwischen international gut erforscht sind, besteht über Zahl der Kinder alkoholmissbrauchender Eltern noch große Uneinigkeit. Gleiches gilt für die Kinder von Eltern mit anderen Suchtproblemen (Spielsucht, Internetsucht etc.). Hier dürfte in Zukunft eine größere Zahl von Kindern in ihrer seelischen Entwicklung potenziell betroffen sein.

Risiken und Resilienzen

Wie bereits ausgeführt, sind die Entwicklungsverläufe von Kindern suchtkranker Eltern das Ergebnis komplexer pathogener und protektiver Faktoren. Diese werden im Folgenden näher erläutert.

Globale Risiken

Die internationale Forschung zu den Entwicklungsrisiken der Kinder alkoholkranker Eltern liefert wiederholt eine Reihe von Hauptrisiken (Sher 1991, Zobel 2000, Klein 2001). Die Schwere der Auswirkungen eines problematischen elterlichen Trinkens auf die Kinder hängt im Allgemeinen davon ab:
- wer trinkt (Mutter, Vater oder beide),
- wer im Umfeld noch trinkt (Großeltern, Onkel etc.),
- wann die Abhängigkeit in ihrem Leben aufgetreten ist,
- wie lange schon getrunken wird,
- welchen Verlauf die Abhängigkeit hat,
- welchen Typus die Abhängigkeit aufweist,
- welchen Schweregrad die Abhängigkeit hat,
- wie alt die Kinder waren, als die Suchterkrankung des Vaters bzw. der Mutter chronisch wurde,
- wie lange die Kinder das Suchtgeschehen miterlebt haben (quantitative Exposition),
- wie die Kinder das Suchtgeschehen miterlebt haben (qualitative Exposition),
- ob es noch weitere Störungen bei den Eltern gibt (Komorbidität),
- ob es noch weitere kritische Lebenslagen gibt (Trennung, Scheidung, Unfälle, Todesfälle, finanzielle Probleme).

Je nach Ausprägung dieser Merkmale erhöht sich das globale Risiko einer kindlichen Verhaltensstörung und einer späteren Suchtmittelabhängigkeit bzw. schwächt sich ab. Auch können komplexe Interaktionen zwischen diesen Merkmalen auftreten. Die gezielte, positive Beeinflussung der genannten Merkmale bietet die Chance der Minderung bzw. Kompensation besonders negativer Einflussfaktoren. So kann sich z.B. der Rückzug des alkoholkranken Elternteils aus dem abendlichen Familienleben (Seilhammer et al. 1993) oder die Aufrechterhaltung alkoholfreier Familienrituale (Bennett u. Wolin 1994), etwa anlässlich von Weihnachten, Geburtstagen oder anderen Familienfeiern, positiv auf die Entwicklung der Kinder auswirken.

Differenzielle Risiken

Eine genauere Betrachtung der genannten globalen Risiken liefert tiefere Einsichten in die Transmissionsrisiken elterlicher Suchterkrankungen. Da nicht alle betroffenen Kinder Störungen entwickeln, ist von differenziellen Transmissionsmustern auszugehen. Zahlreiche pathogene und protektive Faktoren spielen bei der Transmission von Störungen, also der Weitergabe einer Krankheit von der Elterngeneration auf die Kinder, eine wichtige abschwächende oder verstärkende Rolle. Auch ist bekannt, dass eine mütterliche Abhängigkeit im Vergleich zu väterlicher Abhängigkeit oder eine komorbide Erkrankung eines Elternteils (gleichzeitiges Vorhandensein einer Suchtdiagnose und einer weiteren psychiatrischen Diagnose) ein größeres Risiko einer späteren Suchterkrankung oder anderen psychischen Störung des Kindes mit sich bringt (Sher 1991, Klein u. Zobel 1997, Velleman u. Orford 1999). Dennoch lassen sich verschiedene Muster differenzieller Risiken in wiederholt durchgeführten Studien feststellen, die in Tab. 3.2 aufgelistet sind. Dabei wird zwischen alkoholspezifischen und alkoholunspezifischen Familieneinflüssen unterschieden:
- Alkoholspezifische Familieneinflüsse sind solche, die direkt mit dem problematischen Trinken der Eltern zu tun haben.
- Alkoholunspezifische Familieneinflüsse umfassen Risikofaktoren, die unabhängig vom Alkoholmissbrauch (z.B. prämorbide psychische Störungen der Eltern) oder von diesem vermittelt (z.B. sozialer Abstieg, Gewalterfahrungen) auf die Kinder einwirken.

Genetische Risiken

Söhne alkoholabhängiger Eltern. Neuere Studien belegen (Pollock 1992), dass vor allem Söhne von Alkoholabhängigen aufgrund *genetischer Besonderheiten* auf Alkohol oft anders reagieren als Vergleichspersonen, und zwar sowohl subjektiv (in ihrem eigenen Empfinden) als auch objektiv (physiologische Parameter). Dies bedeutet ab dem Jugendalter eine Gefahr hinsichtlich der Entwicklung eines Missbrauchs- oder Abhängigkeitsmusters in Bezug auf Alkohol. Im Einzelnen ergab sich,

Tabelle 3.2 Familiale Risikofaktoren, die die psychopathologische Entwicklung bei Kindern von Alkoholikern (KVA) beeinflussen im Vergleich zu Kindern von Nicht-Alkoholikern (nach Ellis et al. 1997)

Risikofaktor	Forschungsresultate
Alkoholspezifische Familieneinflüsse	
Nachahmung elterlichen Trinkverhaltens	KVA sind genauer mit einer großen Breite alkoholischer Getränke in einem jüngeren Alter vertraut und entwickeln früher entsprechende Alkoholgebrauchsmuster
Alkoholwirkungserwartungen	KVA haben mehr positive Alkoholwirkungserwartungen (d.h. sie glauben eher, dass Alkoholgenuss sich positiv auf ihre Befindlichkeit auswirkt)
Ethnizität und Trinkgewohnheiten	KVA von bestimmten ethnischen Gruppen haben ein erhöhtes Risiko für Alkoholmissbrauch aufgrund der Interaktion zwischen Alkoholwirkungserwartungen und Ethnizität
Alkoholunspezifische Familieneinflüsse	
Elterliche Psychopathologie und Komorbidität	Einzelne Subgruppen von KVA wachsen in Familien mit elterlicher Psychopathologie auf, z.B. antisoziale Persönlichkeitsstörung, Depression, Angststörungen als komorbide Störungen
Sozioökonomischer Status (SES)	KVA kommen mit einer höheren Wahrscheinlichkeit aus Familien mit niedrigem SES, in denen die Familien größerem finanziellen Stress ausgesetzt sind (Armut, Sozialhilfe, Langzeitarbeitslosigkeit, schlechte Wohnqualität)
Allgemeine familiale Dysfunktionalität	Familien mit alkoholbezogenen Störungen sind durch niedrige Kohäsion, hohes Konfliktniveau und schlechte Problemlösefähigkeiten charakterisiert. Es entstehen häufiger „Broken-home"-Konstellationen
Familiale Gewalt/Aggression	KVA haben eine höhere Wahrscheinlichkeit, Opfer und/oder Zeuge familialer Gewalt zu werden
Kognitive Probleme der Eltern	KVA haben eine größere Wahrscheinlichkeit, von Eltern mit schlechteren kognitiven Fähigkeiten erzogen und damit zu wenig positiv stimuliert zu werden

dass betroffene Söhne einerseits die berauschenden Effekte des Alkohols erst bei einer höheren Konzentration wahrnahmen, also mehr trinken mussten, um den gleichen berauschenden Effekt zu spüren wie Vergleichspersonen. Die später einsetzenden unangenehmen Effekte (Kater, Hangover usw.) nahmen sie in geringerem Maße wahr. Andererseits wurde für Söhne von Abhängigen eine erhöhte Stressdämpfung nach Alkoholkonsum nachgewiesen (Levenson et al. 1987). Dies hat zur Folge, dass Alkoholtrinken positiv erlebt wird, da es das subjektive Stresserleben verringert. Für Töchter wurden diese Effekte bislang nicht bestätigt. Aus diesen Ergebnissen folgt, dass eine besonders sensible Alkoholerziehung bei den Söhnen aus alkoholbelasteten Familien erfolgen sollte, die verhindert, dass diese frühzeitige Erfahrungen mit übermäßigem Trinken und Alkoholintoxikationen sammeln.

Die genetische Forschung in Bezug auf das Transmissionsrisiko von Suchtstörungen hat in den letzten Jahren deutliche Fortschritte zu verzeichnen (Maier 1997). Es handelt sich dabei vor allem um Zwillings-, Adoptions- und Geschwisterstudien (u.a. Searles 1988, Merikangas 1990), die insbesondere für Söhne alkoholabhängiger Väter wiederholt ein genetisches Transmissionsrisiko erbrachten. Hinzu kommen in wachsender Zahl

Studien mit genetischen Markern und Tierstudien. Zwillingsstudien zur Heredität des Alkoholismus, die üblicherweise den Umwelteinfluss ausschalten, indem nur Zwillingspaare untersucht werden, die nach der Geburt getrennt aufgewachsen sind, kommen zu Konkordanzraten bezüglich Alkoholabhängigkeit zwischen 26 % und 59 % bei männlichen monozygoten Probanden und zwischen 12 % und 36 % bei männlichen dizygoten Probanden. Bei den weiblichen Probanden ergeben sich Werte zwischen 8 % und 26 % für monozygote Probandinnen und zwischen 5 % und 13 % für dizygote Probandinnen, sodass von einer stärkeren Gefährdung der Söhne auszugehen ist.

Töchter alkoholabhängiger Eltern. Bei Töchtern alkoholabhängiger Eltern besteht im Falle der Weitergabe der Suchterkrankung ein erhöhtes genetisches Risiko. Kendler et al. (1994) konnten zeigen, dass bei 1030 weiblichen Zwillingspaaren im Falle einer Weitergabe der Störung 51–59 % der Anfälligkeit genetische Ursachen hat. Die genetische Vulnerabilität wurde sowohl von den Vätern als auch von den Müttern an die Töchter weitergegeben. Zwillinge nicht suchtkranker Eltern wiesen eine Quote für Alkoholabhängigkeit von 6,2 % auf, Töchter alkoholabhängiger Mütter eine Quote von 9,1 % und Töchter alkoholabhängiger Väter von 10,4 %. Von den monozygoten Zwillingsschwestern suchtkranker Töchter waren 26,2 % ebenfalls erkrankt, bei den dizygoten waren es dagegen lediglich 11,9 %. Auch wenn sich in dieser Untersuchung insgesamt keine höhere Transmissionsquote für Töchter nachweisen ließ, ist die zwischen den Zwillingsschwestern im Falle einer Alkoholabhängigkeit festzustellende Koevolution einer Abhängigkeitserkrankung, die sich nach Meinung der Autoren am ehesten mit genetischen Ursachen erklären lässt, von Bedeutung.

Mediatoreffekte. Ein interessantes Ergebnis der neueren Adoptionsstudien wird von McGue et al. (1996) berichtet: Sie fanden, dass die wegadoptierten Kinder von Alkoholabhängigen signifikant häufiger Alkohol tranken, wenn ein Geschwisterkind in der Adoptivfamilie, das genetisch nicht verwandt war, starken Alkoholgebrauch zeigte. Der Effekt war am stärksten bei Geschwistern gleichen Geschlechts und einigermaßen gleichen Alters.

Während bei männlichen Probanden ein genetischer Verursachungsanteil als gesichert gilt, schätzt Maier (1997) die Datenlage für genetisch bedingten Alkoholismus bei Frauen für weiterhin klärungsbedürftig ein. Zu ähnlichen Einschätzungen kommen die durchgeführten Adoptionsstudien. Auch hier ist die Datenlage für männliche Probanden eindeutiger als bei weiblichen Probandinnen. Alle genetischen Studien zeigen jedoch, dass die Verursachung eines familial übertragenen Alkoholismus nicht durch eine einzige Variable – genetische Belastung, familiäre Umwelt oder individuelle Entwicklungsfaktoren – erklärbar ist. Vielmehr liegen komplexe und sicherlich in vielen Fällen mehrfach interagierende Faktoren vor (Mediatoreffekte), die zum Verständnis und zur Erklärung von Transmissions- und Nicht-Transmissionseffekten herangezogen werden müssen.

Psychosoziale Risiken

Familienatmosphäre. Ein weiterer wesentlicher Risikofaktor ist neben den biologischen Anlagen in der Familienumwelt der Kinder suchtkranker Eltern zu sehen. Die in diesem Zusammenhang am häufigsten anzutreffende Familienkonstellation, bestehend aus einem alkoholabhängigen Vater und einer nicht suchtkranken, aber koabhängigen Mutter, bringt entscheidende Veränderungen und Gefahren in der Dynamik der betroffenen Familien mit sich. Die Eltern können oft ihren Pflichten als Erzieher der Kinder nicht mehr in genügendem Maße nachkommen, da der Abhängige stark auf das Suchtmittel fixiert ist und daher die Kinder kaum mehr wahrnimmt. Die Mutter braucht ihre Kräfte meist für das grundlegende Funktionieren der Familie und die Wahrung einer vermeintlich intakten Fassade nach außen hin. All diese suchtbedingten intrafamilialen Veränderungen zeigen Wirkungen hinsichtlich einer negativeren Familienatmosphäre, einer deutlich schwächeren oder stärkeren, d.h. extremeren Familienkohäsion, sowie in Bezug auf die Frustration kindlicher Bedürfnisbefriedigungen (z.B. nach Sicherheit, Verlässlichkeit, Geborgenheit) und die Qualität der Eltern-Kind-Bindungen. Als besondere Veränderungen in der Familienatmosphäre konnten das Vorherrschen von Instabilität, Unberechenbarkeit, Disharmonie und Anspannung festgestellt werden (Klein u. Zobel 2001). Hinzu kommen häufig auch Auffälligkeiten im Bereich emotionaler, physischer oder sexueller Gewalt.

Familiäre Rollenverteilung. Auch die Grenzen in der Familie ändern sich oft dramatisch: Einer schärferen, oft rigiden Abgrenzung nach außen entsprechen diffuse, unklare Grenzen innerhalb der Familie. Kinder übernehmen bisweilen Eltern- oder Partnerrollen, das System gerät in seiner ursprünglichen Ordnung durcheinander und wird im Extremfall auf den Kopf gestellt.

Die Familienatmosphäre bringt es meist mit sich, dass die Kinder sich oft selbst überlassen sind und Aufgaben übernehmen müssen, denen sie aufgrund ihres Entwicklungsstandes noch nicht gewachsen sind. Außerdem werden eine mangelhafte elterliche Beaufsichtigung („parental monitoring"), weniger Eltern-Kind-Interaktionen und eine chronisch stresshafte Familienatmosphäre als wichtige Risikovariablen für die heranwachsenden Kinder und Jugendlichen berichtet. Von Klinikern wird oft unterstrichen, dass diese Kinder ein frühreifes, erwachsenes und somit altersunangemessenes Verhalten zeigen (Black 1988, Woititz 1990), indem sie in ihren Familien übermäßig viel Verantwortung für zahlreiche tägliche Abläufe übernehmen. In diesem Zusammenhang haben eine Reihe von Autorinnen Konzepte entwickelt, die die Situation der Kinder anschaulich vor Augen führen sollen. Am bekanntesten sind die so genannten Rollenmodelle nach Black (1988) und Wegscheider (1988) geworden. Nach diesen Modellen sind Kinder alkoholabhängiger Eltern gefährdet, bestimmte Rollen in fixierter und rigider Form zu lernen und auszuführen, sodass sie selbst im Erwachsenenalter noch ein dysfunktionales Rollenverhalten zeigen können. Zu den beschriebenen Rollen zählen u.a. der „Familienheld", der „Sündenbock", das „unauffällige Kind" und der „Clown".

Haupterfahrungen und -symptome

Am häufigsten werden bei Kindern von Suchtkranken die Symptomgruppen Hyperaktivität, Störungen des Sozialverhaltens, Intelligenzminderungen, somatische Probleme und Misshandlungen sowie Angst und depressive Symptome (Elpers u. Lenz 1994) gefunden.

Unberechenbarkeit elterlichen Verhaltens. Zu den von Kindern selbst in Interviews am häufigsten genannten Erfahrungen (vgl. Cork 1969) gehört die der *Unberechenbarkeit* des elterlichen Verhaltens. Dies bezieht sich verstärkt auf den Alkohol trinkenden, aber auch auf den jeweils anderen (meist als koabhängig bezeichneten) Elternteil. Versprechungen, Vorsätze, Ankündigungen usw. werden oft nicht eingehalten, aber auch inkonsistentes Belohnungs- und Bestrafungsverhalten herrschen vor. Generell werden sehr viele *Ambivalenzerfahrungen* und *Loyalitätskonflikte* berichtet (z.B. manchmal übermäßig verwöhnt und manchmal übermäßig bestraft zu werden; den alkoholabhängigen Elternteil extrem zu verachten und zu hassen, ihn aber auch sehr zu mögen und zu umsorgen; den alkoholabhängigen Elternteil auch im Erwachsenenalter noch kontrollieren zu müssen). In manchen Fällen wurde deutlich, dass Kinder das süchtige Trinken ihrer Eltern auf sich selbst attribuierten, z.B. wegen spezifischer eigener Fehlverhaltensweisen oder – im Extremfall – wegen ihrer bloßen Existenz.

Belastungssituationen. Für Kinder in Suchtfamilien gelten besondere Regeln, z.B. dass Gefühlskontrolle, Rigidität, Schweigen, Verleugnung und Isolation geeignete Problembewältigungsverhaltensweisen (Wegscheider 1988) sind. Es herrschen auch oft extreme Belastungssituationen vor. Diese sind zusammenfassend dadurch gekennzeichnet, dass

- sie mehr Streit, konflikthafte Auseinandersetzungen und Disharmonie zwischen den Eltern erleben als andere Kinder;
- sie extremeren Stimmungsschwankungen und Unberechenbarkeiten im Elternverhalten ausgesetzt sind;
- sie häufiger in Loyalitätskonflikte zwischen den Elternteilen gebracht werden;
- Verlässlichkeiten und Klarheiten im familiären Ablauf weniger gegeben sind sowie Versprechungen eher gebrochen werden;
- sie häufiger Opfer von Misshandlungen (physisch, psychisch, sexuell) werden;
- Vernachlässigung und Verwahrlosung der Kinder häufiger vorkommen.

Es wäre wünschenswert, in Zukunft stärker die subjektiven Sichtweisen und kognitiven Konstrukte der betroffenen Kinder in Bezug auf das elterliche Problemverhalten zu erforschen. Dies könnte auch dem ärztlichen Praktiker den Zugang zum inneren Erleben des betroffenen Kindes erheblich erleichtern und im Rahmen von Interventions- und Präventionsprogrammen verstärkten Nutzen einbringen.

Auswirkungen. West und Prinz (1987) benennen in ihrer Überblicksarbeit, in der sie 46 empirische

Studien aus den Jahren 1975–1985 auswerteten, Auswirkungen in den folgenden Bereichen:
- Hyperaktivität und Verhaltensauffälligkeiten,
- Substanzmissbrauch, Delinquenz und Schuleschwänzen,
- kognitive Funktionsstörungen,
- soziale Interaktionsprobleme,
- körperliche Probleme,
- Angst und Depressionen,
- körperliche Misshandlung, Missbrauch und Vernachlässigung,
- dysfunktionale Familieninteraktionen.

Konsequenzen. Zu den drohenden Konsequenzen sind insbesondere solche Persönlichkeits- und Verhaltensänderungen zu zählen, die aus der sozialpsychologischen Forschung bekannt wurden, wenn Personen keine ausreichende Kontrolle über die eigenen Handlungsfolgen und die Umwelt ausüben können. Dazu zählen insbesondere negative Selbstwirksamkeitserwartung und erlernte Hilflosigkeit. Beide Phänomene treten auf, wenn ein Individuum zu wenige Erfahrungen erfolgreicher Interaktionen mit seinem Umfeld macht und es seine Handlungsziele überwiegend nicht durchsetzen kann.

Es ist jedoch anzumerken, dass viele Symptome für Kinder aus Suchtfamilien nicht spezifisch sind, sondern dass einerseits bei Kindern aus anderen dysfunktionalen Familien ähnliche Konsequenzen möglich sind und dass andererseits die direkt alkoholbezogenen Vulnerabilitätsfaktoren (z.B. genetisches Risiko) stark mit anderen Variablen (z.B. familiale Gewalt) kovariieren.

Resilienzen

Gerade in jüngster Zeit konzentriert sich die Forschung auf Kinder, die trotz stressreicher und teilweise traumatisierender Lebenserfahrungen völlig oder weitgehend psychisch gesund geblieben sind (Velleman u. Orford 1999, Zobel 2000, Klein 2001). Gemäß dem vorherrschenden pathologieorientierten Forschungsparadigma war bislang bei erwachsenen Kindern aus Familien mit einem Abhängigen meist die psychopathologische und weniger die salutogenetische Entwicklung untersucht worden. Dem gängigen Störungsmodell, das Kinder aus gestörten Familien in erster Linie ebenfalls als gestört und behandlungsbedürftig ansieht, wird das Resilienz- und Stressresistenzmodell gegenüber gestellt, das Raum für eine positive Entwicklung lässt.

Resilienzen nach Wolin u. Wolin. Die stressreiche Lebenssituation wird dabei als eine spezifische Herausforderung begriffen, an die sich bestimmte Kinder besonders gut und flexibel anpassen können. Wolin u. Wolin (1995) identifizierten aufgrund klinischer Interviews insgesamt 7 Resilienzen, die vor den Folgen der krank machenden Familienumwelt schützen können. Unter Resilienz wird hierbei eine besonders hohe Stressresistenz bei starker Entwicklungsplastizität verstanden. Es handelt sich also um Kinder, die auf der einen Seite eine hohe Toleranz für stressreiche, widrige Ökologien und auf der anderen Seite eine gute Anpassungsfähigkeit an sich verändernde Lebensbedingungen aufweisen.
- Einsicht, z.B. dass mit dem alkoholabhängigen Vater etwas nicht stimmt;
- Unabhängigkeit, z.B. sich von den Stimmungen in der Familie nicht mehr beeinflussen zu lassen;
- Beziehungsfähigkeit, z.B. in eigener Initiative Bindungen zu psychisch gesunden und stabilen Menschen aufzubauen;
- Initiative, z.B. in Form von sportlichen und sozialen Aktivitäten;
- Kreativität, z.B. in Form von künstlerischem Ausdruck;
- Humor, z.B. in Form von Sarkasmus und Ironie als Methoden der Distanzierung;
- Moral, z.B. in Form eines von den Eltern unabhängigen stabilen Wertesystems.

Individuelle protektive Faktoren. Bereits wesentlich früher war eine erste Langzeitstudie zur psychischen Entwicklung der Kinder alkoholkranker Eltern unter dem Resilienzaspekt durchgeführt worden (Werner 1986). Diese Langzeitstudie aus Hawaii lieferte differenzierte Ergebnisse zu Resilienzen und protektiven Faktoren für Kinder aus Alkoholismusfamilien. Im Einzelnen ergaben sich die folgenden, individuell wichtigen, protektiven Faktoren:
- ein Temperament des Kindes, das positive Aufmerksamkeit hervorruft;
- durchschnittliche Intelligenz und ausreichende Kommunikationsfähigkeit, auch im Schreiben;
- stärkere allgemeine Leistungsorientierung;
- eine verantwortliche, sorgende Einstellung;
- positives Selbstwertgefühl;
- internale Kontrollüberzeugung („internal locus of control");
- Glaube an die Möglichkeit, sich selbst helfen zu können (positive Selbstwirksamkeitserwartung).

Interaktionale protektive Faktoren. Als protektive Faktoren aus dem interaktionalen Bereich kommen hinzu:
- ein hohes Maß an Aufmerksamkeit;
- keine längeren Trennungen während des Kleinkindalters;
- keine weiteren Geburten in den beiden ersten Lebensjahren;
- keine schweren elterlichen Konflikte bis zum 2. Lebensjahr.

Besonderheiten resilienter Kinder. Resiliente Kinder haben ein Gefühl für die persönliche Kontrolle ihrer Umwelt (Selbstwirksamkeitserwartung). Diese steht in scharfem Widerspruch zu den Gefühlen von Hilflosigkeit und Ohnmacht, die bei vielen anderen betroffenen Kindern vorherrschen. Es ist von entscheidender Wichtigkeit, dass das Kind versteht, dass Schmerz und Leiden in der Familie ungerecht sind und dass es in keinem Falle daran schuld ist (Robinson u. Rhoden 1998). Häufig bringt diese Befreiung vom familiären Denken und Fühlen eine innerfamiläre Isolation mit sich, die am besten durch Helfer außerhalb der Familie zu überwinden ist.

Entwicklungsherausforderung. Ganz allgemein wird die schwierige Situation der Kinder in suchtbelasteten Familien bisweilen auch unter dem Blickwinkel einer Entwicklungsherausforderung („challenge-Modell") betrachtet (Wolin u. Wolin 1995). Darunter ist zu verstehen, dass die schwierige psychosoziale Ökologie der Suchtfamilie für manche Kinder offenbar eine besonders starke Stimulation darstellt, welche sie unter geeigneten intrapsychischen und interaktionalen Bedingungen zu stabilen, belastbaren und anpassungsfähigen Menschen heranreifen lässt.

Besonderheiten bei Kindern Drogenabhängiger

Forschungsentwicklung. Die Entwicklung der Drogenforschung zeigt eine interessante Parallele zur Alkoholforschung. In beiden Feldern spielten die Kinder der Konsumenten und Abhängigen jahrzehntelang keine Rolle, waren sozusagen nicht existent. Dann setzte ein Wandel ein, beginnend in den USA, der nach mehr als 15 Jahren dann auch Deutschland erreichte. Zunächst entstand in den USA ab 1969 ein Interesse an Kindern alkoholabhängiger Eltern, ab etwa 1979 an Kindern drogenabhängiger Eltern. Dementsprechend überrascht es nicht, dass in den letzten Jahren erste Langzeitstudien zur Entwicklung dieser Kinder in den USA erschienen (Nurco et al. 1999, Nunes et al. 1998). In der Bundesrepublik Deutschland begann eine ernsthafte Beschäftigung mit den Kindern alkoholkranker Eltern um das Jahr 1990. Kinder drogenabhängiger Eltern sind (von einigen sehr lobenswerten Ausnahmen abgesehen) gerade erst dabei, von der Fachwelt als eigenständiges, relevantes Thema wahrgenommen zu werden.

In ihrem Review zur Forschung über die postnatale Entwicklung von Kindern drogenabhängiger Eltern kommt Hogan (1998) zu dem wenig erfreulichen Schluss, dass es nur wenig Forschung zur postnatalen Entwicklung von Kindern drogenabhängiger Eltern gibt, es an einer klaren Forschungsrichtung sowie an einer gemeinsamen Linie und theoretischen Basis mangelt. Die Ergebnisse seien bestenfalls nicht zusammenfassbar, schlimmstenfalls völlig widersprüchlich.

Aktuelle Forschungssituation. Die Mehrzahl der Forschungsbeiträge konzentriert sich bislang auf die prä- und perinatale Phase oder auf die Zeit des ersten Drogenkonsums in der frühen Jugend. Folglich ist über die Kinder drogenabhängiger Eltern im Alter zwischen 4 und 14 Jahren besonders wenig bekannt. Eine Folge dieser beklagenswerten Forschungslücke ist, dass der frühe Einstieg von Kindern und Jugendlichen in den Drogenkonsum ohne ihren familiengeschichtlichen Hintergrund gesehen wird. Eine weitere Konsequenz dürfte in einem Mangel geeigneter Praxiskonzepte im Bereich der zielgruppenorientierten Prävention und Frühintervention liegen.

Die Globalhypothese, die hinter den Forschungsbemühungen um Kinder drogenabhängiger Eltern steht, beinhaltet die Vorstellung, dass elterlicher Drogengebrauch einen starken negativen Einfluss auf die psychosoziale Entwicklung der exponierten Kinder haben kann. Dieser Einfluss bezieht sich vor allem auf die 3 folgenden Aspekte:
- Den Kindern wird die notwendige Versorgung und Zuwendung vorenthalten.
- Die sozio-emotionale und kognitive Entwicklung wird verzögert, behindert oder gar dauerhaft zerstört.
- Die Kinder werden insgesamt in einer Weise beeinflusst und erzogen, dass sie selbst Drogengebraucher werden.

Suizidversuche der Eltern. Selbstmordversuche bei Drogenabhängigen sind kein seltenes Ereignis. Daher besteht die Möglichkeit, dass Kinder dadurch negativ beeinflusst, traumatisiert, im Extremfall sogar Zeugen vollendeter Suizide werden. In der niedersächsischen Methadonstudie (Schulzke 1994) waren es 30,3 % der betreuten Klienten, die vor Betreuungsbeginn einen Suizidversuch unternommen hatten, 18,0 % mehrfach. 39,6 % der Betreuten wurden als suizidgefährdet, 63,7 % als depressiv eingeschätzt.

Kindesvernachlässigung. Wie die Forschung zu Kindern von alkoholabhängigen Eltern bereits gezeigt hat, ist das Aufwachsen bei 2 alkoholabhängigen Elternteilen riskanter als bei nur einem. Entsprechendes ist hypothetisch – weil bislang empirisch nicht bestätigt – auch für drogenabhängige Eltern anzunehmen. Hier liefert die niedersächsische Methadonstudie (Schulzke 1994) eine Zahl von 20,8 % der betreuten 259 Klienten, die mit einem abhängigen Partner zusammenleben. Viele Praktiker berichten von noch höheren Quoten. Während bei alkoholabhängigen Eltern Kindesmisshandlung und sexueller Missbrauch häufiger vorkommen als in der Normalbevölkerung, ist es bei drogenabhängigen Eltern die Kindesvernachlässigung, die von allen Formen der Kindesmisshandlung am häufigsten zu beobachten ist. Dies bedeutet, dass auch der Arzt, der Drogenabhängige – etwa im Bereich der Substitution – betreut, ein besonderes und kontinuierliches Augenmerk auf das Wohlergehen der Kinder der betreuten Patienten haben sollte. Regelmäßige Sprechstundenbesuche zusammen mit dem Kind sollten eher die Regel als die Ausnahme sein.

Schwere der Schädigungen. Die von Klinikern berichteten Schädigungen bei Kindern von nicht substituierten drogenabhängigen Eltern erscheinen in mehreren Bereichen gravierender als bei den Kindern Alkoholabhängiger. Dies resultiert aus folgenden Gründen:

- Die Kinder sind häufiger von der Abhängigkeit beider Elternteile betroffen, da bei Drogenabhängigen ein entsprechendes Partnerwahlverhalten viel üblicher ist als bei Alkoholabhängigen. Dadurch können die negativen Effekte des drogenabhängigen Elternteils nicht in ausreichendem Maß kompensiert werden.
- Die Kinder sind häufiger von Trennungen betroffen und wachsen entsprechend häufiger bei nur einem Elternteil, in der Regel die Mutter, auf.
- Die Kinder erleben im Zusammenhang mit der Beschaffungskriminalität mehr traumatische Situationen, z.B. Prostitution der Mutter, Verhaftung des Vaters u.Ä.
- Die Kinder sind meist bereits in ihren frühen Lebensjahren von der Abhängigkeit eines Elternteils betroffen, was nach den Erkenntnissen der Entwicklungspsychopathologie ein stärkeres Entwicklungsrisiko mit sich bringt.
- Die Kinder erleben eine stärkere soziale Isolation und Ächtung, lernen weniger sozial förderliche Verhaltensweisen und erleben sich dadurch insgesamt in ihrem Selbstwertgefühl als instabiler und gefährdeter.
- Die Kinder leiden stärker unter einer sozialen Ausgrenzung der Familie, z.B. in Form von Armut, Arbeitslosigkeit, beengten Wohnverhältnissen.
- Durch die im Vergleich mit Alkoholabhängigen höhere Komorbidität laufen die Kinder Gefahr, häufiger eine doppelte Schädigung aufgrund des komplexeren Störungsbildes ihrer Eltern zu erleiden.
- In Einzelfällen, die klinisch durchaus bekannt und dokumentiert sind, werden an die Kinder und Jugendlichen früh psychotrope Substanzen, die im Lebensumfeld der Eltern gewöhnlich den Status der Normalität besitzen, verabreicht.
- Aufgrund einer größeren Zahl von Frühgeburten kann es zu verstärkten Problemen beim Beziehungsaufbau („Bonding") zwischen Mutter und Kind kommen.
- Die Kinder weisen häufiger ein schwieriges Temperament auf, was bei den Eltern zu Überforderungs- und Insuffizienzgefühlen führen kann.

Hilfen

Kooperation und Koordination. Neben den schon erwähnten vielfältigen Möglichkeiten für Hilfen, die insbesondere eine Stärkung der protektiven Faktoren des betroffenen Kindes verfolgen sollten, ist insbesondere die Systematik und Koordination der Hilfen von entscheidender Bedeutung. Dafür bieten Kooperationsformen mit Kinder- und Jugendlichenpsychotherapeuten, Sucht- und Erziehungsberatungsstellen, Kinderschutzdiensten, Frauenhäusern und etlichen anderen Institutionen gute Möglichkeiten. In vielen Städten und Kreisen haben sich psychosoziale Arbeitsgemeinschaften gebildet, die für den fachlichen und persönlichen Austausch sorgen.

In der ärztlichen Weiterbildung sollte dem Thema familialer Suchtbelastungen und den möglichen Interventionsformen, wie z.B. dem „Motivational Interviewing", größere Aufmerksamkeit geschenkt werden. Innerhalb der medizinischen Modelle sind insbesondere familienmedizinische Ansätze zu stärken. Erste Erfahrungen in der nachgehenden Sozialarbeit haben gezeigt, dass eine enge Kooperation im Rahmen des Case-Management Erfolg versprechende Resultate erbringen kann.

Frühintervention. Unter präventiven Aspekten erscheint es ratsam, Kindern von Alkoholikern möglichst früh Hilfen bereitzustellen, um eine optimale Entwicklung wahrscheinlicher zu machen bzw. erste auftretende Störungen schnell zu behandeln. Daher bewegen sich Frühinterventionen für Kinder aus suchtbelasteten Familien meist an der Grenzlinie zwischen Primär- und Sekundärprävention. Diese Frühinterventionen umfassen meist die ganze Familie. Dabei müssen auf der einen Seite das vorhandene Risiko und die resultierende Vulnerabilität, auf der anderen Seite die bereits vorhandenen Ressourcen genau erfasst werden, um beide Bereiche in Präventionsplanung und effektive Frühintervention einfließen zu lassen.

Arbeit mit Kindern. Auch die direkte Arbeit mit Kindern von Suchtkranken hat sich als wichtig und wirksam erwiesen (Robinson u. Rhoden 1998). Dies trifft zum einen auf diejenigen Fälle zu, in denen die Eltern (noch) nicht oder nur ein Elternteil (i.d.R. der Angehörige) bereit sind, Hilfe anzunehmen, zum anderen – als unterstützende Maßnahme –, wenn die Eltern bereits eine Hilfeleistung erhalten. Im Einzelnen ist bei den Hilfeleistungen für Kinder von Suchtkranken zwischen Einzel- und Gruppenarbeit mit den Kindern, begleitender Elternarbeit und freizeitpädagogischen Angeboten zu unterscheiden. Diese erfolgen in der Regel im ambulanten pädagogischen oder psychotherapeutischen Kontext, können aber in komplexeren Fällen auch halb- oder vollstationär, vor allem im Bereich der Kinder- und Jugendpsychiatrie, durchgeführt werden.

Die wichtigsten Prinzipien für Hilfen für Kinder von Alkoholabhängigen sind in der *Frühzeitigkeit*, der *Dauerhaftigkeit* und *Vernetztheit* der Maßnahmen in Bezug auf andere familienbezogene Hilfen zu sehen.

Literatur

Bennett LA, Wolin SJ. Familienkultur und Alkoholismus-Weitergabe. In: Appel C, ed. Kinder alkoholabhängiger Eltern – Ergebnisse der Suchtforschung. Freiburg: Lambertus, 1994; 15–44.

Black C. Mir kann das nicht passieren. Wildberg: Bögner-Kaufmann, 1988.

Cork MR. The forgotten children – A study of children with alcoholic parents. Toronto: Addiction Research Foundation; 1969.

Cotton NS. The familial incidence of alcoholism. Journal of Studies on Alcohol. 1979; 40: 89–116.

Drake RE, Vaillant GE. Predicting alcoholism and personality disorder in a 33-year longitudinal study of children of alcoholics. British Journal of Addiction. 1988; 83: 799–807.

Ellis DA, Zucker RA, Fitzgerald HE. The role of family influences in development and risk. Alcohol Health & Research World. 1997; 21: 218–26.

Elpers M, Lenz K. Psychiatrische Störungen bei Kindern alkoholkranker Eltern. Zeitschrift für Kinder- und Jugendpsychiatrie. 1994; 22: 107–13.

Englert E, Ziegler M. Kinder opiatabhängiger Mütter – Ein Überblick. Suchttherapie. 2001; 2: 143–51.

FeCaces M, Harford TC, Williams GD, Hanna EZ. Alcohol consumption and divorce in the United States. Journal of Studies on Alcohol. 1999; 60: 647–52.

Goodwin DW. Alcoholism and heredity. Archives of General Psychiatry. 1979; 36: 57–61.

Grant BF. Estimates of US children exposed to alcohol abuse and dependence in the family. American Journal of Public Health. 2000; 90: 112–5.

Hauschildt E. „Auf den richtigen Weg zwingen ..." – Trinkerfürsorge 1922–1945. Freiburg: Lambertus, 1995.

Hesselbrock VM, Hesselbrock MN, Stabenau MD. Alcoholism in men patients subtyped by family history. Journal of Studies on Alcohol. 1985; 46: 59–64.

Hogan DM. Annotation: The psychological development and welfare of children of opiate and cocaine users: Review and reseach needs. Journal of Child Psychology and Psychiatry. 1998; 39: 609–20.

Kendler KS, Neale MC, Heath AC, Kessler RC, Eaves LJ. A twin-family study of alcoholism in women. American Journal of Psychiatry. 1994; 151: 707–15.

Klein M. Klinische Familienpsychologie der Alkoholabhängigkeit – Kinder und Erwachsene aus suchtbelasteten Familien – eine Bestandsaufnahme. psychomed. Zeitschrift für Psychologie und Medizin. 1996; 8: 154–8.

Klein M. Kinder aus alkoholbelasteten Familien – Ein Überblick zu Forschungsergebnissen und Handlungsperspektiven. Suchttherapie. 2001; 2: 118–124.

Klein M, Zobel M. Kinder aus alkoholbelasteten Familien. Kindheit und Entwicklung. Zeitschrift für Klinische Kinderpsychologie. 1997; 6: 133–40.

Klein M, Zobel M. Prävention und Frühintervention bei Kindern aus suchtbelasteten Familien – Ergebnisse einer Modellstudie. In: Zobel M, ed. Wenn Eltern zu viel trinken – Risiken und Chancen für die Kinder. Bonn: Psychiatrie-Verlag; 2001: 90–104.

Lachner G, Wittchen HU. Familiär übertragene Vulnerabilitätsmerkmale für Alkoholmissbrauch und -abhängigkeit. In: Watzl H, Rockstroh B, eds. Abhängigkeit und Mißbrauch von Alkohol und Drogen. Göttingen: Hogrefe; 1997: 43–89.

Levenson RW, Oyama ON, Meek PS. Greater reinforcement from alcohol for those at risk: Parental risk, personality risk, and sex. Journal of Abnormal Psychology. 1987; 96: 242–53.

Löser H. Alkoholembryopathie und Alkoholeffekte. Stuttgart: G. Fischer; 1995.

Maier W. Mechanismen der familiären Übertragung von Alkoholabhängigkeit und Alkoholabusus. In: Watzl H, Rockstroh B, eds. Abhängigkeit und Mißbrauch von Alkohol und Drogen. Göttingen: Hogrefe; 1997: 91–109.

McGue M, Sharma A, Benson P. Parent and sibling influences on adolescent alcohol use and misuse: Evidence from a U.S. adoption cohort. Journal of Studies on Alcohol. 1996; 57: 8–18.

McNeill A. Alcohol problems in the family. A report to the European Union. London: Eurocare; 1998.

Merikangas KR. The genetic epidemiology of alcoholism. Psychological Medicine. 1990; 20: 11–22.

Nunes EV, Weissman MM, Goldstein RB, McAvay G, Seracini AA, Verdelli H, Wickramaratne PJ. Psychopathology in children of parents with opiate dependence and/or major depression. Journal of the American Academy of Child and Adolescent Psychiatry. 1998; 37: 1142–51.

Nurco DN, Blatchley RJ, Hanlon TE, O'Grady KE. Early deviance and related risk factors in the children of narcotic addicts. American Journal of Drug and Alcohol Abuse. 1999; 25: 25–45.

Pollock VE. Meta-analysis of subjective sensitivity to alcohol in sons of alcoholics. American Journal of Psychiatry. 1992; 149: 1534–8.

Robinson BE, Rhoden JL. Working with children of alcoholics – The practitioner's handbook. Thousand Oaks: Sage; 1998.

Schneewind KA. Familienpsychologie. Stuttgart: Kohlhammer; 1991.

Schulzke M. Methadon-gestützte Psycho-/Soziotherapie für Heroinabhängige – Zwischenbericht der wissenschaftlichen Begleitung (Berichte zur Suchtkrankenhilfe). Hannover: Niedersächsisches Sozialministerium; 1994.

Searles JS. The role of genetics in the pathogenesis of alcoholism. Journal of Abnormal Psychology. 1988; 97: 153–67.

Seilhammer RA, Jacob T, Dunn NJ. The impact of alcohol consumption on parent-child relationships in families of alcoholics. Journal of Studies on Alcohol. 1993; 54: 189–198.

Sher KJ. Children of alcoholics – A critical appraisal of theory and research. Chicago: University of Chicago Press; 1991.

Simon R, Palazzetti M. Jahresstatistik 1998 der ambulanten Beratungs- und Behandlungsstellen für Suchtkranke in der Bundesrepublik Deutschland – EBIS-Bericht für den Zeitraum 1.1.–31.12.1998. Sucht. 1999; 45 (S1).

Spak L, Spak F, Allebeck P. Sexual abuse and alcoholism in a female population. Addiction. 1998; 93: 1365–73.

Velleman R, Orford J. Risk and resilience. Adults who were the children of problem drinkers. Amsterdam: Harwood Academic Publishers; 1999.

Wegscheider S. Es gibt doch eine Chance. Hoffnung und Heilung für die Alkoholiker-Familie. Wildberg: Bögner-Kaufmann; 1988.

Werner EE. Resilient offspring of alcoholics – A longitudinal study from birth to age 18. Journal of Studies on Alcohol. 1986; 47: 34–40.

West MO, Prinz RJ. Parental alcoholism and childhood psychopathology. Psychological Bulletin. 1987; 102: 204–18.

Wolin S, Wolin S. Resilience among youth growing up in substance-abusing families. Substance Abuse. 1995; 42: 415–29.

Windle M, Searles JS, eds. Children of alcoholics: Critical perspectives. New York: Guilford Press; 1990.

Woititz JG. Um die Kindheit betrogen – Hoffnung und Heilung für erwachsene Kinder von Suchtkranken. München: Kösel; 1990.

Zobel M. Kinder aus alkoholbelasteten Familien – Entwicklungsrisiken und -chancen. Göttingen: Hogrefe; 2000.

3.3 Gesundheitliche Folgen des Drogenkonsums Jugendlicher – Somatische und psychiatrische Aspekte

Renate Schepker

... ein Drittel starrt mit offenem Mund auf ihre Playstation,
das zweite Drittel feiert im Exzess als Rave-Nation,
abhängig von teuflischen pharmazeutischen Erzeugnissen,
weil sie nicht wussten, was diese scheiß Drogen bedeuteten,
das dritte Drittel hängt perspektivlos rum auf deutschen Strassen,
Kids mit 13 Jahren ziehn sich schon dies' weiße Zeug in die Nasen,
die keine Ziele und Träume haben, und das sind meist teure Waren,
kann nich leben, nich weiter als heute Abend,
denken zur Not geht es wie bei Nintendo noch neu zu starten,
scheißen drauf, ob sie bald sterben, wer will schon alt werden,
in diesem Land, in dem mehr Schranken steh'n als es Wege gibt,
mehr Mauern als Brücken gibt – Stimmungsnegativ,
für die Alten: Darum rauchen wir täglich Weed,
und deshalb sind ich und meine ganze Generation so depressiv
Weck mich bitte auf aus diesem Alptraum ...
(Samy Deluxe, weck mich auf ...)

2001 in den Charts

Einführung

„Weil sie nicht wussten, was diese scheiß Drogen bedeuteten" – wer weiß denn korrekt was darüber?

Nach Holmberg (1985) ist bei einem ausgeprägten Drogenmissbrauch Jugendlicher deren Sterblichkeitsrisiko im frühen Erwachsenenalter 5fach erhöht. Subtilere Folgen werden nicht immer auf den Konsum zurückgeführt, denn negative Effekte können sich erst deutlich später zeigen und mancher frühere Drogenkonsum wird von Patienten gegenüber behandelnden Ärzten nicht angegeben. Ärzten mangelt es daher an Erfahrungswissen.

Empirische Ergebnisse aus Tier- und Laborversuchen helfen nicht weiter, denn sie sind auf eine Realität kaum übertragbar, in der es unter Jugendlichen wenig Monosubstanzkonsumenten gibt. Den Heroin-Junkie oder den Kokainisten wird man unter Jugendlichen kaum finden. Wenn ein schädlicher Gebrauch einer einzigen Substanz besteht, dürften das am häufigsten die Jugendlichen sein, die ausschließlich legale Drogen (Zigaretten oder Alkohol) konsumieren. Konsumenten von Designerdrogen wiederum gebrauchen in der Raver-Szene oft THC (Tetrahydrocannabinol als Hauptwirksubstanz des Cannabis), um wieder zu entspannen, und THC-Konsumenten gebrauchen in aller Regel gleichzeitig Nikotin.

> Bei einem *ausgeprägten* Drogenmissbrauch Jugendlicher ist deren Sterblichkeitsrisiko im frühen Erwachsenenalter 5fach erhöht.

Infolgedessen sind eindeutig auf eine Substanz beziehbare gesundheitliche Folgen des Drogenkonsums bei Jugendlichen nicht so häufig beobachtbar, wie es dem Erkenntnisfortschritt dienlich wäre – die Realität bietet dem Beobachter in aller Regel Mischbilder. Des Weiteren gibt die Reinheit bzw. die Verunreinigug der illegal hergestellten und beschafften Waren Anlass zu ernsthafter Besorgnis. So weist das Landeskriminalamt NRW 1999 darauf hin, dass z.B. als Designerdrogen verkaufte Tabletten eine Vielzahl anderer pharmazeutischer Stoffe enthielten oder andere chemische Stoffe, etwa das krebserzeugende Isosafrol als Ausgangsstoff der MDMA-Synthese, und nach Mörtens (1999) werde das Serviceangebot der

„Pillenidentifikation" durch Drogenberatungsstellen gerne in Anspruch genommen, da sich seit 1997 nur noch „Amphetamin, MDEA, Halluzinogene, Atropin oder Sonstiges" anstelle von MDMA in den Präparaten gefunden habe. Darüber hinaus bleibt die Dosierung der Substanzen in der eingenommenen Pille unsicher.

Ein „safer Use" von Suchtmitteln wird zwar oft von Jugendlichen erklärt (im Sinne von illusionären Kontrollüberzeugungen), ist aber angesichts dieser bekannten Problematik selbst unter den informierten Usern infrage gestellt. So galten aufgrund der freien Verkäuflichkeit von biogenen Suchtmitteln und aufgrund der bekannten, großen „therapeutischen Breite" von Cannabis lange verschiedenste Pflanzenextrakte als „natürlich" und damit „harmlos". Seit 1998 unterliegen einige dieser biogenen Drogen (Meskalin, Cathin, Psilocybin) auch Legalitätsbeschränkungen durch die Betäubungsmittelverordnung. Nach Löhrer (1997; s.a. Löhrer u. Berkefeld 1998) sind 60 Arten der einheimischen Flora missbräuchlich ohne nennenswerten Aufwand nutzbar. Todesfälle kommen einerseits aufgrund uneinschätzbarer, oft sehr großer Schwankungen der Wirkstoffkonzentrationen, andererseits infolge nicht deklarierter Beimengungen oder nicht mehr identifizierbarer Ausgangsart (Pilze, Tees) vor. Allein für Hessen und Rheinland-Pfalz hat die zentrale Vergiftungsstelle 36 Intoxikationen infolge Pflanzenkonsums zu psychostimulativen Zwecken für das Jahr 1996 registriert (Löhrer 1997). Gleiches gilt für die frei verfügbaren Schnüffelstoffe und Lösungsmittel. Altenkirch (1985) beschrieb schon vor Jahren die sich gegenseitig potenzierenden, toxischen Effekte von Lösungsmitteln in verschiedenen kombinierten Aufbereitungen.

> Schwere Drogenintoxikationen kommen einerseits aufgrund uneinschätzbarer, oft sehr großer Schwankungen der Wirkstoffkonzentration, andererseits infolge von Beimengungen und dem gleichzeitigen Konsum mehrerer Substanzen vor.

Viele jugendliche User sind daher heute zu Recht besorgt über die Folgen des Drogenkonsums und vor allen Dingen des Zufalls- und des Durcheinander-Konsums, der sich dadurch bestimmt, was der Markt bietet, was die Freunde dabei haben, oder wie viel Geld gerade zur Verfügung steht.

Der Erfolg der „Designerdrogensprechstunden" (Fegert 1999) geht auf die berechtigte Sorge Jugendlicher vor diesen uneinschätzbaren Wirkungen bzw. Nebenwirkungen zurück. Die Sprechstunden bieten eine somatische Untersuchung und Beratung sowie kostenlose Blutuntersuchungen, u.a. des Leberenzymstatus oder der Nierenparameter an. Viele Jugendliche, die einen schädlichen Gebrauch betreiben, aber noch nicht abhängig sind und im Alltag noch keine sozialen Nachteile und noch keinen gravierenden Leistungsabfall verzeichnen, sind an einem vertraulich-anonymen „Check-up" ihres somatischen Status interessiert. Erste Mitteilungen aus der derzeit noch laufenden Begleitforschung der Designerdrogensprechstunden (Nordbeck 2001) verzeichnen Entscheidungsprozesse gegen den fortgesetzten Konsum auf der Basis der hier gewonnenen Erkenntnisse und Beratung.

> Erste Erfahrungen mit den „Designerdrogensprechstunden" lassen eine Abkehr der Drogenkonsumenten von einem fortgesetzten Konsum aufgrund der hier gewonnenen Erkenntnisse und Beratung erkennen. Hausärzte, die einem Jugendlichen glaubhaft machen können, dass die Ergebnisse der Untersuchung und Beratung nicht den Eltern mitgeteilt werden, könnten eine ähnliche, sehr wirksame präventive Funktion einnehmen, sofern sie sich als sachkundig erweisen.

Hausärzte, die einem Jugendlichen bekannt und vertraut sind und die glaubhaft machen können, dass die Ergebnisse der Untersuchung und Beratung nicht den Eltern mitgeteilt werden, könnten eine ähnliche, präventiv sehr wirksame Funktion einnehmen, sofern sie sich als sachkundig hinsichtlich der Konsumgewohnheiten und der damit verbundenen körperlichen und psychischen Gefahren erweisen. Vergleichbares gilt für andere erwachsene und professionelle Berater im Feld.

Zur Unterstützung dieser Funktionen beschreibt das folgende Kapitel nur am Rande akute Auswirkungen bzw. Nebenwirkungen verschiedener Substanzen, die bereits in den anderen Abschnitten ausführlich zur Sprache kommen und konzentriert sich auf somatische und psychiatrische Langzeitfolgen.

Indirekte und allgemeine gesundheitliche Auswirkungen

Vitaminmangel und Ernährungsprobleme

Eine große israelische Feldstudie an Sekundarschülern zeigte deutlich schlechtere Ernährungsgewohnheiten bei Schülern, die Zigaretten, Alkohol und/oder illegale Drogen konsumierten (Isralowitz u. Trostler 1996). Der Informationsgrad hinsichtlich Ernährung und Gesundheit war im Vergleich vor allem bei drogenkonsumierenden Mädchen geringer.

In einer Langzeitstudie zu gesundheitlichen Problemen jugendlicher Alkohol- und Drogenkonsumenten (darunter mehr als die Hälfte Mädchen) über 5 Jahre fanden Aarons et al. (1999) deutlich mehr Gesundheitsprobleme, unabhängig davon, ob eine Entzugsbehandlung durchgeführt worden war oder nicht, und unabhängig von deren Langzeiterfolg. Je stärker der Konsum, umso größer waren auch die allgemeinen und die gravierenden gesundheitlichen Probleme. Entgegen den Erwartungen betraf dies nicht infektiöse Erkrankungen, aber gehäuft Unfälle als Folge von Risikoverhalten unter Drogeneinfluss, insbesondere unter Amphetaminen.

Alkohol. Jugendliche Alkoholkonsumenten berichten im Vergleich zu einer Kontrollgruppe häufiger über Appetit- und Gewichtsveränderungen. Sie leiden darüber hinaus häufiger an Hauterkrankungen und Allergien sowie an Kopfschmerzen, auch außerhalb der direkten Alkoholwirkung (zitiert bei Aarons et al. 1999).

Cannabis. THC wirkt im Gegensatz zum Großteil der anderen Drogen primär appetitsteigernd.

Amphetamine und Ecstasy. Appetitstörungen treten als direkte Substanzwirkungen bei allen Amphetaminen und auch bei Ecstasy auf.

Opioide. Opioide wirken ebenfalls appetitmindernd – oft „vergessen" die Drogenkonsumenten dann das Essen.

Störungen der Fertilität und Sexualität

Cannabis. Von THC ist bekannt, dass bei längerem Konsum der Testosteronspiegel sinkt, die Spermienproduktion abnimmt und dass bei Frauen die Hormonspiegel von FSH und LH abnehmen. Amenorrhöen und anovulatorische Zyklen können die Folge sein.

Ecstasy und Kokain. Ecstasy und Kokain können eine herabgesetzte Libido und Orgasmusverzögerung auslösen.

Drogen und Schwangerschaft

Plazenta- und Milchgängigkeit. Alkohol, Opioide und THC erreichen ungehindert durch die Plazentaschranke das ungeborene Kind. Alkohol löst die bekannte Alkoholembryopathie aus, die direkt abhängig von der Menge des konsumierten Alkohols ist. Alkohol erscheint – bis auf das toxische Acetaldehyd – ebenso ungehindert in der Muttermilch, sodass stark alkoholkonsumierende Mütter nicht stillen sollten.

> Alkohol, Opioide und THC erreichen ungehindert durch die Plazentaschranke das ungeborene Kind.

Teratogenität. Massive teratogene Effekte sind von Meskalin (aus Kakteen hergestellte biogene Droge) bekannt (Löhrer 1997). Hier ist besonders der Beikonsum solcher Stoffe bei polytoxikomanen jungen Frauen zu berücksichtigen. Teratotoxische Effekte nach Lösungsmittelmissbrauch wurden beobachtet (Altenkirch 1985).

Komplikationen der Schwangerschafts- und Perinatalperiode. Insgesamt bleibt die Rate an Fehl- und Totgeburten sowie an Mangelgeburten bei jeglicher Drogeningestion erhöht. Das Risiko des plötzlichen Kindtods steigt nach einer großen britischen Feldstudie mit dem Rauchen der Mutter in der Schwangerschaft, erhöht sich mit Rauchen beider Eltern nach der Geburt und zusätzlich noch mit dem Konsum illegaler Drogen im elterlichen Haushalt (Blair et al. 1996).

Nikotin. Ein Nikotinkonsum während der Schwangerschaft führt bekanntlich zur Plazentainsuffizienz und dadurch zu einer Unterversorgung des Fötus, sodass es zu Mangelgeburten dystropher Neugeborener kommt, die zwar reif, aber deutlich zu klein und zu leicht sind und diesen körperlichen Rückstand im Gegensatz zu Frühgeburten auch extrauterin nicht ganz aufholen.

Opiate. Opiate führen nach der Geburt unweigerlich zum Neugeborenen-Entzugssyndrom, was allerdings das Stillen nicht zu beeinträchtigen braucht. Daher ist eine Opiatabhängigkeit eine Indikation, auch Jugendliche unter 18 Jahren in ein Methadon-Substitutionsprogramm aufzunehmen. Für das Neugeborene ist nach pädiatrischer Begleitung des Entzugssyndroms ein größerer oder kleinerer Schaden für die kindliche neuropsychologische Entwicklung zu erwarten, wobei umstritten bleibt, ob dieser auf die toxische Drogenwirkung als solche oder nicht eher auf eine Kumulation psychosozialer Risiken zurückzuführen ist (Kaltenbach et al. 1979, Lifschitz et al. 1985). In aller Regel bedürfen diese Kinder einer intensiven Frühförderung.

> Eine Opiatabhängigkeit der Schwangeren führt nach der Geburt unweigerlich zu einem Entzugssyndrom des Neugeborenen.

Unfälle

Eine wesentliche Ursache für Gesundheitsprobleme mit erheblichem Behinderungspotenzial sind Unfälle, die unter Drogenkonsum auftreten. Insbesondere Alkoholkonsum, aber auch Halluzinogene scheinen bei Jugendlichen das Risikoverhalten zu verstärken, sodass es zu Verkehrsunfällen mit schweren Verletzungen durch mangelnde Sicherungen und verminderte Hemmungen kommt, und zwar deutlich mehr als bei Erwachsenen (Spain et al. 1997). Auch eine deutlich erhöhte Neigung zu fremdaggressivem Verhalten ist vielfach beschrieben worden.

Organsysteme und Drogenfolgen

Respiratorisches System

Cannabis. Vor allem am respiratorischen System macht sich der häufige gleichzeitige Konsum mehrerer Substanzen bemerkbar. Kaum ein jugendlicher Cannabiskonsument ist Nichtraucher. Beim Haschisch- oder Marihuanakonsum summieren sich die Effekte des Tabaks und die negativen Effekte von THC selbst auf die Lungenfunktion (Aarons et al. 1999). Da Cannabis mehr Teerstoffe als Tabak enthält, kommt es zu einer messbaren Beeinträchtigung der Lungenfunktion (eine Marihuanazigarette schränkt die Vitalkapazität so ein wie 16 Tabakzigaretten, Täschner 1986). Daneben steigt langfristig das bekannte Risiko eines Lungenkarzinoms. Nach THC-Konsum sind auch asthmatische Reaktionen bekannt geworden.

Amphetamine. Eine respiratorische Insuffizienz kann selten auch eine Nebenwirkung von Amphetamin- oder MDMA-Einnahme sein.

Schnüffelstoffe. Schnüffelstoffe, die zunehmend häufig zum „preiswerten Beigebrauch" genutzt werden, haben teilweise eine direkt toxische Wirkung auf die Atemwege und können zu Fibrosierungen und Ödem führen.

Herz- und Kreislaufsystem

Cannabis. Cannabis wirkt über induzierte Tachykardien negativ auf die langfristige Herzleistung. Wenngleich sich bei chronischem Gebrauch eine Toleranz einstellt, können bei vorgeschädigtem Herzen auch Herzrhythmusstörungen ausgelöst werden.

Kokain. Von Kokain ist bei i.v. Gebrauch ein erhöhtes Herzinfarktrisiko durch Vasokonstriktion bekannt (Löhrer 1997).

Ecstasy. Verschiedenste kardiale Probleme können durch einen Ecstasy-Konsum hervorgerufen werden: Tachykardien, Angina pectoris, Hypertonie und Kreislaufdysregulation. Schockzustände nach Ecstasy können auf kardiale und Kreislaufursachen, auf zu geringe Trinkmengen mit Volumenmangel oder schlimmstenfalls auch auf thromboembolische Makro- oder Mikroinfarkte bei disseminierter intravasaler Gerinnung oder bei Rhabdomyolyse zurückgeführt werden.

Patienten mit vorbestehenden Reizleitungsstörungen – wie z.B. einem WPW-Syndrom – sind besonders gefährdet (v. Schrenck 1999). Es kann dann sekundär z.B. zu Kammerflimmern kommen und sogar zum Sekundenherztod. In zeitlichem Abstand vom Ecstasy-Konsum können auch hypotone Kreislaufdysregulationen auftreten.

> Ecstasy kann durch direkte kardiale Wirkungen und Störungen der Volumenregulation schwere zirkulatorische Probleme verursachen. Patienten mit vorbestehenden Reizleitungsstörungen sind besonders gefährdet

Atropin. Kardial besonders gefährlich ist die Einnahme von Engelstrompeten, Stechapfel oder anderen atropinergen biologischen Drogen zu werten. Durch den atropinartigen Effekt kann es ebenfalls zu vital bedrohlichem Kammerflimmern kommen. Diagnostisch hinweisend auf die eingenommene Substanz ist z.B. die bei diesen Patienten enorme Pupillendilatation.

Schnüffelstoffe. Toxische Kardiomyopathien und Kammerflimmern wurden auch für Todesfälle nach Schnüffelstoffkonsum verantwortlich gemacht (Altenkirch 1984). Der „sudden sniffing death" wird – sofern Ersticken durch eine falsche Inhalationstechnik ausscheidet – auf kardiale Rhythmusstörungen, erregungsbedingte Überanstrengung und Herzstillstand zurückgeführt, ohne dass sich autoptisch am Herzen pathologisch-anatomische Korrelate zeigten (Thomasius 1986).

Leber

Alkohol. Schwere Schäden durch Alkohol treffen eher weibliche als männliche Konsumenten. Fettleber und Entzugsdelir sind mittlerweile auch bei einem 15-jährigen Mädchen im eigenen Klientel beobachtet worden.

Cannabis. Fettleberbefunde bei chronischem THC-Gebrauch kommen vor, wenngleich sie wissenschaftlich nicht vollständig abgesichert sind (Täschner 1986).

Ecstasy. Toxische Hepatitiden bis hin zu akutem Leberversagen sind nach Ecstasy-Konsum beschrieben. Je verunreinigter der illegal produzierte Stoff ist, umso höher ist auch die Gefahr toxischer Leberschäden. Besonders problematisch ist in diesem Zusammenhang, dass sich eine Hepatopathie in der Regel erst Tage nach dem Konsum langsam progredient entwickelt und der Auslöser der Störung gezielt erfragt werden muss.

> Je verunreinigter Ecstasy ist, umso höher ist auch die Gefahr toxischer Leberschäden. Eine Hepatopathie entwickelt in der Regel erst Tage nach dem Konsum langsam progredient.

Schnüffelstoffe. Schwere toxische Schäden mit akutem Leberversagen können nach Schnüffeln von Lösungsmitteln auftreten. Todesfälle durch fulminante Verläufe sind bekannt. Leichtere Formen äußern sich nur durch Enzymverschiebungen. Hier ist die Lipophilie der verwendeten Lösungsmittel ein großes Problem.

> Das Inhalieren von Lösungsmitteln kann schwere toxische Schäden mit akutem Leberversagen verursachen. Todesfälle durch fulminante Verläufe kommen vor.

Hepatitis C. Ein getrennt von direkten Drogenwirkungen zu betrachtendes Problem ist die zunehmende Häufigkeit von Hepatitis-C-Infektionen bei Jugendlichen mit längerer Drogenkarriere und Beschaffungsprostitution. Die für diese Gruppe häufigste Infektionsursache ist nicht mehr wie früher ein ‚needle-sharing', sondern ungeschützter Geschlechtsverkehr. Bei der Versorgung dieser Patienten ist es problematisch, dass ein fortlaufender internistischer Behandlungsbedarf nach den Richtlinien der Rehabilitationsträger eine Drogenrehabilitationsbehandlung ausschließt, und dass daher in jedem Einzelfall über die Fortführung etwa einer Interferonbehandlung verhandelt werden muss.

> Bei drogenabhängigen Hepatitis-C-Patienten ist es problematisch, dass ein dauerhafter internistischer Behandlungsbedarf nach den Richtlinien der Rehabilitationsträger eine Drogenrehabilitationsbehandlung ausschließt.

Temperatur und Flüssigkeitshaushalt

Cannabis. Bei akuter Intoxikation mit THC sind Kälte- und Hitzeschauer bekannt.

Ecstasy. Zu beachten sind die internistischen Notfälle nach Ecstasy-Konsum, die auf die körperliche Anstrengung bei zentral durch die Drogenwirkung fehlgesteuerter Temperaturregulation zurückzuführen sind. Bei zu geringen Trinkmengen kommt es zu einer Dehydratation mit nachfogender Hitzeerschöpfung. Todesfälle nach Rave-Parties sind beschrieben, die zum Teil auf Hyperpyrexie mit disseminierter intravasaler Koagulation zurückzuführen waren. Andererseits können auch hypoosmolare Flüssigkeitsdysregulationen vorkommen, die auf eine erniedrigte ADH-Sekretion oder auch auf kompensatorisch zu große Trinkmengen zurückzuführen sind (v. Schrenck 1999).

> Teils vital bedrohliche Störungen der Temperatur- und Volumenregulation sind insbesondere bei Ecstasy-Konsum bekannt.

Kokain. Auch Kokain kann Hyperthermien auslösen.

Niere

Ecstasy. Rhabdomyolyse und akutes sekundäres Nierenversagen sind als Komplikation nach Ecstasy-Konsum bekannt. Dieses Anzeichen des „malignen neuroleptischen Syndroms" ist potenziell letal und in jedem Fall intensivpflegebedürftig! Auch über den Weg der disseminierten intravasalen Gerinnung kann es zu akutem Nierenversagen kommen. Daneben hat Ecstasy eventuell direkt nephrotoxische Effekte. Hierzu kann es insbesondere in kumulativer Wirkung (z.B. bei gleichzeitiger Einnahme anderer potenziell nephrotoxischer Medikamente wie Lithium) kommen. Die Niere ist außerdem im Rahmen von Kreislaufnebenwirkungen der Droge gefährdet (Schock aufgrund von Exsikkose, Hyperthermie, s.o.).

Schnüffelstoffe. Nierenschäden durch toxische Schädigungen sind nach Lösungsmittelmissbrauch beobachtet worden (Thomasius 1986), wobei unterschiedliche Schweregrade von pathologischem Urinstatus (Hämaturie, Leukozyturie, Proteinurie) über ein akutes bis zum protrahierten Nierenversagen sowie ein Fanconi-Syndrom und Glomerulonephritiden vorkommen.

Zentrales Nervensystem

Krampfanfälle. Zerebrale Krampfanfälle, auch Hirnblutungen und Infarkte sind nach *Ecstasy-Konsum* beschrieben worden. Hier treten sie als Gelegenheitskrämpfe im akuten Rausch auf und zählen zu den häufigsten somatischen Ecstasy-Komplikationen.

> Zerebrale Krampfanfälle zählen zu den häufigsten somatischen Ecstasy-Komplikationen.

Anfälle sind auch eine bekannte Frühkomplikation nach *Lösungsmittelmissbrauch* durch Schnüffeln (Altenkirch 1985).

Zerebrale Krampfanfälle werden sonst eher im Entzug befürchtet, vor allem bei Beikonsum von *Sedativa* (Tranquilizern oder Barbituraten) oder nach *Alkoholmissbrauch,* sie sind aber auch durch Überdosen von *LSD* provozierbar.

Schlafstörungen. Von *Ecstasy* und von *Kokain* ist bekannt, dass chronische Schlafstörungen durch eine Verkürzung des REM-Schlafs auftreten können (Schröder 1999). Gleiches gilt für *Cannabis,* das eine längere Gesamtschlafzeit mit kürzeren REM-Phasen auslöst (Täschner 1986).

Hirninfarkte. Mikro- oder Makroinfarkte sind am ehesten auf die hypertensive Wirkung von *Amphetaminen, Kokain* oder *Ecstasy* zurückzuführen, aber auch auf Dehydratation, Elektrolytimbalance und Hyperthermie. Auch Sinusthrombosen sind nach Ecstasy-Konsum beschrieben worden.

Hirnödem. Nach *Ecstasy* kann außerdem durch Konsum großer Flüssigkeitsmengen ohne Elektrolyte ein Hirnödem ausgelöst werden.

Hirnatrophie. Dramatische Veränderungen des zentralen Nervensystems in Form einer Hirnatrophie einschließlich einer Hirnstammatrophie sind als Folgen von *Schnüffelsucht* beschrieben (Altenkirch 1985). Die neurologischen Ausfallerscheinungen sind Multisystemschäden und können „hirnorganische Wesensveränderungen, Pyramidenbahnzeichen sowie zerebelläre Symptome, die eine Abgrenzung zur Enzephalomyelitis disseminata erfordern (Altenkirch 1985), umfassen. Demenzielle Abbauprozesse können begleitend imponieren (Altenkirch 1984). Nach Thomasius (1986) kann unterhalb dieser Schwelle bereits außerhalb intoxikierter Zustände ein kontinuierlicher Tremor oder eine Gangataxie auffallen. Der persistierende aromatische Geruch in Ausatemluft und Kleidung könne dann auf den Lösungsmittelmissbrauch hinweisen.

Auch zerebelläre Atrophien sowie eine Atrophie des N. opticus sind infolge Schnüffelsucht beschrieben worden (Thomasius 1986).

> Dramatische Veränderungen des zentralen Nervensystems in Form einer Hirnatrophie einschließlich einer Hirnstammatrophie sind als Folgen der Inhalation von Lösungsmitteln beschrieben.

Peripheres Nervensystem

Polyneuropathie. *Alkoholpolyneuropathien* setzen einen jahrelangen kontinuierlichen Konsum voraus und finden sich daher bei Jugendlichen sehr selten.

Periphere Nervenläsionen. Hingegen ist von peripheren Nervenschädigungen bei *Lösungsmittelmissbrauch* durch Schnüffeln häufiger auszugehen (Altenkirch 1984,1985, Thomasius 1986). Vor allem nach längerfristigem Missbrauch toluol- und hexanhaltiger Substanzen kann es zu Neuromyelopathiesyndromen kommen, die sich u.a. durch aufsteigende Lähmungen, Muskelschwund und Sensibilitätsstörungen äußern. Ursächlich wurden axonale Degenerationen gesichert, die auch nach Therapie und Abstinenz jahrelange Folgeschäden verursachen.

Blutsystem

Der Missbrauch von *Entaktogenen* (wie MDMA) und *Lösungsmitteln* kann zu aplastischen Anämien führen. Bei Lösungsmittelkonsum sind zusätzlich auch andere Anämieformen beschrieben worden. Diese müssen unterschieden werden von Eisenmangel- oder Vitaminmangelzuständen durch schlechte Ernährung während einer länger dauernden Phase des Drogenkonsums.

> Drogeninduzierte Anämien müssen unterschieden werden von Eisenmangel- oder Vitaminmangelzuständen.

Immunologische Folgen

Eine im arabischen Kulturraum bekannte, in Europa aber wenig beobachtete Folge eines chronischen Khat-Konsums (Kauen von v.a. in Afrika kultivierten Blättern des Khat-Strauchs) ist neben der Abmagerung die verringerte Infektresistenz. Dies soll vor allem zu Abszessen und zahnheilkundlichen Problemen führen. Auch Neubildungen an Darm, Leber und Niere werden darauf zurückgeführt (Löhrer 1997).

Zahnärztliche Probleme

Derartige Gesundheitsstörungen sind allgemein wenig bekannt. Eine Übersicht wurde von Fazzi et al. (1999) zusammengestellt. Eine bekannte Wirkung mehrerer Drogen (Heroin, Kokain, Entaktogene, THC) ist der Bruxismus (pathologisches Zähneknirschen).

Cannabis. Fazzi et al. (1999) berichten über schwere Gingividen, Xerostomie und über die Gefahr von Plattenepithelkarzinomen der Mundhöhle bei chronischem Cannabiskonsum.

Kokain. Bei Kokainkonsumenten (v.a. intranasaler Konsum) werden vor allem schwere Entzündungen, Ulzerationen und Zahnfleischretraktion beklagt. Ischämische Nekrosen des Gaumens sind ebenso bekannt wie solche der Nasenscheidewand.

Heroin. Heroinkonsumenten fallen am häufigsten durch (direkt oder indirekt durch Mangelernährung und fehlende Mundhygiene bedingte) Kariesformen auf.

Schnüffelstoffe. Karies kann auch bei chronisch lösungsmittelmissbrauchenden Kindern eine zahnärztliche Behandlung dringend erforderlich machen. Diese Jugendlichen zeigen dann gegebenenfalls noch weitere Reizerscheinungen des Nasen-Rachenraums und periorale Hautirritationen (Thomasius 1986).

Psychiatrische Auswirkungen des Drogenmissbrauchs

Allgemeine Überlegungen

Die internationale Literatur beschreibt das „Syndrome of general Deviance" (Young et al. 1995): Lügen, Betrügen, Stehlen, frühzeitige sexuelle Aktivität, Aggressivität und Vandalismus scheinen substanzmissbrauchende Jugendliche substanzunabhängig auszuzeichnen. Des Weiteren eine geringe Wertschätzung gegenüber gesellschaftlichen Normen wie Leistungsorientierung, Gegenseitigkeit oder Religiosität. Bekannt ist bezüglich dieser Auffälligkeiten, dass sich viele Jugendliche unter den Suchtmittelkonsumenten befinden, die bereits Jahre vor dem Konsum an Störungen des Sozialverhaltens litten, sodass ein großer Überschneidungsbereich existiert (Young et al. 1995). Primär vorhandene externalisierende Verhaltensstörungen wiederum verschlechtern die Prognose der Drogenproblematik (Young et al. 1995, Crowley et al. 1998 a,b, Loeber et al. 1999, Randall et al. 1999, Latimer et al. 2000).

Riggs et al. (1991) sowie Neighbors et al. (1992) weisen nach, dass in einer Hochrisikogruppe jugendlicher Delinquenten die Wahrscheinlichkeit von mehr als einer psychiatrischen Zweitdiagnose auf über 50% steigt, wenn mehrere Substanzen parallel konsumiert werden.

Primäre oder sekundäre Störungen?

Die Verbindung bestimmter psychiatrischer Störungen mit bestimmten psychoaktiven Substanzen ist bekannt. So geht eine Aufmerksamkeitsdefizit-Hyperaktivitätsstörung mit der Bevorzugung von Kokaingebrauch oder Stimulanzien, eine Depression mit der Bevorzugung von Alkohol einher (Milin et al. 1991, Thompson et al. 1996).

Die Diskussion, ob es sich bei psychiatrischen Störungen drogenkonsumierender Jugendlicher um dem Drogenmissbrauch nachfolgende, ihm vorausgehende oder um gleichzeitig im Sinne einer Komorbidität bestehende Störungen handelt, scheint je nach konsumierten Substanzen, der Primärpersönlichkeit und der Art der Störung unterschiedlich beantwortet werden zu müssen. Zu dieser Problematik existieren allerdings nur wenige Longitudinalstudien.

Drogenkonsum bei psychiatrischen Störungen. Neue Langzeitstudien für den Bereich von psychiatrischen, dissozialen und Drogenstörungen bei Jugendlichen konnten gemeinsame Wurzeln in frühen familiären Sozialisationserfahrungen nachweisen (Fergusson u. Horwood 1997, Dembo et al. 2000). Bei jüngeren Adoleszenten kann auf sexuellen Missbrauch eine Vielzahl psychiatrischer Probleme einschließlich Drogenabhängigkeit folgen, wobei sich Missbrauchserlebnisse durch Beschaffungsprostitution wiederholen (Chandy et al. 1996, Neumark-Sztainer et al. 1997). Ebenso können posttraumatische Belastungsstörungen sowohl Ursache als auch Folge von Drogenkarrieren sein (Crimmins et al. 2000).

Umgekehrt fanden Fergusson et al. (1997) eine deutliche Beziehung zwischen einer Aufmerksamkeitsdefizit-Hyperaktivitätsstörung mit 8 Jahren und einem späterem Drogenmissbrauch bzw. einer Abhängigkeit mit 18 Jahren. Allerdings verschwand der Unterschied nach dem Einbezug von sozialen und familiären Variablen.

Psychiatrische Störungen bei Drogenkonsum. Rohde et al. (2001) untersuchten in einer Längsschnittstudie über 6 Jahre jugendliche Alkoholmissbraucher. Sie fanden bei einer Alkohol- und Substanzabhängigkeit ein stark erhöhtes Risiko für eine im Langzeitverlauf neu auftretende Erkrankung wie Depression, Borderline-Persönlichkeitsstörung oder antisoziale Persönlichkeitsstörung. Dies auch dann, wenn soziodemografische Voraussetzungen und Symptomvorgeschichte abgeglichen wurden. Daher plädieren sie dafür, Alkoholmissbrauch durch Jugendliche nicht als „vorübergehende Entwicklungsphase" anzusehen, sondern auch klinisch unterschwelligen Gebrauch therapeutisch anzugehen. Wenn erst einmal eine Alkoholabhängigkeit und eine psychiatrische Störung bei jungen Erwachsenen koexistieren, dann seien – so die Studie – das Selbstmordrisiko hoch und Beeinträchtigungen des sozialen Funktionsniveaus groß.

Komorbidität. Bei einer bedeutenden Untergruppe jugendlicher Substanzabhängiger bestehen gleichzeitig zum Drogenkonsum psychiatrische Störungen im Sinne einer Komorbidität (Weinberg et al. 1998), bei denen unklar bleibt, ob sie dem Drogengebrauch vorausgegangen sind (d.h. Drogen erfüllen eine Entlastungs- und Therapieersatzfunktion) oder ob die Störung durch den Drogengebrauch oder in dessen Folge (und das relative Zurückbleiben von Fähigkeiten wie der Angstbewältigung im Alltag) manifest geworden ist.

Therapeutische Ansätze. Es ist sehr wichtig, je nach Art der psychiatrischen Störung unterschiedlich vorzugehen. Randall (et al. 1999) fanden in einer Gruppe von bereits mit Delinquenz auffälligen drogenkonsumierenden und -abhängigen Jugendlichen bei 72% psychiatrische Störungen (mit einer noch höheren Quote für Mädchen). Sie unterschieden zwischen internalisierenden und externalisierenden psychiatrischen Störungen:
- Bei den internalisierenden Störungen (z.B. depressive und Angststörungen, Zwangsstörungen, Essstörungen) sei es wesentlich, Selbstmordgefährdungen rechtzeitig zu erkennen

und die Behandlung primär darauf auszurichten, Strategien zur Angst- und Stressbewältigung zu entwickeln, die den Verzicht auf Drogen erst möglich machen.
- Bei den externalisierenden Störungen (z.B. Störungen des Sozialverhaltens, Aufmerksamkeitsdefizit-Hyperaktivitätsstörungen) stehe eher die pädagogische Unterstützung der Familien und das Ausschalten von sozialen Risiken im Vordergrund.

> Bei internalisierenden Störungen müssen primär Strategien zur Angst- und Stressbewältigung entwickelt werden. Bei externalisierenden Störungen steht eher die pädagogische Unterstützung der Familie und das Ausschalten sozialer Risiken im Vordergrund.

Einzelne psychiatrische Störungsbilder

Halluzinosen

Eine Hauptwirkung der Halluzinogene (LSD, Ecstasy, Amphetamine, Kokain) sind zunächst Wahrnehmungsverzerrungen im akustischen und visuellen Bereich, die sich bis zu Halluzinationen steigern und sekundär Angst- und Panikattacken auslösen können. Für den Praktiker kann die Faustregel gelten, dass je bunter das Bild (bewegte bunte Bilder oder lebhafte, vor allem optische Halluzinationen), umso wahrscheinlicher ist bei Jugendlichen eine exogene, z.B. drogeninduzierte Verursachung.

> Je bunter das Bild bei Halluzinationen, umso wahrscheinlicher ist bei Jugendlichen eine drogeninduzierte Verursachung.

Heftiges halluzinatorisches Erleben wird u.a. auch durch biologische Drogen (Pilze, Engelstrompeten, Muskatnuss, Kakteen u.a.) ausgelöst und ist dann ggf. durch die begleitenden vegetativen Symptome (z.B. Mydriasis) ätiologisch zu klären, da ein Nachweis in Körperflüssigkeiten nicht gelingt.

Interessant ist hier die Mitteilung von Thomasius (1986), dass beim chronischen Lösungsmittelmissbrauch die initial sehr intensiven Halluzinationen nach etwa 6 Monaten nicht mehr auftreten, sondern durch einen Zustand der inneren Ruhe und Gelöstheit ersetzt werden.

Flashbacks

Flashbacks sind Minuten bis zu mehreren Tagen dauernde Nachhallerlebnisse als ein rauschähnlicher Zustand mit eindrücklichen Halluzinationen und auch Wahnphänomenen. Sie sollen nach unterschiedlichen Substanzen und oft mit langem Abstand zum letzten Konsum auftreten, wobei in der Regel die Vorgeschichte einer Halluzinogeneinnahme besteht.

Flashbacks sind nur selten nach alleinigem Cannabiskonsum beobachtet worden, sondern zumeist nach Kombination mit Ecstasy, LSD und anderen Amphetaminen. Zu beachten ist, dass THC im Fettgewebe gespeichert wird und bei großen Konsummengen durchaus durch die Rückverteilung messbare Blutspiegel und auch psychotrope Wirkungen erzielt werden können.

Darüber hinaus können Flachbacks durch Gestimmtheiten und Erwartungshaltungen der Drogenkonsumenten provoziert werden und sind am ehesten im Sinne eines neuerlich viel diskutierten „Suchtgedächtnisses" verstehbar (Heaton 1975, Fischer u. Täschner 1991, Böning 2000). Klinisch sollte in jedem Fall genau überprüft werden, ob es sich um „echte" intrusive Phänomene oder um Erinnerungen handelt. Echte, neurobiologisch erklärbare Flashbacks scheinen durch die Gabe von SSRIs (selektive Serotoninrückaufnahme-Inhibitoren) an LSD-Konsumenten ausgelöst werden zu können (Markel et al. 1994).

Psychosen

Psychosen schizophrenen Gepräges können durch alle Drogen, die in die Neurotransmitterbalance eingreifen, ausgelöst werden. Zu unterscheiden sind hier:
- Intoxikationspsychosen, die akut nach dem Konsum auftreten, z.B. floride halluzinatorische Zustandsbilder mit Mikro- und Makropsien nach Engelstrompeten- bzw. Stechapfeleinnahme oder akut paranoide Bilder mit akustischen und optischen Halluzinationen, außerdem akute katatone Zustände nach Ecstasy, LSD, THC, Kokain),
- längerfristig anhaltende Psychosen, die eventuell durch den Drogenkonsum ausgelöst worden sind.

Heute geht man davon aus, dass bei vorbestehender (genetischer und/oder hirnorganischer) Vulnerabilität Psychosen bereits durch eine geringe Dosis ausgelöst werden können. Die meisten beschriebenen Fälle gehen von einer bestimmten absoluten Menge an Ecstasy oder LSD aus, die eine Psychose ausgelöst hat (z.B. 40–50 Tabletten MDMA mit durchschnittlich 200 mg Wirksubstanz oder durchgehender MDMA-Konsum über 10 Tage). Eine hinreichend große Menge kann jedoch (ab einer kritischen Obergrenze) theoretisch bei jedem Menschen unabhängig von einer vorbestehenden Vulnerabilität einen psychotischen Zustand auslösen.

> Eine hinreichend große Drogenmenge kann bei jedem Menschen einen psychotischen Zustand auslösen. Bei einer vorbestehenden Vulnerabilität können Psychosen jedoch bereits bei einer geringen Dosis auftreten.

Cannabis. Vereinzelt kommen psychotische Episoden auch nach THC-Konsum vor. Wir beobachteten in unserer Klinik ein Mädchen, das nach ärztlich aufgrund einer depressiven Störung verordnetem synthetischen THC eine akute paranoid-halluzinatorische Symptomatik aufwies.

Amphetamine. Bei den Amphetaminanaloga sind Panikattacken, paranoide Gestimmtheiten und „Minipsychosen" bekannte Begleitphänomene des Drogenkonsums, auch bei „üblichem Gebrauch". Für Berater wichtig zu wissen ist, dass die Neigung zu psychotischen Exazerbationen – etwa ausgelöst durch bedrohliche oder negative Lebensereignisse – bei Patienten, die einmal an einer manifesten, durch Metamphetamin induzierten Psychose erkrankt waren, auch ohne fortgesetzten Drogenkonsum erhalten bleibt (Yui et al. 2000).

Heroin. Nach einer Langzeitbeobachtung an psychiatrischen Akutaufnahmen mit psychotischer Symptomatik durch Dalmau et al. (1999) ist das Risiko psychotischer Störungen nach Cannabis- und Amphetaminkonsum deutlich größer als bei reinen Heroinkonsumenten, steigt in der letzteren Gruppe jedoch durch den zusätzlichen Konsum von Alkohol.

Konzentrations- und Gedächtnisstörungen

Cannabis. THC beeinträchtigt insbesondere das Kurzzeitgedächtnis und soll nur bei intensivem Gebrauch komplexere Aufgabenlösungen beeinträchtigen. Täschner (1986) beschreibt unpräzises Denken, Konkretismen, Probleme der Abstraktionsfähigkeit, der Unterscheidung von wichtigen und unwichtigen Inhalten und sogar formale Denkstörungen bei längerem Gebrauch. Konzentrationsstörungen zeigten sich mit zunehmender Komplexität der Aufgabenstellung deutlicher. Störungen des Kurzzeitgedächtnisses persistierten nach längerem Konsum auch lange nach einem Entzug.

Ecstasy. Störungen der Gedächtnisleistungen durch Ecstasy (mit und ohne Konsum weiterer Substanzen) sind mittlerweile in vielen verschiedenen Studien beschrieben worden (Obrocki et al. 2001). Die Schäden halten sich offensichtlich auch im Langzeitverlauf. Akute Wirkungen sind noch 5 Tage nach Erstkonsum nachweisbar. Die Schwere der Einschränkung scheint deutlich von der Konsummenge abzuhängen und durch direkte toxische Wirkungen erklärbar, sodass sogar eine etwas geringere Schädigung bei Personen auftreten soll, die vor dem Konsum höhere Intelligenzleistungen zeigten. Der Schaden ist also abhängig von der Reserve an funktionierenden Neuronen. Negative Drogeneffekte zeigten sich bei allen Modalitäten der Gedächtnisfunktionen. Allein die Rolle prädisponierender Faktoren für das Ausmaß der Schädigung ist noch nicht restlos geklärt.

Kokain. Ein Kokainkonsum hat ebenfalls negative Auswirkungen auf die Konzentrationsleistung. Alle zum Beigebrauch benutzten Sedativa beeinträchtigen die Merkfähigkeit negativ, wobei dieser Effekt lange über eine Phase der Abstinenz persistiert.

Opiate. Allein Opiate scheinen die Merkfähigkeit und Konzentration außerhalb einer Entzugssymptomatik nicht zu beeinträchtigen (Übersicht bei Tapert u. Brown 1999).

Polytoxikomanie. Giancola et al. (1998) fanden Störungen der Aufmerksamkeitsfunktionen, der Planungsfähigkeit und der Abstraktionsfähigkeit bei Mädchen, die mehrere Substanzen parallel konsumierten.

> Mit Ausnahme von Opiaten führen nahezu alle Drogen zu Konzentrations- und Gedächtnisleistungen, die teils noch lange nach einem Entzug persistierten.

Teilleistungsstörungen

Cannabis. Alleiniger THC-Konsum führt nach Täschner (1986) zu einer Beeinträchtigung der psychomotorischen Fertigkeiten und visomotorischen Koordination, nachweisbar auch noch längere Zeit nach dem Entzug.

Ecstasy. Die psychomotorische Geschwindigkeit verringert sich nach chronischem Ecstasy-Konsum (Obrocki et al. 2001).

Polytoxikomanie. Giancola et al. (1998) beschrieben bei polysubstanzkonsumierenden Jugendlichen Defizite in der motorischen Feinsteuerung.

Teilleistungsstörungen. Tapert und Brown (1999) geben eine Übersicht über den Forschungsstand und weisen diverse Teilleistungsstörungen bei chronischem Drogenmissbrauch nach, die sich insbesondere nach Kokainkonsum dosisabhängig verschlechterten. Sie untersuchten selbst viele Teilleistungsbereiche im Langzeitverlauf und fanden deutlich schlechtere Leistungen bei abhängigen im Vergleich zu nicht abhängigen Jugendlichen (überwiegend Polysubstanzabhängigen). Es fand sich eine deutliche Verschlechterung der visuell-räumlichen Leistungen mit höherem Schweregrad der Entzugssymptomatik, auch wenn Bildungs- und Schichtvariablen berücksichtigt wurden. Drogenmissbrauchende Jugendliche zeigten zunehmende Leistungsverschlechterungen in verschiedenen Teilleistungsbereichen parallel zur Länge des Substanzkonsums und zur Häufigkeit einer Entzugssymptomatik. Diese Befunde haben direkte Auswirkungen auf die Planung von Schulkarrieren in der Entzugsbehandlung und Rehabilitation und sollten im Beratungsprozess berücksichtigt werden.

> Bei der Planung von Schulkarrieren in der Entzugsbehandlung und Rehabilitation sollten bestehende Teilleistungsstörungen berücksichtigt werden.

Aufmerksamkeitsdefizit-Hyperaktivitätsstörung (ADHS)

Ätiologische Faktoren. Da die Diagnose nach DSM-IV-Kriterien ein Auffälligwerden des Syndroms vor dem Alter von 7 Jahren verlangt, wäre es unlogisch, dass eine ADHS als Folge eines Drogenkonsums auftritt. Vielmehr handelt es sich zumeist um eine echte Komorbidität, wobei ein Einfluss einer unbehandelten ADHS auf das Risiko des Substanzenmissbrauchs vielfach belegt wurde. Allerdings müssen noch weitere gemeinsame Faktoren – z.B. hinsichtlich der familiären Verhältnisse und einer hirnorganische Prädisposition – sowie das häufige Zusammentreffen mit Störungen des Sozialverhaltens berücksichtigt werden (Weinberg et al. 1998).

Altersabhängiger Verlauf. Crowley et al. (1998) fanden mit zunehmendem Alter der Patienten einen abnehmenden Einfluss der ADHS auf den Drogenkonsum. Andererseits ist differenzialdiagnostisch zu klären, inwiefern nicht Konzentrationsstörungen oder Impulsivität erst infolge des Drogenkonsums (je nach Substanz) aufgetreten sind, sodass das Diagnosekriterium nicht erfüllt ist.

Therapeutische Ansätze. Bei der bekannten Neigung von mit Suchtproblemen belasteten ADHS-Patienten, Stimulanzien auch missbräuchlich zu verwenden, sehen die Empfehlungen der Fachgesellschaften derzeit noch vor, andere medikamentöse Strategien zur Behandlung zu wählen als die Gabe von Methylphenidat oder Amphetamin (AACAP 1997).

Im kontrollierten Rahmen (klinische Behandlung und Rehabilitation, Überwachung der Medikation durch geschultes Personal) ist jedoch auch zu erwägen, in solchen Fällen retardierte Darreichungsformen einzusetzen, was wir selbst bereits erfolgreich praktiziert haben. Die Reduktion der ADHS-Symptomatik wiederum verbessert die Prognose für die Behandlung der Suchtstörung (Weinberg et al. 1998).

> Mit Suchtproblemen belasteten ADHS-Patienten sollen wegen der Missbrauchsgefahr keine Stimulanzien verabreicht werden. Lediglich im kontrollierten Rahmen ist der Einsatz retardierter Darreichungsformen zu erwägen.

Angststörungen

Neighbors et al. (1992) fanden bei 38% derjenigen untersuchten Jugendlichen, die mehrere Drogen parallel konsumierten, Hinweise für eine Angststörung mit einer tendenziellen Beziehung zum Niveau des Drogenmissbrauchs (je mehr Substanzen, desto mehr Angst). Wenngleich die Probanden hochselektiert, weil schwer delinquent waren, und wenngleich die Autoren die Hypothese vertreten, dass meist die Angststörung primär sei und die Drogeneinnahme der Selbstmedikation diene, kann andererseits ebenso gelten, dass unter Drogeneinfluss deutlich weniger Erfahrungen der Angstbewältigung und Angsttoleranzentwicklung möglich sind, sodass zumindest eine deutliche Verschlimmerung einer Angststörung zu befürchten ist. Möglicherweise kann Drogenkonsum dadurch eine vorher subklinische Angststörung zur klinischen Diagnose verschlimmern, indem Ausweich- und Vermeidungsstrategien verstärkt werden.

Die Eigenwirkung der Droge kann – je nach Substanz – ebenfalls die Angstbereitschaft erhöhen. So ist bei Konsumenten von *Ecstasy, Halluzinogen, Kokain* und *Lösungsmitteln* bekannt, dass akute Angst- und Panikzustände auftreten können, die eine psychiatrische Notfallbehandlung erforderlich machen können.

Adynamie, Depression und Suizidalität

Adynamie. Das Adynamie-Syndrom oder das amotivationale Syndrom ist charakteristisch für einen lange andauernden Konsum von *Cannabis*. Laut Täschner (1986) ist es gekennzeichnet durch Teilnahmslosigkeit, Passivität und Antriebsminderung, verringertes Durchhaltevermögen, Gleichgültigkeit gegenüber Alltagsanforderungen und Euphorie (Wohlbefinden trotz objektiver Krankheitserscheinungen). Entwicklungsbehindernd wirkt, dass die Fähigkeit, sich aktiv mit der Umwelt auseinander zu setzen, allmählich verloren geht.

Depression. Chronische und rezidivierende depressive Störungen sind charakteristisch für die Spätwirkungen von *Designerdrogen*. Hier ist klinisch genau zu unterscheiden, ob es sich um substanzinduzierte Schwierigkeiten handelt oder ob durch eine Suchtkarriere bereits soziale und schulische Defizite eingetreten sind, die Misserfolgsorientierungen begünstigten und Selbsteffizienzerlebnisse in den Hintergrund treten ließen. Die Möglichkeit einer vor dem Drogenkonsum vorbestehenden depressiven Störung muss ebenfalls in Betracht gezogen werden.

Darüber hinaus sind depressive Verstimmungen eine häufige Komplikation im Rahmen der *Entzugssymptomatik* bei Jugendlichen, die entgegen häufiger Annahmen auch nach ausschließlichem Cannabiskonsum auftritt (Täschner 1986, Crowley et al. 1998a). Nach Riggs et al. (1995) überdauern depressive Störungen die Abstinenzphase bei Jugendlichen um mindestens 4 Wochen.

Young et al. (1995) und Neighbors et al. (1992) fanden depressive Störungen bei der Hälfte der behandelten männlichen drogenabhängigen Jugendlichen, andere Studien (Riggs et al. 1994) seltener, aber dennoch häufiger als bei Nichtabhängigen. Suizidalität und Selbstverletzungen waren abhängig vom Schweregrad des Drogenkonsums und vom Schweregrad einer koexistierenden Störung des Sozialverhaltens. Nach Crowley et al. (1998b) hatte das Ausmaß der depressiven Störung bei Aufnahme in ein Behandlungsprogramm keinen Einfluss auf das Ergebnis 2 Jahre später, und über die Zeit nahm die Depressivität deutlich ab.

Suizidalität. Nach der Kohortenstudie von Giaconia et al. (2001) waren suizidale Gedanken bei jugendlichen Drogenkonsumenten (Missbrauchern und Abhängigen) im Langzeitverlauf bis zum Alter von 21 Jahren 3-mal so häufig wie bei Nicht-Konsumenten, und 14% (im Vergleich zu 3% der Kontrollgruppe) hatten einen ernsthaften Suizidversuch verübt. Zu beachten ist bei der Suizidalität, dass neben dem bekannten „goldenen Schuss" bei Heroinabhängigkeit auch Halluzinogene potente Suizidmittel sind. Wenige hundert Milligramm Ecstasy können ausreichen, um den Tod herbeizuführen.

> Neben dem bekannten „goldenen Schuss" bei Heroinabhängigkeit sind auch Halluzinogene potente Suizidmittel.

Therapeutische Überlegungen

Die Behandlung eines psychiatrischen Notfalls bei einem Drogenkonsumenten (s.a. Kap. 5.4) muss stets davon ausgehen, dass mehrere Substanzen gleichzeitig – evtl. nur als Verunreinigung – im Spiel sein können. Dies gilt unabhängig davon, ob primär ein stuporöses, ein agitiertes oder ein halluzinatorisches Bild im Vordergrund steht.

Wesentlich ist, die Vitalparameter zu kontrollieren, sich eine möglichst genaue Fremdanamnese über die Konsummuster zu verschaffen und zeitnah (evtl. mehrere) Drogenscreenings zu erhalten.

So kommt es etwa vor, dass eine Alkoholintoxikation akzidentell auf einer Rave-Party einer Ecstasy-Intoxikation folgt (durch den initial zu geringen Flüssigkeitskonsum und dann gesteigerte Trinkmengen). Hier sind vor allem Mädchen gefährdet, die per se eine geringere Alkoholtoleranz aufweisen.

Jegliche zentral wirksame Medikation bei substanzmissbrauchenden oder abhängigen Jugendlichen bedarf einer besonders ausführlichen Aufklärung von Jugendlichen und Eltern (AACAP 1997). Die möglichen Auswirkungen des Substanzkonsums auf Wirkungen und Nebenwirkungen der verordneten Psychopharmaka sind genau zu erörtern. Die Verordnung von Substanzen mit eigenem Abhängigkeitspotenzial ist äußerst restriktiv zu handhaben, ebenso ist die Kumulation von Nebenwirkungen und toxischen Effekten zu berücksichtigen. So sollen bei suchtkranken Jugendlichen Psychopharmaka nicht als Mittel der ersten Wahl eingesetzt werden, die schädliche Nebenwirkungen auf Herz, Leber oder Niere haben könnten. Dies gilt auch für Notfallmedikationen.

Schlussbetrachtung

Jugendliche Drogenmissbraucher oder -abhängige wenden sich mit verschiedensten somatischen und psychischen Problemen an ihren Hausarzt oder einen Spezialisten, konsultieren ihren Sozialarbeiter oder Vertrauenslehrer. Vor dem Hintergrund der vorangestellten Ausführungen wird es dem Einfühlungsvermögen und dem Geschick des jeweils Angefragten überlassen sein, wie er die jeweiligen Gefährdungen vermittelt und in welche Richtung weiter gefragt und beraten werden kann (s.a. Kap. 5.3). Eine „Abschreckungsstrategie" wird allerdings ihr Ziel in den meisten Fällen verfehlen, eher ist ein „Achten auf sich selbst" im Sinne eines aufgeklärten Körperbewusstseins anzustreben.

> Bei der ärztlichen Beratung wird eine „Abschreckungsstrategie" ihr Ziel in den meisten Fällen verfehlen. Eher ist ein kompetent vermitteltes „Achten auf sich selbst" im Sinne eines aufgeklärten Körperbewusstseins anzustreben.

Ob Drogengebrauch speziell durch Jugendliche als besonders unproblematisch oder als besonders gefährlich eingeschätzt werden kann, ist aus medizinischer Sicht noch nicht abschließend zu beantworten. Angesichts des geringen empirischen Erkenntnisstands hinsichtlich der Wirkung von Drogen auf den jugendlichen Organismus könnte theoretisch der schnellere Stoffwechsel Jugendlicher im Vergleich zu Erwachsenen im Hinblick auf Nebenwirkungen und Folgeschäden sowohl von Vorteil als auch von Nachteil sein. Langzeituntersuchungen gerade dieser Klientel sind trotz der methodischen Probleme und auch und gerade wegen der klinischen Mischbilder nach Polysubstanzkonsum dringend zu fordern.

Bei den eingangs geschilderten vorherrschenden Konsummustern und der Problematik der verfügbaren Drogen liegt keine breite Basis empirisch abgesicherter Erkenntnisse vor, und so kann es durchaus sein, dass eine bisher unbekannte Komplikation von einem Rat suchenden Jugendlichen beschrieben wird. Somit werden Ausführungen zu diesem Themenkomplex immer vorläufig bleiben und können keinen Anspruch auf Vollständigkeit erheben. Häufig schildern in der Suchtbehandlung Erfahrene auch, dass möglichen Hinweisen auf einen Drogenkonsum nicht nachgegangen wurde und mögliche Behandlungsoptionen nicht früh genug diskutiert wurden, sodass chronifizierte Schäden zu beklagen sind.

Im Rahmen der allgemeinärztlichen, pädiatrischen oder internistischen Praxis gilt es daher, aktiv nachzufragen, um Schilderungen von Beschwerden nachgehen zu können. Einer „Vermeidungsstrategie" Suchtkranker oder Suchtgefährdeter kann so begegnet werden.

> Neben der generellen Empfehlung, eher Zurückhaltung bei der Verordnung von Psychopharmaka zu üben, ist zu beachten, dass die Behandlung einer Suchtproblematik mit komorbider psychiatrischer Störung in die Hände des Facharztes übergeben werden sollte.

Für die (jugend-)psychiatrische Praxis ist heute bei allen jugendlichen Patienten eine genaue Anamnese des Drogenkonsums unverzichtbar. Detailkenntnisse über Drogen und deren medizinische und psychiatrische Folgen werden derzeit in Lehrbüchern der Kinder- und Jugendpsychiatrie allerdings noch nicht systematisch vermittelt. Die Entwicklung spezialisierter Stationen für jugendliche Suchtpatienten wird jedoch derzeit gut vorangetrieben und lässt auf ein baldiges Schließen der offenkundigen Versorgungslücke auf dem Gebiet der qualifizierten Entgiftung, der Behandlung von Komorbidität und der Vorbereitung einer rehabilitativen Suchttherapie hoffen.

Multiproblempatienten etwa mit Hepatitiden, kardialen Störungen oder juvenilem Diabetes erfordern ebenso wie Suchtpatienten mit einer der vielen geschilderten internistischen Komplikationen ein gemeinsames fachliches Herangehen im Sinne einer abgestimmten therapeutischen Gesamtstrategie. Diese kann indirekt wie eine psychotherapeutische Intervention wirken: Die Erfahrung eines kooperativen, institutionsübergreifenden Vorgehens hat Vorbildfunktion und steht im Gegensatz zu den für diese Jugendlichen oft typischen Erfahrungen in den Herkunftsfamilien.

Literatur

AACAP (American Academy of Child and Adolescent Psychiatry). Practice parameters for the assessment and treatment of children and adolescents with substance use disorders. J Am Acad Child Adolesc Psychiatry. 1997; 36[Suppl]: 140S–156S.

Aarons GA, Brown SA, Coe MT, et al. Adolescent alcohol and drug abuse and health. J Adolesc Health. 1999; 24: 412–21.

Altenkirch H. Neurotoxische Wirkungen von organischen Lösungsmitteln. Wissenschaft u. Umwelt. 1984; 4: 231–7.

Altenkirch H. Schnüffelstoffe: Lösemittelhaltige Produkte als Rausch- und Suchtmittel. Dt Ärzteblatt. 1985; 82: C93–9.

Blair PS, Fleming PJ, Bensley D, et al. Smoking and the sudden infant death syndrome – results from 1993–5 case-control study for confidential inquiry into stillbirths and deaths in infancy – Confidential Enquiry into Stillbirths and Deaths Regional Coordinators and Researchers. BMJ. 1996; 313(7051): 195–8.

Böning J. Zur Neuropsychobiologie und Klinik des „Suchtgedächtnisses". In: Stetter F. Wege aus der Sucht. I. Suchttherapie an der Schwelle der Jahrtausendwende – Herausforderungen für Forschung und Therapie. Geesthacht: Neuland; 2000.

Chandy JM, Blum RW, Resnick MD. Gender-specific outcomes for sexually abused adolescents. Child Abuse Negl. 1996; 20: 1219–31.

Crimmins SM, Cleary SD, Brownstein HH, Spunt BJ, Warley RM. Trauma, drugs and violence among juvenile offenders. J Psychoactive Drugs. 2000; 32: 43–54.

Crowley TJ, Macdonald MJ, Whitmore EA, Mikulich SK. Cannabis dependence, withdrawal, and reinforcing effects among adolescents with conduct symptoms and substance use disorders. Drug Alcohol Depend. 1998a; 50: 27–37.

Crowley TJ, Mikulich SK, MacDonald M, Young SE, Zerbe GO. Substance-dependent, conduct-disordered adolescent males: severity of diagnosis predicts 2-year outcome. Drug Alcohol Depend. 1998b; 49: 225–37.

Dalmau A, Bergman B, Brismar B. Psychotic disorders among inpatients with abuse of cannabis, amphetamine and opiates – Do dopaminergic stimulants facilitate psychiatric illness? Eur Psychiatry. 1999; 14: 366–71.

Dembo R, Wothke W, Seeberger W, et al. Testing a model of the influence of family problem factors on high-risk youths' troubled behavior: a three-wave longitudinal study. J Psychoactive Drugs. 2000; 32: 55–65.

Fazzi M, Vescovi P, Savi A, Manfredi M, Peracchia M. The effects of drugs on the oral cavity. Minerva Stomatol. 1999; 48: 485–92.

Fegert JM. Beschreibung des Projektes „Designerdrogen-Sprechstunde". Forum Kinder-Jugendpsychiatrie u. Psychother. 1999; 9: 40–8.

Fergusson DM, Horwood LJ. Early onset cannabis use and psychosocial adjustment in young adults. Addiction. 1997; 92: 279–96.

Fergusson DM, Lynskey MT, Horwood LJ. Attentional difficulties in middle childhood and psychosocial outcomes in young adulthood. J Child Psychol Psychiatry. 1997; 38: 633–44.

Fischer J, Täschner KL. Flashback nach Cannabisgebrauch – Eine Übersicht. Fortschr Neurol Psychiatr. 1991; 59: 437–46.

Giaconia RM, Reinherz HZ, Paradis AD, Carmola Hauf AM, Stashwick, CK. Major depression and drug disorders in adolescence – General and specific impairments in early adulthood. J Am Acad Child Adolesc Psychiatry. 2001; 40: 1426–33.

Giancola PR, Mezzich AC, Tarter RE. Disruptive, delinquent and aggressive behavior in female adolescents with a psychoactive substance use disorder – relation to executive cognitive functioning. J Stud Alcohol. 1998; 59: 560–7.

Heaton RK. Subject expectancy and environmental factors as determinants of psychedelic flashback experiences. J Nerv Ment Dis. 1975; 161: 157–65.

Holmberg MB. Longitudinal studies of drug abuse in a fifteen-year-old population – 2. Antecendents and consequences. Acta Psychiat Scand. 1985; 71: 80–91.

Isralowitz RE, Trostler N. Substance use toward an understanding of its relation to nutrition-related attitudes and behavior among Israeli high school youth. J Adolesc Health. 1996; 19: 184–9.

Kaltenbach K, Graziani LJ, Fennegan LP. Methadone exposure in utero – effects upon developmental status at 1 and 2 years of age. Ped Res. 1979; 13.

LKA NRW. Polizeiliche Kriminalstatistik 1998 – Mitteilungen aus dem Bereich Drogenprävention. http:/www.lka.nrw.de; 1998.

Latimer WW, Winters KC, Stinchfield R, Traver RE. Demographic, individual, and interpersonal predictors of adolescent alcohol and marijuana use following treatment. Psychol Addict Behav. 2000; 14: 162–73.

Lifschitz M, Wilson GS, O'Brian Smith E, Desmond MM. Factors affecting head growth and intellectual function in children of drug addicts. Pediatrics. 1985; 75: 269–74.

Loeber R, Stouthamer-Loeber M, White HR. Developmental aspects of delinquency and internalizing problems and their association with persistent juvenile substance use between ages 7 and 18. J Clin Child Psychol. 1999; 28: 322–32.

Löhrer F. Biogene Suchtmittel. Aachen: Ariadne; 1997: 160.

Löhrer F, Berkefeld K. Klinische Syndrome bei Nutzern pflanzlicher Suchtmittel. In: Pittrich W, Rometsch W, Sarrazin D, eds. Biogene Drogen – eine neue Gefahr? Forum Sucht Bd. 19. Münster: Landschaftsverband Westfalen-Lippe; 1998: 35–56.

Märtens P. Stoff-Checking, Safer-use, Info-Mobil – Erfahrungen der Drobs Hannover. In: Thomasius R ed. Ecstasy – Wirkungen, Risiken, Interventionen. Stuttgart: Enke; 1999: 158–66.

Markel H, Lee A, Holmes RD, Domino EF. LSD flashback syndrome exacerbated by selective serotonin reuptake inhibitor antidepressants in adolescents. J Pediatr. 1994; 125: 817–9.

Milin R, Halikas JA, Meller JE, Morse C. Psychopathology among substance abusing juvenile offenders. J Am Acad Child Adolesc Psychiatry. 1991; 30: 569–74.

Neighbors B, Kempton T, Forehand R. Co-occurrence of substance abuse with conduct, anxiety, and depression disorders in juvenile delinquents. Addict Behav. 1992; 17: 379–86.

Neumark-Sztainer D, Story M, French SA, Resnick MD. Psychosocial correlates of health compromising behaviors among adolescents. Health Educ Res. 1997; 12: 37–52.

Nordbeck R. Primär und sekundär präventive Konzepte der Rostocker Designerdrogen-Sprechstunde. Vortrag, Symposium „Jugendpsychiatrische Behandlung von Suchtpatienten – Konzepte und Erfahrungen". Lübeck 15.6.2001.

Obrocki J, Andresen B, Schmoldt A, Thomasius R. Anhaltende neurotoxische Schäden durch Exstasy. Dt Ärztebl. 2001; 98: A3132–8.

Randall J, Henggeler SW, Pickrel SG, Brondino MJ. Psychiatric comorbidity and the 16-month trajectory of substance-abusing and substance-dependent juvenile offenders. J Am Acad Child Adolesc Psychiatry. 1999; 38: 1118–24.

Riggs PD, Baker S, Mikulich SK, Young SE, Crowley TJ. Depression in substance-dependent delinquents. J Am Acad Child Adolesc Psychiatry. 1995; 34: 764–71.

Rohde P, Lewinsohn PM, Kahler CW, Seeley JR, Brown, RA. Natural Course of Alcohol use disorders from adolescence to young adulthood. J Am Acad Child Adolesc Psychiatry. 2001; 40: 83–90.

v. Schrenck T. Internistische Notfälle und Langzeiteffekte nach Ecstasy-Gebrauch. In: Thomasius R ed. Ecstasy – Wirkungen, Risiken, Interventionen. Stuttgart: Enke; 1999: 141–57.

Schröder S. Neurologische Notfälle und Langzeiteffekte nach Ecstasy-Gebrauch. In: Thomasius R ed. Ecstasy – Wirkungen, Risiken, Interventionen. Stuttgart: Enke; 1999: 127–40.

Spain DA, Boaz PW, Davidson DJ, Miller FB, Carrillo EH, Richardson JD. Risk-taking behaviors among adolescent trauma patients. J Trauma. 1997; 43: 423–6

Täschner KL. Das Cannabisproblem – Haschisch und seine Wirkungen. Köln: Deutscher Ärzte Verlag; 1986.

Tapert SF, Brown SA. Neuropsychological correlates of adolescent substance abuse: four-year outcomes. J Int Neuropsychol Soc. 1999; 5: 481–93.

Thompson LL, Riggs PD, Mikulich SK, Crowley TJ. Contribution of ADHD symptoms to substance problems and delinquency in conduct-disordered adolescents. J Abnorm Child Psychol. 1996; 24: 325–47.

Thomasius R. Lösungsmittelmissbrauch bei Kindern und Jugendlichen – ein Überblick. Suchtgefahren. 1986; 32: 153–79.

Weinberg NZ, Rahdert E, Colliver JD, Glantz MD. Adolescent substance abuse: a review of the past 10 years. J Am Acad Child Adolesc Psychiatry. 1998; 37: 252–61.

Young SE, Mikulich SK, Goodwin MB, Hardy J, Martin CL, Zoccolillo MS, Crowley TJ. Treated delinquent boys' substance use – onset, pattern, relationship to conduct and mood disorders. Drug Alcohol Depend. 1995; 37: 149–62.

Yui K, Goto K, Ikemoto S, Ishiguro T, Kamata Y. Increased sensitivity to stress in spontaneous recurrence of methamphetamine psychosis – noradrenergic hyperactivity with contribution from dopaminergic hyperactivity. J Clin Psychopharmacol. 2000; 20: 165–74.

4 Substanzspezifische Probleme

4.1 Tabakkonsum im Kindes- und Jugendalter

4.2 Problematische Formen des Alkoholkonsums – Häufigkeiten, Trends, Ursachen

4.3 Cannabis – Vom jugendtypischen Konsum zum problematischen Gebrauch

4.4 Designerdrogen – neue Formen des Drogengebrauchs

4.1 Tabakkonsum im Kindes- und Jugendalter

Annette Bornhäuser

Einleitung

In der Bundesrepublik Deutschland ist der Tabakkonsum die führende Einzelursache vorzeitiger und vermeidbarer Krankheiten und Todesfälle. Ungefähr die Hälfte all derer, die im Jugendalter mit dem Rauchen beginnen, zu regelmäßigen Rauchern werden und den Tabakkonsum nicht beenden, sterben an den Folgen des Zigarettenkonsums (Thun et al. 1997, Peto u. Lopez 2001).

> Ungefähr die Hälfte all derer, die im Jugendalter mit dem Rauchen beginnen, zu regelmäßigen Rauchern werden und den Tabakkonsum nicht beenden, sterben an den Folgen des Zigarettenkonsums.

Nicht nur das Aktivrauchen, auch das Passivrauchen ist von erheblicher gesundheitlicher Relevanz. Die durch Passivrauchen verursachten Folgeschäden nehmen mit der Anzahl der gerauchten Zigaretten zu, da mehr Schadstoffe in die Luft gelangen. Allein in Deutschland versterben nach neusten Berechnungen jährlich rund 140.000 Menschen an den Folgen des Zigarettenkonsums (John u. Hanke 2001). Diese Ziffer ist bedeutend höher als die bisher geläufige Zahl von ca. 110.000 „Tabakopfern" pro Jahr. Bei der Berechnung der höheren Zahl wurde mit den bundesdeutschen Raucherprävalenzen die Verbreitung des Tabakkonsums in Deutschland berücksichtigt. Sie stellt insofern im Vergleich zu der geringeren Zahl eine erhebliche Präzision dar. Die genannten Fakten machen das Ausmaß der langfristigen Konsequenzen des Tabakkonsums deutlich und zeigen, warum es so außerordentlich wichtig ist, dass unter anderem die Ärzteschaft ihre Verantwortung und ihr Potenzial bei der Prävention des Tabakkonsums und der Behandlung der Tabakabhängigkeit realisiert.

> Aufgrund der gravierenden Konsequenzen des Tabakkonsums ist es außerordentlich wichtig, dass unter anderem die Ärzteschaft ihre Verantwortung und ihr Potenzial bei der Prävention des Tabakkonsums und der Behandlung der Tabakabhängigkeit realisiert.

Ungefähr 3/4 aller erwachsenen Raucher haben bereits vor dem 18. Lebensjahr mit dem Tabakkonsum begonnen. Experimenteller Tabakkonsum in den Jugendjahren verdoppelt das Risiko, als Erwachsener Raucher zu sein (Chassin et al. 1990). Wenn der Tabakkonsum bis zur Volljährigkeit vermieden werden kann, ist dagegen die Wahrscheinlichkeit gering, dass die betreffende Person zum Raucher wird.

> Wenn der Tabakkonsum bis zur Volljährigkeit vermieden werden kann, ist die Wahrscheinlichkeit gering, dass die betreffende Person zum Raucher wird.

Im etablierten Hilfesystem treten bisher tabakkonsumierende Heranwachsende als Hilfesuchende nur extrem vereinzelt auf. Gleichwohl sind anhand von epidemiologischen Untersuchungen gesundheitsschädliche Tabakkonsummuster, Anzeichen einer Tabakabhängigkeit sowie manifeste Gesundheitsschäden durch Tabak bereits bei Jugendlichen nachweisbar (Nelson u. Wittchen 1999, Myers et al. 2000).

Wenn im folgenden von „Rauchen" die Rede ist, bezieht sich dies meist auf den Konsum von Zigaretten. Wie bei Erwachsenen, so machen auch bei Minderjährigen Zigaretten den Großteil des gesamten Tabakkonsums aus. Auf Zigarren und Zigarillos sowie den Pfeifentabak entfallen hingegen insgesamt unter 10% des Gesamtkonsums. Dennoch ist auch das Rauchen von Pfeifen, Zigarillos und Zigarren von gesundheitlicher Relevanz. Zusätzlich spielen immer wieder andere Tabakprodukte eine Rolle, und es sind insbesondere bei Kindern und Jugendlichen immer wieder neue Trends zu beobachten. Beispielsweise gewinnen seit einiger Zeit bei US-amerikanischen Jugendlichen die aus Indien importierten „Bidis" an Popularität, ein Trend, der sich vermutlich in naher Zukunft hierzulande ebenfalls abzeichnen wird. Insbesondere bedenklich sind die bei „Bidis" im Vergleich zu Standardzigaretten ungleich höheren Nikotin- und Teerwerte und zugleich die geringere wahrgenommene gesundheitliche Bedrohung durch diese Tabakprodukte bei Jugendlichen (Yen et al. 2000). Auch wenn die mit anderen Tabakwaren außer Zigaretten verbundenen Risiken bisher deutlich weniger erforscht wurden, ist bekannt, dass auch diese Formen des Tabakkonsums mit erheblichen gesundheitlichen Risiken einhergehen. So ist beispielsweise für Pfeifen-, Zigarillo- und Zigarrenraucher von einem erhöhten Lungenkrebsrisiko auszugehen und auch das Passivrauchrisiko ist bei diesen Tabakkonsumarten erhöht (Bofetta et al. 1999 a, 1999 b).

Verbreitung des Tabakkonsums bei Kindern und Jugendlichen

Im Jahr 2000 bezeichnen sich gemäß der von der Bundeszentrale für gesundheitliche Aufklärung (BZgA) in regelmäßigen Abständen durchgeführten Drogenaffinitätsstudie insgesamt 38% aller 12- bis 25-Jährigen als ständige oder gelegentliche Raucher. Damit ist die Raucherquote in dieser Altersgruppe höher als bei Erwachsenen im Alter zwischen 18 und 59 Jahren. Ein internationaler Vergleich der Raucherquoten zeigt zudem, dass die Verbreitung des Tabakkonsums bei Jugendlichen in Deutschland größer ist als bei Gleichaltrigen in anderen europäischen Ländern sowie im außereuropäischen Ausland (CDC 2001, Canadian Lung Association et al. 2001, Wold et al. 2000). In Absolutzahlen ergibt sich für die bundesdeutsche Wohnbevölkerung im Alter zwischen 12 und 25 Jahren eine Gesamtzahl von deutlich über 1 Million Rauchern.

Bezogen auf das gesamte Bundesgebiet liegt die derzeitige Raucherquote Jugendlicher insgesamt etwas unter der im Vergleichsjahr 1997. Ob dies den Anfang eines Abwärtstrends darstellt, kann zum gegenwärtigen Zeitpunkt jedoch nicht festgestellt werden. So ist der Raucheranteil bei den 12- bis 17-Jährigen nach wie vor auf dem 1997 erreichten Niveau von 28%. Zudem ist insbesondere in der untersten Altersgruppe ein sprunghafter Anstieg der Raucherquote zu verzeichnen: Gegenüber 1997 hat sich der Anteil ständig oder gelegentlich rauchender 12- bis 13-Jähriger fast verdoppelt (BZgA 2001).

Geschlechterverteilung. Der Geschlechtervergleich zeigt, dass die Raucherquote von Mädchen und Jungen in der Bundesrepublik insgesamt mittlerweile fast gleich hoch ist. Die These der völligen Angleichung des Rauchverhaltens bei Jugendlichen ist jedoch nicht zu halten. Deutliche Geschlechterunterschiede bestehen beispielsweise in Bezug auf die Intensität des Konsums. So ist der Anteil derjenigen, die 20 und mehr Zigaretten pro Tag rauchen, bei den Jungen fast doppelt so groß wie bei den Mädchen.

Abhängigkeit von der Schulform. Die Daten des Jugendgesundheitssurveys demonstrieren, dass die Verbreitung des Rauchens in Abhängigkeit von der Schulform variiert. Besonders gefährdet sind danach vor allem Hauptschüler, bei denen die Quote regelmäßiger Raucher in der 9. Klassenstufe im Vergleich zu Realschülern und Gymnasiasten bei Mädchen ungefähr doppelt so hoch, bei den Jungen bis zu 6fach höher liegt.

Regionale Unterschiede. Regionale Unterschiede bei der Verbreitung des Tabakkonsums in Deutschland bestehen zum einen in einem *Nord-Südgefälle*, wobei die Raucherquoten in den nördlich gelegenen Bundesländern sowie insbesondere in den Stadtstaaten höher liegen als in den südlichen Bundesländern. Entsprechende Daten liegen allerdings nur für die Erwachsenenbevölkerung ab 18 Jahren vor (Statistisches Bundesamt 2001). In der bereits genannten Drogenaffinitätsstudie wird, wie im Übrigen auch bei Erwachsenen, zudem ein *Ost-West-Gefälle* im Rauchverhalten deutlich. Zwar liegt der Anteil rauchender Jugendlicher in den östlichen Bundesländern nach einem rapiden Anstieg im ersten Jahrzehnt nach der Wiedervereinigung heute nur noch 4% über dem Westniveau. Weit diskrepantere Raucherquoten werden jedoch bei altersspezifischen Analysen deutlich. In der Gruppe der 18- bis 19-Jährigen rauchten 1998 in den neuen Bundesländern (Junge u. Nagel 1999):

- 70,3% der männlichen Jugendlichen (Anteil im Westen: 47,7%),
- 56,8% der weiblichen Jugendlichen (Anteil im Westen: 45,5%).

Einstiegsalter. Das durchschnittliche Einstiegsalter liegt derzeit in der Bundesrepublik bei knapp 14 Jahren (BZgA 2001). Von den heute 12- bis 25-

Jährigen haben 80% bereits im Alter zwischen 11 und 16 Jahren ihre erste Zigarette geraucht. Die für die Bundesrepublik verfügbaren Daten zeigen keine deutliche Verringerung des Einstiegsalters im zeitlichen Verlauf. Internationale Daten weisen allerdings sowohl auf eine Verjüngung hin (Janson 1999) als auch darauf, dass das Alter, bei dem der Übergang zum regelmäßigen Rauchen stattfindet, seit Mitte des vergangenen Jahrhunderts kontinuierlich gesunken ist (Gilpin et al. 1994). Eine solche Entwicklung ist von kritischer Bedeutung, da die Wahrscheinlichkeit, dass eine Tabakabhängigkeit und damit eine Verhaltensstabilisierung eintritt umso größer ist, desto niedriger das Einstiegsalter liegt (US DHHS 1994).

> Die Wahrscheinlichkeit einer späteren Tabakabhängigkeit ist umso größer, je niedriger das Einstiegsalter liegt.

Raucherquote. Mit zunehmendem Alter der Jugendlichen nimmt der Tabakkonsum deutlich zu (Tab. 4.1). Gegenüber den 12–13 Jährigen verdreifacht sich die Raucherquote bei den 14- bis 15-jährigen Jugendlichen und steigt auch bei der Altersgruppe der 16- bis 17-Jährigen noch einmal sprunghaft an. Die höchste Raucherquote ist bei den 20- bis 21-Jährigen festzustellen, hier raucht fast die Hälfte der Altersgruppe. Zwar geht der Raucheranteil bei den 22- bis 25-Jährigen wieder leicht zurück, stagniert jedoch auf hohem Niveau bei über 40% (BZgA, 2001).

Tabelle 4.1 Raucherquote in verschiedenen Altersstufen

Alter	Anteil der Raucher
12–13 Jahre	10%
14–15 Jahre	29%
16–17 Jahre	44%
20–21 Jahre	48%

Konsummenge. Auch die Anzahl der täglich gerauchten Zigaretten nimmt mit steigendem Alter der Jugendlichen deutlich zu. Knapp 1/5 aller jugendlichen Raucher gehört mit einem Konsum von 20 oder mehr Zigaretten am Tag gemäß der WHO-Definition zur Gruppe der starken Raucher. Ein Blick auf die Altersverteilung zeigt, dass bereits 5% der 14- bis 15-jährigen Raucher dieses Kriterium erfüllen. Parallel zu dem Rückgang derer, die entweder weniger als 1 oder maximal 5 Zigaretten täglich rauchen, steigt der Anteil der starken Raucher in den mittleren Jahren der Adoleszenz rapide an. Bei den über 20-Jährigen konsumiert knapp jeder 3. Raucher täglich 20 oder mehr Zigaretten.

Bereitschaft zur Tabakentwöhnung. Ungeachtet eines Anstiegs des Anteils derjenigen in der Altersgruppe der 12- bis 25-Jährigen, die nie rauchen, ist die Zahl der Ex-Raucher seit Anfang der 90er Jahre zurückgegangen. Ausstiegsversuche Jugendlicher sind somit seltener geworden bzw. sind seltener erfolgreich. Zugleich geht unter jugendlichen Rauchern offensichtlich die Bereitschaft zur Beendigung des Konsums zurück. Während Anfang der 90er Jahre noch rund 60% aller jugendlichen Gelegenheitsraucher sagten, dass sie in 5 Jahren wahrscheinlich oder sicher nicht mehr rauchen werden, hat sich dieser Anteil im Jahr 1997 um 1/3 verringert. Die gleiche Auffassung wurde im Jahr 1993 von jedem 4. ständigen Raucher geteilt, innerhalb von nur 5 Jahren ging auch dieser Anteil auf 15% zurück (BZgA 1998). Tatsächlich sind die Erfolgsquoten jugendlicher Raucher bei einer eigenständig durchgeführten Raucherentwöhnung relativ gering und die Rückfallraten sind meist höher als bei Erwachsenen. Interessant ist der Befund, dass jüngere Jugendliche häufiger Entwöhnungsversuche durchzuführen scheinen und tendenziell dabei eher erfolgreich sind (Ershler et al. 1989). Dies hängt vermutlich mit dem Auftreten von Abhängigkeitssymptomen bei älteren Jugendlichen zusammen, die die Bereitschaft bzw. die von den Betroffenen selbst wahrgenommene Fähigkeit, mit dem Rauchen aufzuhören, einschränken.

> Jüngere Jugendliche scheinen häufiger Entwöhnungsversuche durchzuführen und dabei tendenziell auch eher erfolgreich zu sein. Dies unterstreicht die Notwendigkeit einer möglichst frühen Intervention bei rauchenden Jugendlichen.

Grad der Abhängigkeit. Die Untersuchung einer repräsentativen Stichprobe Jugendlicher und junger Erwachsener im Alter zwischen 14 und 24 im Münchner Raum ergab, dass die Lebenszeitprävalenz einer den Kriterien des DSM-IV entsprechenden Tabakabhängigkeit bei knapp 20% liegt. Bei den regelmäßigen Rauchern der Münchner Stichprobe sind bereits über die Hälfte tabakabhängig und über 90 % aller regelmäßiger Raucher weisen zumindest ein Abhängigkeitssymptom auf. Die Symptome „zwanghafter Konsum" sowie „Toleranzentwicklung" wurden dabei am häufigsten genannt (Nelson u. Wittchen 1998). Eine Gegenüberstellung der genannten Zahlen mit der Verbreitung der Alkoholabhängigkeit sowie der Abhängigkeit von illegalen Drogen in der gleichen Altersgruppe zeigt, dass die Tabakabhängigkeit bei Jugendlichen sowohl die am häufigsten auftretende Störung durch psychotrope Substanzen ist, als auch die häufigste nicht substanzgebundene psychische Störung.

Prädiktoren und Kofaktoren des Tabakkonsums

Analog zum Konsum anderer psychoaktiver Substanzen wie Alkohol oder illegale Drogen gilt der Tabakkonsum bzw. die Entstehung einer Tabakabhängigkeit als ein multifaktorielles Geschehen, das sowohl durch genetische, personale, soziodemografische als auch soziokulturelle Faktoren beeinflusst wird. Die jeweiligen Faktoren scheinen zu unterschiedlichen Zeitpunkten eine mehr oder weniger bedeutsame Rolle zu spielen:
- Der Einstieg in den Tabakkonsum ist deutlicher mit den vorwiegend umweltbedingten, soziodemografischen und soziokulturellen Faktoren korreliert,
- Der Übergang vom experimentellen Tabakkonsum zum gewohnheitsmäßigen Konsum scheint stärker durch personale und genetische Faktoren bestimmt zu sein.

Umweltbedingte Risikofaktoren. Von den soziodemografischen und soziokulturellen Bestimmungsfaktoren gelten die folgenden als besonders bedeutsam:
- *Einfluss der Eltern:* Kinder rauchender Eltern sind nicht nur einem erhöhten Gesundheitsrisiko ausgesetzt, sondern werden selbst überzufällig häufig regelmäßige Raucher (Botvin u. Botvin 1992, Flay et al. 1998).
- *Einfluss von Gleichaltrigen:* Rauchen ist für Jugendliche überwiegend ein Gruppenverhalten. Soziale Interaktion mit Gleichaltrigen spielt eine bedeutende Rolle als Merkmal für Situationen, in denen Jugendliche rauchen. So geben 2/3 aller Schüler an, bei Freunden zu rauchen, insbesondere dann, wenn in der Clique eine Zigarette angeboten wird (Hanewinkel et al. 1993). Über 40 % aller jugendlichen Raucher empfinden Rauchen als ansteckend und 29 % geben an, dass der Tabakkonsum in Gesellschaft üblich ist (BzgA 1998).
- *Darstellung des Tabakkonsums in den Medien, insbesondere in der Werbung:* Als erwiesen gilt, dass Zigarettenwerbung eine nicht unbedeutende Rolle für die Aufnahme des Rauchens spielt (Kessler et al. 1997, King et al. 1998). Es konnte gezeigt werden, dass die Zigarettenwerbung einen unabhängigen und stärkeren Einfluss auf Kinder und Jugendliche ausübt als rauchende Eltern oder Gleichaltrige (Evans et al. 1995). Ein wesentlicher Grund hierfür ist vermutlich, dass die Werbung – ebenso wie die Darstellung des Rauchens in Kino- wie Fernsehfilmen – dessen gesellschaftliches Image und die Wahrnehmung der Verbreitung des Tabakkonsums beeinflusst (Elders et al. 1994). Die Tabakwerbung trägt zudem dazu bei, dass Kinder und Jugendliche die Raucherquote Gleichaltriger und Erwachsener sowie die soziale Erwünschtheit des Tabakkonsums erheblich überschätzen (Lynch u. Bonnie, 1994). Das Ausmaß dieser Überschätzung ist wiederum ein wesentlicher Prädiktor für den Einstieg in den Tabakkonsum (Chassin et al. 1984, US DHHS 1994).

Personale Risikofaktoren. Zu den personalen Risikofaktoren zählen eine Vielzahl verschiedener Merkmale und situativ bedingter Einflüsse, unter anderem ein geringes Selbstwertgefühl, geringe wahrgenommene Selbstwirksamkeit, Anfälligkeit gegenüber dem Einfluss Gleichaltriger, Stress und schulische Schwierigkeiten sowie Neugier und Rebellion. Außerdem gehören hierzu psychische Faktoren wie Depression und Angst oder Missbrauch anderer psychoaktiver Substanzen sowie Unwissenheit über tabakassoziierte Risiken. Viele dieser Faktoren sind eng mit den entwicklungsbedingten Anforderungen an Jugendliche verbunden. Im Vergleich zu Erwachsenen realisieren Kinder und Jugendliche die Konsequenzen des Rauchens nicht vollständig bzw. halten sich für invulnerabel. Insbesondere unterschätzen sie gravierend das Abhängigkeitspotenzial von Nikotin und rechnen nicht damit, dass die Beendigung des Tabakkonsums für sie ein Problem darstellen könnte.

Genetische Risikofaktoren. Genetische Faktoren scheinen insbesondere die physiologische Reaktion auf das Nikotin zu beeinflussen. So konnte gezeigt werden, dass eine genetisch bedingte Verminderung des Nikotinstoffwechsels den Tabakkonsum verringert und vermutlich auch das Risiko einer Abhängigkeitsentwicklung reduziert (Schoberberger u. Kunze 1999). Außerdem scheinen insbesondere die Dopaminrezeptoren im mesolimbischen System des Gehirns, die auf Nikotinzufuhr ansprechen, eine wichtige Rolle bei der verstärkenden Wirkung von Nikotin zu spielen. Es wird angenommen, dass Personen mit einer genetisch bedingten verminderten Ausprägung von Dopaminrezeptoren Nikotin oder andere Drogen zu sich nehmen, um den geringeren Dopaminspiegel zu kompensieren. Allerdings konnte bislang kein Zusammenhang zwischen einer genetisch bedingten Verminderung der Dopaminrezeptoren und Tabakabhängigkeit festgestellt werden.

Protektivfaktoren. Als Protektivfaktoren, die vor riskanten Verhaltensweisen wie dem Tabakkonsum schützen können, gelten vor allem personale und interpersonelle Faktoren wie gute Kommunikation mit und positive Unterstützung seitens der Eltern. Zudem scheint eine klare Absage der Eltern gegenüber dem Tabakkonsum ihrer Kinder protektiv zu sein. Lehnen beide Eltern das Rauchen unmissverständlich ab, ist die Wahrscheinlichkeit weniger als halb so groß, dass ihre Kinder in den nächsten Jahren mit dem Rauchen beginnen (Sargent u. Dalton 2001). Vermutlich stärken sie ihren Kindern hierdurch den Rücken, dem Einfluss gleichaltriger Raucher besser standhalten zu können. So gelten gutes Selbstwertgefühl, Selbstbehauptung und soziale Kompetenz als weitere entscheidende Schutzfaktoren, ebenso wie schulische Zufriedenheit und Religiosität (American Academy of Pediatrics 2001).

In der Diskussion um Protektivfaktoren bisher weitgehend vernachlässigt sind eine Reihe von hauptsächlich markosozialen Faktoren, die den Tabakkonsum Jugendlicher wirksam verhindern, aufschieben bzw. einschränken und sich hierdurch auf den Einstieg in den Tabakkonsum, die Konsummenge und die Konsumdauer protektiv auswirken. So gelten Preissteigerungen als die wirksamste Einzelmaßnahme zur Senkung des Tabakkkonsums und sind insbesondere bei Jugendlichen äußerst effektiv (Chaloupka 1999). Daneben sind Werbeverbote, Gegenwerbungskampagnen, schulische und gemeindebezogene Präventionsmaßnahmen und Maßnahmen des Nichtraucherschutzes wirksam, wenn sie nicht einzeln, sondern als Maßnahmenpaket („Policy Mix") eingesetzt werden. Zudem können sowohl Rauchrestriktionen in der Öffentlichkeit, ob in Cafés und Diskotheken, öffentlichen Jugendeinrichtungen oder an Schulen, als auch die Einschränkung von Rauchmöglichkeiten im häuslichen Bereich den Tabakkonsum Jugendlicher wirksam einschränken (Wakefield et al. 2000).

Gesundheitliche Folgen des Tabakkonsums im Kindes- und Jugendalter

Diejenigen, die bereits im Kindes- und Jugendalter mit dem Tabakkonsum beginnen, sind vergleichsweise großen gesundheitlichen Risiken ausgesetzt (Agudo et al. 2000). Je früher Kinder und Jugendliche mit dem Rauchen beginnen, desto stärker ist die kanzerogene Wirkung des Zigarettenrauchs (Wiencke et al. 1999), desto größer ist die Wahrscheinlichkeit, dass sie später zu regelmäßigen Rauchern werden (Janson 1999) und desto weniger wahrscheinlich ist ein Ausstieg aus dem Tabakkonsum (Breslau u. Peterson 1996). Im Folgenden werden die tabakassoziierten organischen und psychischen Störungsbilder und die Tabakabhängigkeit separat dargestellt.

> Je früher Kinder und Jugendliche mit dem Rauchen beginnen, desto stärker ist das Karzinomrisiko, desto größer ist die Wahrscheinlichkeit, dass sie später zu regelmäßigen Rauchern werden und desto weniger wahrscheinlich ist ein Ausstieg aus dem Tabakkonsum.

Tabakkonsum und Morbidität

Anders als beim Konsum anderer Drogen – etwa beim Alkohol – gilt beim Konsum von Zigaretten: Bereits jede einzelne Zigarette ist gesundheitsschädlich. Dies ist auch der Grund, warum der Begriff „Missbrauch" im Zusammenhang mit dem Zigarettenkonsum keine Verwendung findet. Zigaretten sind die einzigen frei verfügbaren Konsumgüter, die ihre Konsumenten bereits bei *bestimmungsgemäßem* Gebrauch schweren, teils tödlich verlaufenden gesundheitlichen Risiken aussetzen. Das Nikotin selbst ist nicht die gesundheitsschädigende Substanz. Gleichwohl ist es der Stoff, wegen dem der Großteil aller Raucher sich nicht in der Lage sieht, den Tabakkonsum zu beenden (s.u.). Zusätzlich enthält der Rauch einer Zigarette eine Vielzahl zellgiftiger und Krebs erregender Stoffe. Von den über 4000 verschiedenen Substanzen im Zigarettenrauch ist bereits bei mindestens 55 nachgewiesen, dass sie kanzerogen sind (WHO 2001).

Tabakkonsum in der Schwangerschaft. Eine Schädigung durch Tabakkonsum kann bereits im Mutterleib und in der frühen Kindheit entstehen. In der Bundesrepublik raucht derzeit etwa jede 5. Frau während der Schwangerschaft. Die durchschnittliche Zahl täglich gerauchter Zigaretten liegt bei schwangeren Raucherinnen bei 13,5 Stück (Helmert et al. 1998). Hierbei ist ein sozialer Gradient deutlich ersichtlich: Bei Müttern, die den untersten sozialen Bevölkerungsgruppen angehören, ist die Raucherinnenrate etwa um das Doppelte höher als bei Müttern aus den sozial besser gestellten Bevölkerungsgruppen. Viele Raucherinnen versuchen, ihren Tabakkonsum während der Schwangerschaft zu reduzieren oder zu beenden, doch ist die Rückfallrate nach der Entbindung hoch. Daten aus dem Mikrozensus zeigen, dass jedes 2. Kind bis zum Alter von 15 Jahren im heimischen Umfeld Tabakrauch ausgesetzt ist (Statistisches Bundesamt 1996).

Während der Schwangerschaft wird das fetale Wachstum durch die beim Rauchen auftretenden hypoxischen Reaktionen beeinträchtigt. Zu den Risiken des Tabakkonsums in der Schwangerschaft und der Stillzeit zählen zudem ein höheres Abortrisiko, vorzeitige Plazentalösung, verringertes Geburtsgewicht sowie die Entstehung verschiedener Fehlbildungen (u.a. Lippen-Kiefer-Gaumen-Spalte, Gliedmaßendefekte, polyzystische Nieren). Passivrauchen im frühen Kindesalter erhöht unter anderem das Risiko des plötzlichen Kindstodes (SIDS), der Entstehung und Verschlimmerung von Asthma, Mittelohrentzündungen, Erkrankungen der oberen Atemwege, Husten und Lungenentzündungen (vgl. Haustein 2001).

Organische Schäden durch Rauchen. Der eigene Tabakkonsum wirkt sich praktisch auf alle Organsysteme negativ aus. Viele der gesundheitlichen Folgeschäden des Rauchens treten erst mit großer zeitlicher Verzögerung auf, eine Reihe davon können durch die Beendigung des Tabakkonsums vor dem Eintritt in das mittlere Lebensalter (gewöhnlich wird dieser auf 35 Jahre datiert) fast gänzlich vermieden werden (Peto u. Lopez 2001). Allerdings gibt es auch viele unmittelbar bzw. zeitnah auftretende Gesundheitsschäden durch den Tabakkonsum. Der Organismus von Kindern und Jugendlichen scheint im Vergleich zu Erwachsenen für den Tabakrauch besonders empfindlich zu sein. Rauchende Kinder und Jugendliche haben insbesondere eine höhere Auftretenswahrscheinlichkeit für Erkrankungen der oberen Atemwege, für Husten, Asthma und Sinusitis sowie für kardiovaskuläre Erkrankungen und Veränderungen der Erbsubstanz. Rauchen greift zudem unmittelbar störend in das körperliche Wachstum ein – insbesondere in die Entwicklung der Lungenfunktion –, bewirkt eine vorzeitige Hautalterung und beeinträchtigt die Fruchtbarkeit beider Geschlechter.

Psychische Schäden durch Rauchen. Wie bei erwachsenen Rauchern besteht auch bei Jugendlichen eine Korrelation zwischen Tabakkonsum einerseits und Depression, Angststörungen, dem Aufmerksamkeitsdefizits- und Hyperaktivitätssyndrom (ADHD) und weiteren psychiatrischen Diagnosen andererseits. Die Wahrscheinlichkeit der Aufnahme des Tabakkonsums ist bei Jugendlichen mit einer dieser Störungen gegenüber Gleichaltrigen ohne eine entsprechende Diagnose deutlich erhöht (Brown et al. 1996, Millberger et al. 1997, Patton et al. 1998). Umgekehrt haben Jugendliche, die rauchen, eine höhere Wahrscheinlichkeit, eine Depression zu entwickeln, als nicht rauchende Gleichaltrige (Brown et al. 1996). Ob hierbei eine gemeinsame Anfälligkeit zugrunde liegt oder ob eine Kausalbeziehung vorliegt, ist derzeit noch nicht geklärt. Als Inhaltsstoff von Tabakprodukten ist Nikotin zumeist die erste Droge, die von Kindern und Jugendlichen konsumiert wird. Im Vergleich zu jugendlichen Nichtrauchern haben gleichaltrige Raucher eine ungleich höhere Wahrscheinlichkeit, den Konsum anderer psychoaktiver Drogen aufzunehmen (American Academy of Pediatrics 2001).

Tabakabhängigkeit

Symptome der Abhängigkeit. Die Tabakabhängigkeit ist eine chronisch verlaufende Störung, deren Entwicklung und Ausprägung durch genetische, psychosoziale und Umgebungsfaktoren beeinflusst wird. Sie ist gekennzeichnet durch eine Reihe verschiedener Symptome, die zusammen das Abhängigkeitssyndrom ergeben, das im ICD-10 als „Tabakabhängigkeit", im DSM-IV als „Nikotinabhängigkeit" bezeichnet wird:
- physiologischer Bedarf nach Nikotin einschließlich Nikotintoleranz,

- Entzugssymptome bei Entwöhnungsversuchen,
- hohe Wahrscheinlichkeit des Rückfalls nach erfolgter Beendigung des Tabakkonsums,
- starker Wunsch oder Drang, Tabak zu konsumieren,
- eingeschränkte Kontrolle über Beginn, Beendigung oder Menge des Konsums,
- zunehmende Vernachlässigung anderer Aktivitäten,
- anhaltender Konsum trotz Nachweises von Folgeschäden.

Abhängigkeitspotenzial. Da Nikotin ein beträchtliches Abhängigkeitspotenzial hat, ist das Risiko einer Abhängigkeitsentwicklung sehr hoch. Ungefähr jeder 4. all derer, die im Alter zwischen 15 und 24 Jahren jemals Zigaretten konsumieren, wird abhängig. Diese „Konversionsrate" vom „bloßen" Konsum zur Abhängigkeit ist ähnlich derer, die für Kokain (24,5 %) und Heroin (20,1 %) empirisch belegt sind. Ungefähr die Hälfte all derer, bei denen einmal eine Abhängigkeit eingetreten ist, bleibt durchschnittlich über 16–20 Jahre tabakabhängig (Pierce u. Gilpin 1996). Der Anteil der stärker Abhängigen steigt mit zunehmendem Alter und erschwert die Beendigung des Tabakkonsums. Dies macht die Bedeutung der Prävention einer Tabakabhängigkeit im Kindes- und Jugendalter unmittelbar ersichtlich.

> Diese „Konversionsrate" vom „bloßen" Konsum zur Abhängigkeit ist bei Tabak ähnlich derjenigen von Kokain und Heroin. Der Anteil der stärker Abhängigen steigt mit zunehmendem Alter und erschwert die Beendigung des Tabakkonsums.

Abhängigkeitsentwicklung. Die Abhängigkeit von Nikotin und die damit assoziierten Entzugssymptome sind der wesentliche Grund für die langfristige Aufrechterhaltung des Tabakkonsums und die Häufigkeit von Rückfällen nach einem Ausstiegsversuch. Dennoch ist hier von *Tabakabhängigkeit* und nicht von Nikotinabhängigkeit die Rede, da die Reduktion auf einen Wirkstoff der Komplexität des Abhängigkeitsgeschehens nicht gerecht wird.

Bei Jugendlichen kann die Tabakabhängigkeit bereits ebenso stark ausgeprägt sein wie bei Erwachsenen. In den vorliegenden empirischen Untersuchungen werden kaum Geschlechtsunterschiede festgestellt. Nach heutigem Wissen scheint die Tabakabhängigkeit bei männlichen und weiblichen Jugendlichen gleich häufig zu sein (Stanton 1995). Allerdings gibt es Hinweise darauf, dass Mädchen durchschnittlich eine stärkere Tabakabhängigkeit aufweisen (Sussman et al. 1998).

Eine Tabakabhängigkeit kann sich bereits in den ersten Jahren des Tabakkonsums entwickeln und tritt somit gewöhnlich bereits im Jugendalter auf. Einige US-amerikanische Experten bezeichnen die Tabakabhängigkeit daher als Kinderkrankheit („pediatric Disease"). Traditionell wurde bzw. wird die Abhängigkeit als statischer Endpunkt einer längeren Entwicklung vom experimentellen zu kontinuierlichen Substanzkonsum aufgefasst. Mittlerweile ist allerdings bekannt, dass erste Anzeichen einer Tabakabhängigkeit bereits wenige Wochen nach Konsumbeginn beobachtet werden können. Bei fast 1/4 aller innerhalb einer US-amerikanischen Untersuchung befragten 12- bis 13-Jährigen, die mit dem Rauchen begonnen hatten, war bereits im Verlauf der ersten 4 Wochen ihres Tabakkonsums ein Abhängigkeitssymptom zu beobachten, bei 17 % traten Anzeichen einer Abhängigkeit schon innerhalb der ersten 2 Wochen auf (DiFranza et al. 2000). Obgleich die meisten täglichen Raucher die Kriterien für eine Tabakabhängigkeit erfüllen (American Academy of Pediatrics 2001), führt demnach nicht nur der tägliche Zigarettenkonsum zur Tabakabhängigkeit.

Die Entstehung einer Tabakabhängigkeit ist kein irreversibler Prozess, ebenso wie die Abhängigkeit kein statischer Zustand ist. Der Verlauf der Tabakabhängigkeit wird bislang theoretisch am besten durch das *Modell der Änderungsabsicht* (Prochaska u. DiClemente 1986) dargestellt. Dieses Modell ist zugleich im Vergleich zu anderen empirisch bisher am besten überprüft. Zugleich lassen sich daraus praktische Handlungsanweisungen für den Umgang mit der Tabakabhängigkeit wie auch den anderen substanzbedingten Störungen ableiten. Das Modell postuliert, dass die Veränderung von Risikoverhaltensweisen wie beispielsweise dem Tabakkonsum sich durch eine spiralförmige Abfolge von 5 Stadien beschreiben und vorhersagen lässt. In den jeweiligen Stadien verändern sich die Motivation, den Konsum zu beenden, konsumbezogene Einstellungen und Intentionen sowie manifestes Verhalten. Die 5 Stadien sind:
- Vorabsicht,
- Absichtsbildung,
- Vorbereitung,
- Handlung,
- Aufrechterhaltung.

Von manchen Autoren wird eine 6 Phase, das Beendigungsstadium, hinzugefügt (Mann u. Kapp 1997). Diese Phasen werden, mit der Möglichkeit des Rückschritts in ein vorhergehendes Stadium so lange durchlaufen bzw. so oft wiederholt, bis das Problemverhalten sich verändert hat und die Verhaltensveränderung dauerhaft beibehalten wird. Das Modell wurde an Jugendlichen empirisch überprüft und für anwendbar befunden (Sussman et al. 1998).

Tabakentzug. Im Zusammenhang mit der Beendigung des Tabakkonsums scheint es deutliche Unterschiede zwischen den beiden Geschlechtern zu geben. Insbesondere berichten Mädchen häufiger als Jungen über Appetit- und Gewichtszunahme und scheinen sich im Vergleich zu Jungen in Folge eines Versuchs, den Tabakkonsum zu reduzieren oder zu beenden, als gestresster und deppressiver zu empfinden (Dappen 1996, Stanton 1995, Stanton et al. 1996). Interessanterweise berichten Mädchen zugleich über mehr positive Auswirkungen des Ausstieges (z.B. besseres Selbstbild, mehr Energie) als männliche Gleichaltrige (Stanton et al. 1996). So könnte es sein, dass die Schwierigkeiten im Zusammenhang mit dem Ausstieg bei Mädchen nur im Rückblick als problematischer in der Erinnerung verhaftet ist als dies bei Jungen der Fall ist. Die vorhandenen Geschlechtsunterschiede beeinflussen die Beendigung des Tabakkonsums allerdings nicht so stark wie die Faktoren Konsumdauer, Anzahl der täglich konsumierten Zigaretten und Schwere der Abhängigkeit.

Umgang mit dem Tabakkonsum in der ärztlichen Praxis

Nachfolgend werden einige praktische Aspekte des Umgangs mit dem Tabakkonsum von Kindern und Jugendlichen in der ärztlichen Praxis thematisiert. Für eine ausführlichere Darstellung des Umgangs mit tabakkonsumierenden Kindern und Jugendlichen in Kinder- und Jugendarztpraxen sei auf den Beratungsleitfaden „Rauchen bringt's!?" hingewiesen (Horn 2001). Dieser Leitfaden ist über die Geschäftsstelle des Bundesverbandes der Kinder- und Jugendärzte (BVKJ) in Köln zu beziehen.

Thematisierung und Motivation zur Entwöhnung

Thematisieren des Tabakkonsums. Dem überwiegenden Teil aller Ärzte ist durchaus bewusst, dass der Tabakkonsum ein zentrales Gesundheitsrisiko darstellt. Gleichzeitig spricht bisher nur die Minderheit ihre Patienten auf den Tabakkonsum an. Unterschiedliche Gründe scheinen hierbei eine Rolle zu spielen:
- Die große Mehrheit aller Ärzte schätzt ihre eigenen Fähigkeiten sowohl im Hinblick auf die Prävention des Tabakkonsums als auch die Raucherentwöhnung als gering ein.
- Bei vielen besteht die Sorge, dass die Thematisierung des Tabakkonsums einen möglicherweise ungerechtfertigten Eingriff in die Privatsphäre der Patienten darstelle, da dieser einen individuellen „Lebensstil" verkörpert.
- Bestehender oder wahrgenommener Zeitdruck ist für viele ein weiteres Hindernis dafür, den Tabakkonsum im Rahmen einer ärztlichen Konsultation zu thematisieren.
- Die hohe Rückfallwahrscheinlichkeit nach einem Ausstiegsversuch lässt außerdem viele an der Wirksamkeit bestehender Interventionsmöglichkeiten zweifeln.

Erfreulicherweise gibt es für jede der genannten Barrieren schlagkräftige Gegenargumente bzw. einige Prinzipen und Verfahren, die das ärztliche Handeln im Bereich der Tabakprävention und -entwöhnung plausibel machen, ermöglichen und vereinfachen.

Motivation zur Entwöhnung. Von entscheidender Bedeutung ist die Tatsache, dass die Ansprache des Tabakkonsums durch Ärzte nachweislich eine ausschlaggebende und zentrale Rolle bei der Motivation zur Beendigung des Tabakkonsums spielt. 7 von 10 Rauchern bereuen im Erwachsenenalter, mit dem Rauchen begonnen zu haben. Auch ein Großteil der jungen Raucher möchte gerne den Tabakkonsum beenden und viele haben bereits eigenständige Entwöhnungsversuche unternommen. Bei jedem Aufhörwunsch muss allerdings zunächst genug Motivation dazu entwickelt werden, um den Wunsch zum Beschluss reifen zu lassen und die häufig auftretenden, unangenehmen Begleiterscheinungen eines Rauchstopps durchzustehen. Die Motivation zur Aufgabe des Rauchens ist für junge Menschen insbesondere schwierig, da sie häufig noch keine negativen gesundheitlichen

Konsequenzen spüren, über keine vorherige Erfahrung eines Rauchstopps oder einschlägige Tipps verfügen und häufig nicht wissen, an wen sie sich diesbezüglich wenden können.

Die aktive Ansprache des Tabakkonsums durch den Arzt sowie eine kompetente ärztliche Intervention kann bei bereits konsumierenden Kindern, Jugendlichen sowie deren Eltern für die initiale Motivation zum Ausstieg und den weiteren Prozess eine ausschlaggebende Rolle spielen. Ärzte können aber auch vorbeugend intervenieren, beispielsweise indem (werdende) rauchende Eltern bei Routineuntersuchungen – in der kinderärztlichen Praxis etwa im Rahmen der Vorsorgeuntersuchungen – gezielt angesprochen und sofern sie Raucher sind, zu einem Rauchstopp motiviert werden. Der zeitliche Aufwand einer solchen Intervention muss nicht groß sein. Mittlerweile gibt es standardisierte Verfahren wie die so genannte Kurzintervention (im angloamerikanischen Bereich auch als „30 Second Approach" bezeichnet), anhand derer der Tabakkonsum mit einem minimalen Zeitaufwand thematisiert werden kann.

Primärprävention des Tabakkonsums

Schwangerschaft. Da der Tabakkonsum der werdenden Eltern das wichtigste vermeidbare Gesundheitsrisiko für das ungeborene Kind ist, sollte dieser bereits bei pränatalen Konsultationen mit der Diskussion der Auswirkungen des Tabakrauchs auf das Ungeborene beginnen. Bei Schwangeren, die weiter rauchen, sind verhaltensorientierte Strategien, z.B. eine Kurzberatung sowie die Weitergabe von Selbsthilfematerialien am wirksamsten und können zu einer Verdopplung der Ausstiegsquote führen.

Säuglings- und Kleinkindalter. Bei der Behandlung von Säuglingen und Kleinkindern sollte die Thematik Passivrauchen möglichst bereits bei der 1. Untersuchung aufgegriffen werden, indem der Tabakkonsum im Umfeld des/der Kinder und damit deren Passivrauchbelastung erfragt wird. Zum Schutz des Kindes vor Passivrauchen ist nicht in erster Linie entscheidend, rauchende Eltern zur Beendigung des Konsums zu bewegen, obwohl ein Anstoß hierzu durchaus gegeben werden sollte. In Bezug auf die kindliche Passivrauchbelastung hat es sich als äußerst wirksam erwiesen, Eltern in der Bestrebung zu bestärken, für ihre Kinder eine rauchfreie Umgebung zu schaffen. In den ersten Lebensjahren des Kindes ist zudem die Rückfallprävention bei Müttern oder weiteren Familienmitgliedern, die während der Schwangerschaft den Tabakkonsum aufgegeben haben, von eminenter Bedeutung. Das Gleiche gilt für die Motivation zu einem erneuten Ausstiegsversuch, wenn ein Rückfall bereits eingetreten ist.

Kindesalter. Bei der Untersuchung von Kindern können Ärzte mit diesen und den begleitenden Eltern den Tabakkonsum ansprechen und überprüfen, ob das Kind schon etwas über das Rauchen gelernt hat und was es darüber denkt. Ärzte können auch versuchen, auf familiäre Faktoren einzuwirken, die vor Tabakkonsum schützen, beispielsweise eine gute Kommunikation zwischen Eltern und Kind. Da ab dem Kleinkindalter das Vorbildverhalten der Eltern eine bedeutsame Rolle spielt, sollten rauchende Eltern nun immer wieder zum Rauchstopp motiviert werden. Im Sinne des Modells der Änderungsbereitschaft bedeutet die immer wieder erneute Ansprache des Tabakkonsums nicht ein „-Auf-der-Stelle-treten", sondern kann durchaus zu einem Übergang vom einem Stadium der Änderungsbereitschaft in das nächste verhelfen. Wissenschaftliche Untersuchungen zeigen einen Zusammenhang zwischen dem elterlichen Ausstieg aus dem Tabakkonsum und sowohl der Aufnahme als auch der Beendigung des Rauchens bei Jugendlichen. Der Zeitpunkt des elterlichen Rauchstopps scheint dabei von entscheidender Bedeutung zu sein: Je früher beide Eltern ihren Tabakkonsum beenden, umso wirksamer können sie ihre Kinder davon abhalten, selbst mit dem Tabakkonsum zu beginnen bzw. sie zu einem eigenen Rauchstopp motivieren (Farkas et al. 1999). Ebenso gilt, dass für die Eltern die eigenen gesundheitlichen Vorteile umso größer sind, je früher sie den Tabakkonsum beenden.

Bei der Ansprache des Tabakkonsums ist allerdings von zentraler Bedeutung, dass diese nicht mit einer Routinefrage sowie -empfehlung abgeschlossen ist, sondern individuumzentriert erfolgt (d.h. offene und respektvolle Grundhaltung, Berücksichtigung der jeweiligen Person, Situation sowie der Ausstiegsbereitschaft). Gute Ansatzpunkte für eine konstruktive Gesprächsführung bietet das Konzept des „Motivational Interviewing", dessen Grundzüge in einem explizit auf Praktiker ausgerichteten Fachbuch mittlerweile auch in einer deutschen Ausgabe erhältlich sind (Miller u. Rollnick 1999).

Umgang mit rauchenden Kindern und Jugendlichen

Kinder und Jugendliche, die rauchen, zögern eher als Erwachsene, formelle Hilfsangebote zum Ausstieg aus dem Tabakkonsum in Anspruch zu nehmen. Einerseits nehmen sie sich häufig nicht als abhängig oder gesundheitsgefährdet wahr. Andererseits wollen sie sich bei einem Ausstiegsversuch lieber auf ihren eigenen Willen verlassen und den Konsum eigenständig reduzieren oder beenden. Häufig steigen junge Raucher auch auf so genannte „light"-Produkte um, statt den Konsum zu beenden, weil sie sich hierdurch eine Risikoreduktion erhoffen, die allerdings nicht gegeben ist (Jarvis et al. 2001). Es ist bekannt, dass Jugendliche auch bei anderen drogenbezogenen Problemen und Störungen formelle Hilfen generell nur zu einem äußerst geringen Prozentsatz nutzen (Bornhäuser 2001).

Gesprächsführung. Generell gilt daher, dass jede Gelegenheit genutzt werden sollte, um den jugendlichen Tabak- und Drogenkonsum zu thematisieren.

- Mit Kindern und Jugendlichen, die bereits mit dem Rauchen experimentieren, sollte zunächst darüber gesprochen werden, welche positiven Aspekte der Konsum für sie hat, in welchen Situationen sie besonders gerne zur Zigarette greifen und welche Befriedigung sie daraus ziehen. Damit kann verdeutlicht werden, dass die subjektive Funktionalität des Konsums – sei es in erster Linie Spaß, Autonomiebestreben oder Leistungsdruck – ernst genommen wird.
- Zugleich bietet dies Ansatzpunkte für ein zielgenaues Gespräch darüber, auf welche alternative Weise diese Ziele erreicht werden könnten. Geschlechtsspezifisch unterschiedliche Ansprachen können hier ggf. sinnvoll sein. Beispielsweise kann es bei Mädchen und jungen Frauen wichtig sein, die gewichtsregulierende Funktion des Konsums zu berücksichtigen (s.a. Kap. 5.5).
- Erst dann sollte nachgefragt werden, ob die unmittelbaren und langfristigen Risiken des Konsums bekannt sind. Da Kinder und Jugendliche sich größtenteils für invulnerabel halten, ist die ausschließliche Thematisierung gesundheitlicher Risiken allerdings nicht ausreichend.
- Aus den USA ist bekannt, dass bei Jugendlichen insbesondere die Darstellung manipulativer Strategien der Tabakindustrie wirksam ist. Informative und nützliche Materialien hierzu haben verschiedene Organisationen im Internet bereitgestellt, beispielsweise die britische Organisation „Action on Smoking and Health" (http://ash.org.uk/) oder die US-amerikanische „Campaign for tobacco-free kids" (www.tobaccofreekids.org).

> Da sich Kinder und Jugendliche größtenteils für invulnerabel halten, ist die ausschließliche Thematisierung gesundheitlicher Risiken nicht ausreichend. Bei Jugendlichen ist dagegen insbesondere die Darstellung der manipulativen Strategien der Tabakindustrie wirksam.

- Bestehen bereits gesundheitliche Probleme im Zusammenhang mit dem Tabakkonsum, bieten diese einen Ansatzpunkt dafür, einen Ausstieg nahezulegen und Unterstützung bei einem Ausstiegsversuch anzubieten.
- Hierbei ist es entscheidend, sowohl die Vertraulichkeit des Gesprächs zu betonen als auch die Eigenständigkeit des Jugendlichen zu respektieren. Autonomieorientierte Botschaften erhöhen die Wahrscheinlichkeit, dass konsumierende Jugendliche zur Entwöhnung motiviert werden und ihren Tabakkonsum verringern (Williams et al. 1999).
- Sind noch keine manifesten gesundheitlichen Konsequenzen ersichtlich, stellen jugendliche Raucher aller Wahrscheinlichkeit in der Folge eines Rauchstopps – wenn überhaupt – nur geringe Unterschiede in Bezug auf ihre Gesundheit und Fitness fest. Für sie könnte es daher hilfreich sein, ihre Bemühungen zu visualisieren, um damit die im Verlauf eintretenden Veränderungen erfahrbar zu machen. Dies kann beispielsweise durch das Führen eines Tagebuchs oder durch ein CO_2-Monitoring geschehen.
- Zusätzlich kann auf die wachsende Zahl eher selbsthilfeorientierter Angebote hingewiesen werden, mit denen Jugendliche sich eigenständig auseinander setzen können, z.B. jugendgerecht aufbereitete interaktive Angebote im Internet (s. Kap. 5.7).
- Bei der Entwöhnung vom Tabakkonsum spielt die soziale Unterstützung im Alltag eine wesentliche Rolle. So können Jugendliche, in deren unmittelbarem Umfeld sich viele Raucher befinden, von virtuellen „Chat Rooms" profitieren, in denen sich Entwöhnungswillige gegenseitig unterstützen.

- Zudem können Poster und Informationsmaterialien über bestehende jugendorientierte Aktionen rund um die Prävention und die Entwöhnung von Tabakkonsum hinweisen (z.B. der Wettbewerb „be smart, don't start") in der Praxis aufgehängt bzw. ausgelegt werden.

Der Tabakkonsum ist eine sozial erlernte Verhaltensweise, die einen hohen Grad an Abhängigkeit von sozialen Stimuli und Verstärkern aufweist. Dies bedeutet, dass der Tabakkonsum nicht nur durch personalisierte Ratschläge und Hilfestellungen, sondern zugleich durch die Gestaltung der mikro- und makrosozialen Umgebung wesentlich beeinflusst wird. Als Leitsatz für gesundheitsförderliche Veränderungen des Lebensumfeldes gilt die Devise: „make the healthier choice the easier choice".

Was können Ärzte in der Praxis beitragen?

Praxisräume. Ärzte können beispielsweise Zeitschriften mit Tabakwerbung durch solche ersetzen, die auf Tabakwerbung verzichten. Die Botschaft „rauchfrei ist besser" kann den Patienten hierdurch glaubwürdiger und konsistenter vermittelt werden. Noch offensichtlicher ist dies möglich durch die Auslage bzw. den Aushang tabakkonsumbezogener Informationen oder von Gegenwerbung, die die soziale Akzeptanz des Tabakkonsums problematisiert („Reframing").

Auf Jugendliche zugehen. In der ärztlichen Praxis wird nur ein relativ geringer Prozentsatz aller Jugendlichen erreicht. Insbesondere diejenigen, bei denen eine Intervention am dringlichsten wäre, sind häufig nicht darunter („präventives Paradox"). Daher ist wichtig, dass sich Ärzte auch an Präventionsansätzen beteiligen, durch die Jugendliche in ihrer Lebensumwelt erreicht werden (z.B. schulische Tabakprävention).

Politisches Engagement. Zudem ist es essenziell, dass insbesondere die Ärzteschaft auf eine Gesundheits- und Sozialpolitik einwirkt, die sich an den als wirksam erwiesenen Maßnahmen der Tabakprävention orientiert. Hierzu zählt eine Vielzahl struktureller Maßnahmen wie Steuererhöhungen, umfassende Werbeverbote, Produktregulation, massenmediale Tabakprävention und Bekämpfung des Zigarettenschmuggels. Ebenso die schulische und arbeitsplatzbezogene Tabakprävention, die Etablierung einer Infrastruktur für die Raucherentwöhnung und für qualifizierte Entwöhnungsmaßnahmen sowie Maßnahmen des Nichtraucherschutzes. International besteht unter Experten Einigkeit darüber, dass der Tabakkonsum und die daraus resultierenden gesundheitlichen Folgeschäden nur durch die koordinierte Umsetzung dieser verhaltens- und verhältnispräventiven Maßnahmen wirksam und nachhaltig verringert werden können.

Weiterbildung und Ausbildungsreform. Trotz seiner enormen gesundheitlichen Konsequenzen spielt der Tabakkonsum bisher im Medizinstudium regulär keine Rolle und so ist eine anfängliche Berührungsangst vieler Ärzte mit diesem Thema verständlich. Viele Ärzte fühlen sich – zu Recht – auf dem Gebiet der Tabakprävention und -entwöhnung fachlich nicht ausreichend ausgebildet, um qualifizierte Hilfestellungen zu geben. Jedoch besteht mittlerweile ein wissenschaftlich fundiertes und z.T. auch als Fortbildung anerkanntes Angebot an Weiterbildungsmöglichkeiten für Gesundheitsberufe zum Umgang mit dem Tabakkonsum und der Tabakabhängigkeit in der Praxis (z.B. durch das Deutsche Krebsforschungszentrum auf der Basis der hier entwickelten „Rauchersprechstunde"). Seit März 2000 wurden zudem vom Berufsverband der Kinder- und Jugendärzte Fortbildungsseminare mit dem Titel „Hilfe, mein Kind raucht, trinkt, kifft ..." durchgeführt, die speziell jugendmedizinisch ausgerichtet sind und tabakpräventive Elemente enthalten (s. Kap. 5.2). Es bleibt zu hoffen, dass die Themenbereiche „Tabakkonsum und Tabakabhängigkeit" ebenso wie „Störungen durch psychoaktive Substanzen" möglichst rasch in die Grundausbildung aller Gesundheitsberufe, insbesondere aber in das Medizinstudium aufgenommen werden. Gerade Ärzte, die täglich mit den zahlreichen, meist gravierenden gesundheitlichen Auswirkungen des Rauchens konfrontiert sind, können durch eine qualifizierte, flächendeckende Versorgung einen erheblichen Beitrag zur Eindämmung der „Tabakepidemie" leisten.

Literatur

Agudo A, Ahrens W, Benhamou E, et al. Lung cancer and cigarette smoking in women – a multi-center case control-study in Europe. International Journal of Cancer. 2000; 88: 820–7.

American Academy of Pediatrics (AAP). Tobacco's Toll – Implications for the Pediatrician. Committee on Substance Abuse; 2001.

Bofetta P, Nyberg F, Agudo A, et al. Risk of lung cancer from exposure to environmental tobacco smoke from cigars, cigarillos and pipes. International Journal of Cancer. 1999a; 83: 805–6.

Bofetta P, Pershagen G, Jöckel KH, et al. Cigar and pipe smoking and lung cancer risk – a multicenter study from Europe. Journal of the National Cancer Institute. 1999b; 91: 697–701.

Bornhäuser A. Alkoholabhängigkeit bei Jugendlichen und jungen Erwachsenen. Versorgungskonzepte der modernen Suchtkrankenhilfe. Bern: Verlag Hans Huber; 2001.

Botvin GJ, Botvin EM. Adolescent tobacco, alcohol and drug abuse: prevention strategies, empirical findings, and assessment issues. Dev Behav Pediatr. 1992; 13: 290–301.

Breslau N, Peterson EL. Smoking cessation in young adults – Age at initiation of cigarette smoking and other suspected influences. American Journal of Public Health. 1996; 86: 214–20.

Brown RA, Lewinsohn PM, Seeley RJ, Wagner EF. Cigarette smoking, major depression, and other psychiatric disorders among adolescents. Journal of the Amercian Academy of Child and Adolescent Psychiatry. 1996; 35: 1602–10.

Bundeszentrale für gesundheitliche Aufklärung (BZgA). Die Drogenaffinität Jugendlicher in der Bundesrepublik Deutschland 1997. Köln: BzgA; 1998.

Bundeszentrale für gesundheitliche Aufklärung (BZgA). Die Drogenaffinität Jugendlicher in der Bundesrepublik Deutschland 2001. Köln: BzgA; 2001.

Canadian Lung Association. Respiratory Disease in Canada. Ottawa: Canadian Lung Assocation; 2001.

Chaloupka FJ. Macro-social influences – the effects of price and tobacco-control policies on the demand for tobacco products. Nicotine & Tobacco Research. 1999; 1: 105–9.

Centers for Disease Control and Prevention (CDC). Youth Tobacco Surveillance – United States 2000. Morbidity and Mortality Weekly Report. 2001; 50: 1–84.

Chassin L, Presson CC, Sherman SJ, Edwards DA. The natural history of cigarette smoking – predicting youth-adult smoking outcomes from adolescent smoking patterns. Health Psychology. 1990; 9: 701–16.

Chassin L, Presson CC, Sherman SJ, Corty E. Predicting the onset of cigarette smoking in adolescents – A longitudinal study. Journal of Applied Social Psychology. 1984; 14: 224–43.

Choi WS, Gilpin E, Farkas, et al. Determining the probability of future smoking among adolescents. Addiction. 2001; 96: 313–23.

Dappen A, Schwartz RH, O'Donnell, R. A survey of adolescent smoking patterns. Journal of the American Board of Family Practitioners. 1996; 9: 7–13.

DiFranza JR, Rigotti NA, McNeill A, et al. Initial symptoms of nicotine dependence in adolescents. Tobacco Control. 2000; 9: 313–9.

Elders MJ, Perry CL, Eriksen MP, Giovino GA. The report of the Surgeon General – Preventing tobacco use among young people. American Journal of Public Health. 1994; 84: 543–7.

Ershler J, Leventhal H, Fleming R, Glynn K. The quitting experience for smokers in sixth through twelfth grades. Addictive Behaviors. 1989; 14: 365–78.

Evans N, Farkas AJ, Gilpin EA, Berry C. Influence of tobacco marketing and exposure to smokers on adolescent susceptibility to smoking. Journal of the National Cancer Institute. 1995; 87: 1538–45.

Farkas AJ, Distefan JM, Choi WS, Gilpin EA. Does parental smoking cessation discourage adolescent smoking? Preventive Medicine. 1999; 28: 213–18.

Flay BR, Phil D, Hu FB, Richardson J. Psychosocial predictors of different stages of cigarette smoking among high school students. Preventive Medicine. 1998; 27: A9–18.

Gilpin EA, Lee L, Evans N, Pierce JP. Smoking initiation rates in adults and minors – United States 1944–1988. American Journal of Epidemiology. 1994; 140: 535–43.

Hanewinkel R, Ferstl R, Burow F. Merkmale von Situationen in denen Jugendliche rauchen. Sucht. 1993; 39: 232–5.

Haustein KO. Tabakabhängigkeit. Köln: Deutscher Ärzte-Verlag; 2001.

Helmert U, Lang P, Cuelenaere B. Rauchverhalten von Schwangeren und Müttern mit Kleinkindern. Sozial- und Präventivmedizin. 1998; 43: 51–8.

Horn WR. Rauchen bringt's!? Beratungsleitfaden zur Tabakprävention in Kinder- und Jugendarztpraxen. Kinder- und Jugendarzt. 2001; 32: 1–15 [Suppl].

Janson H. Longitudinal patterns of tobacco smoking from childhood to middle age. Addictive Behaviors. 1999; 24: 239–49.

Jarvis M, Boreham R, Primatesta P, Feyerabend C. Nicotine-yield from machine-smoked cigarettes and nicotine intake in smokers: Evidence from a representative population survey. Journal of the National Cancer Institute. 2001; 93: 134–8.

John U, Hanke M. Tabakrauch – Mortalität in den deutschen Bundesländern. Gesundheitswesen. 2001; 63: 363–9.

Junge B, Nagel M. Das Rauchverhalten in Deutschland. Gesundheitswesen. 1999; 61: 121–5.

Kessler DA, Natanblut SL, Wilkenfield JP, et al. Nicotine addiction – A pediatric disease. Journal of Pediatrics. 1997; 130: 518–24.

King III C, Siegel M, Celebucki C, Connolly GN. Adolescent exposure to cigarette advertising in magazines – An evaluation of brand-specific advertising in relation to youth readership. JAMA. 1998; 279: 516–20.

Lamkin K, Davis B, Kamen A. Rationale for tobacco cessation intervention for Youth. Preventive Medicine. 1998; 27: A3–8.

Lynch BS, Bonnie RJ, eds. Growing up tobacco free – preventing nicotine addiction in children and youth. Washington, DC: Institute of Medicine, National Academy Press; 1994.

Mann K, Kapp B. Drogenentzug. Baden-Württemberg-Studie – Evaluation des niedrigschwelligen und qualifizierten Angebots. Stuttgart: Sozialministerium Baden-Württemberg; 1997.

Millberger S, Biederman J, Faraone SV, Chen L. ADHD is associated with early initiation of cigarette smoking in children and adolescents. Journal of the American Academy of Child and Adolescent Psychiatry. 1997; 36: 37–44.

Miller WR, Rollnick S. Motivierende Gesprächsführung – Ein Konzept zur Beratung von Menschen mit Suchtproblemen. Freiburg: Lambertus; 1999.

Myers M, Brown S, Kelly JF. A cigarette smoking intervention for substance-abusing adolescents. Cognitive and Behavioral Practice. 2000; 7: 64–82.

Nelson C, Wittchen HU. Smoking and nicotine dependence. European Addiction Research. 1998; 4: S42–9.

Patton GC, Carlin JB, Coffey C, Wolfe R. Depression, anxiety, and smoking initiation – a prospective study over 3 years. American Journal of Public Health. 1998; 88: 1518–22.

Peto R, Lopez DA. Future worldwide health effects of current smoking patterns. In: Koop CE, Pearson CE, Schwarz MR, eds. Critical issues in global health. San Fransisco: Jossey-Bass; 2001: 154–61.

Pierce JP, Gilpin E. How long will today's new adolescent smoker be addicted to cigarettes? American Journal of Public Health. 1996; 86: 253–6.

Prochaska JO, DiClemente CC. Towards a comprehensive model of change. In: Miller W, Heather N, eds. Treating Addictive Behaviors. New York: Plenum Press; 1986: 3–27.

Sargent D, Dalton M. Does parental disapproval of smoking prevent adolescents from becoming established smokers? Pediatrics. 2001; 108: 2356–62.

Schoberberger R, Kunze M. Nikotinabhängigkeit – Diagnostik und Therapie. Wien: Springer, 1999.

Stanton WR. DSM-III-R tobacco dependence and quitting during late adolescence. Addictive Behaviors. 1995; 20: 595–603.

Stanton WR, Lowe JB, Gillespie AM. Adolescent's experiences of smoking cessation. Drug and Alcohol Dependence. 1996; 43: 63–70.

Statistisches Bundesamt, ed. Fachserie 12, Reihe S3: Fragen zur Gesundheit. Stuttgart: Metzler-Poeschel; 1996.

Statistisches Bundesamt, ed. Fachserie 12, Reihe S3 – Fragen zur Gesundheit. Stuttgart: Metzler-Poeschel; 2001.

Stern RA, Prochaska JO, Velicer WF, Elder JP. Stages of adolescent cigarette smoking acquisition – measurement and sample profiles. Addictive Behaviors. 1987; 12: 319–29.

Sussman S, Dent CW, Nezami E, Stacy AW. Reasons for quitting and smoking temptation among adolescent smokers – gender differences. Substance use and misuse. 1998; 33: 2703–20.

Thun MJ, Myers DG, Day-Lally C, et al. Age and the exposure-response relationship between cigarette smoking and premature death in Cancer Prevention Study II. In: Shopland D, ed. Changes in cigarette-related disease risks and their implications for prevention and control. Bethesda, Maryland: National Institutes of Health; 1997: 383–413.

US Department of Health and Human Services (US DHHS), Public Health Service. Preventing tobacco use among young people – A report of the Surgeon General. Atlanta, Georgia: US DHHS, Centers for Disease Control and Prevention, National Center for Chronic Disease Prevention and Health Promotion, Office on Smoking and Health; 1994.

Wakefield MA, Chaloupka FJ, Kaufman NJ, Orleans CT. Effects of restrictions on smoking at home, at school, and in public places on teenage smoking. British Medical Journal. 2000; 321: 333–7.

WHO. Advancing knowledge on regulating tobacco products. Genf: WHO; 2001. http:/tobacco.who.int/en/fctc/olso/OsloMonograph.pdf

Wiencke J, Thurston S, Kelsey K, et al. Early age at smoking initiation and tobacco carcinogen DNA damage in the lung. Journal of the National Cancer Institute. 1999; 7: 614–9.

Williams GC, Cox EM, Kouides R, Deci EL. Presenting the facts about smoking to adolescents. Archives of Pediatrics and Adolescent Medicine. 1999; 153: 959–64.

Wold B, Holstein B, Griesbach D, Currie C. Control of adolescent smoking – National policies on restriction of smoking at school in eight European Countries. Bergen: University of Bergen; 2000.

Yen KL, Hechavarria E, Bostwick SB. Bidi cigarettes – An emerging threat to adolescent health. Archives of Pediatric and Adolescent Medicine. 2000; 154: 1187–9.

4.2 Problematische Formen des Alkoholkonsums – Häufigkeiten, Trends, Ursachen

Wolfgang Settertobulte

Einleitung

In unserer Kultur ist der Konsum von Alkohol ein obligatorischer Teil sozialer Ereignisse im Familienkreis und in der Öffentlichkeit. Kinder wachsen auf in einer sozialen Umwelt, in der Alkohol für verschiedene soziale Zwecke und zur Selbstregulation verwendet wird. Sie lernen so bereits früh dessen soziale Bedeutung und die vermeintlich positiven Auswirkungen kennen. Der Umgang mit Alkohol gehört in weiten Kreisen der Bevölkerung zu den normalen Verhaltensweisen. Das Erlernen dieses normalen Umgangs gilt daher als eine wichtige Entwicklungsaufgabe im Jugendalter. Alkohol ist jedoch auch ein probates Mittel zur Selbstregulation im Angesicht von Stress, depressiver Stimmung und anderen emotionalen Problemen. Je größer die Gewöhnung und die Erfahrungen mit der Wirkung und der Dosierung von Alkohol (wie auch anderer Drogen) ist, umso größer ist die Wahrscheinlichkeit, dass dieser Stoff zur Alltagsbewältigung missbraucht wird. Hier beginnt dann die problematische Form des Alkoholkonsums im Vorfeld einer Abhängigkeit. Zwar spielt der süchtige Alkoholismus, gepaart mit den bekannten Symptomen und einer fortschreitenden Verelendung, im Jugendalter zahlenmäßig eine nur geringe Rolle, der Missbrauch ist jedoch bereits häufig anzutreffen.

Häufigkeiten und Trends des Alkoholkonsums von Jugendlichen

Die Studie „Health Behaviour in School-Children" (HBSC), ein vom WHO-Regionalbüro für Europa unterstütztes, internationales Forschungsprojekt, untersuchte im Jahr 1998 unter anderem das Ausmaß des Alkoholkonsums unter 11- bis 15-jährigen Kindern und Jugendlichen in Europa.

Erstkontakt mit Alkohol. Die Ergebnisse der Studie zeigen, dass junge Menschen bereits sehr früh an den Alkoholkonsum herangeführt werden. Das Trinken von Alkohol ist ein obligatorischer Teil sozialer Ereignisse im Familienkreis und in der Öffentlichkeit. In der überwiegenden Zahl der Länder haben bereits mehr als 50 % der 11-Jährigen mindestens einmal alkoholische Getränke probiert. Erwartungsgemäß steigt diese Rate in den weiteren Altersgruppen kontinuierlich. In Ländern, in denen ein moderater Alkoholkonsum zur Alltagskultur gehört, hatte bereits die Mehrheit der 11-jährigen Kinder erste Alkoholerfahrungen. In diesen Ländern geben dann auch etwa 90 % der 13-Jährigen und nahezu alle 15-Jährigen an, wenigstens einmal in ihrem Leben Alkohol probiert zu haben. Nur in sehr wenigen Ländern haben mehr als 10 % der 15-Jährigen bisher keine Alkoholerfahrungen. Dies sind zum Beispiel die Schweiz, Norwegen und Frankreich (Settertobulte et al. 2000).

Regelmäßiger Alkoholkonsum. Um die Raten bereits regelmäßig Alkohol trinkender Kinder und Jugendlicher zu ermitteln, wurden diese gefragt, wie häufig sie Bier, Wein oder Spirituosen zu sich nehmen. Regelmäßiger Alkoholkonsum wurde definiert als Konsum alkoholischer Getränke – auch in geringen Mengen – mindestens einmal pro Woche. In der überwiegenden Zahl der Länder, so auch in Deutschland, spielt ein regelmäßiger Alkoholkonsum unter den 11-Jährigen noch keine Rolle. Eine Zunahme der Raten ergibt sich bei den 13-Jährigen. In Deutschland berichteten bereits 6 % der Jungen und 3 % der Mädchen von regelmäßigem Alkoholkonsum. Unter den 15-Jährigen ist der Konsum von Alkohol bereits bei vielen Jugendlichen üblich. 26 % der deutschen 15-jährigen Jungen und 17 % der gleichaltrigen Mädchen gaben einen regelmäßigen Alkoholkonsum an (Currie et al. 2000).

Ein Vergleich zwischen den 1994 und 1998 durchgeführten, repräsentativen HBSC-Surveys zeigt, dass in den meisten westeuropäischen Ländern der regelmäßige Alkoholgebrauch bei den Jugendlichen einen deutlich abnehmenden Trend aufweist, während er in Osteuropa ansteigt. In

Deutschland ist hier ein leichter Anstieg festzustellen (Settertobulte et al. 2000).

Trunkenheitserfahrungen. Ein regelmäßiger, jedoch mäßiger Konsum beschreibt aber noch nicht zwangsläufig den missbräuchlichen und schädlichen Umgang mit Alkohol. Regelmäßiger Konsum in kleinen Mengen ist vielmehr die Vorwegnahme eines normalen Verhaltens in der Erwachsenenwelt. Ein Indikator für einen schädlichen, die Gesundheit gefährdenden Konsum, ist die Häufigkeit von Trunkenheitserfahrungen bei den Kindern und Jugendlichen. Einen biografisch ähnlich bedeutsamen Charakter wie das erste Ausprobieren von Alkohol hat es, das erste Mal „betrunken zu sein". Dies kann als ein weiterer Schritt hin zu einem individuellen Konsummuster verstanden werden. Trunkenheit ist dabei das absichtliche Einnehmen einer Überdosis Alkohol, das bereits eine gewisse Gesundheitsgefährdung darstellt. Häufige Trunkenheitszustände stellen ein echtes Gesundheitsrisiko dar.

In der HBSC Studie wurden die Kinder und Jugendlichen danach gefragt, wie häufig sie in ihrem Leben bereits betrunken gewesen seien (Abb. 4.1). Während unter den 11-jährigen Mädchen lediglich 3,5 % von dieser Erfahrung berichten, sind es unter den gleich alten Jungen bereits insgesamt knapp 10 %. Unter den 13-Jährigen hatte bereits ca. 1/5 der Schülerinnen und Schüler schon mindestens einmal eine Trunkenheit erlebt. Häufigere Trunkenheitsepisoden wurden von immerhin knapp 5 % der 13-jährigen Jungen angegeben, bei etwa der Hälfte dieser Gruppe sogar häufiger als 10-mal. Bei den Mädchen dieser Altersgruppe sind mehrfache Trunkenheitserlebnisse nur knapp halb so häufig (Settertobulte 2001).

Bei den 15-jährigen Jugendlichen hat knapp die Hälfte Erfahrungen mit dem Alkoholrausch. Auch hierbei sind die Raten bei den Jungen höher als bei den Mädchen. Etwa 10 % der Jungen gab an, sogar mehr als 10-mal in ihrem Leben bereits betrunken gewesen zu sein. Unter den 15-jährigen Mädchen waren es 6 %. Legt man allein die Häufigkeit des Alkoholmissbrauchs zugrunde, so muss bei dieser Gruppe von einer massiven Gefährdung gesprochen werden (Settertobulte 2001).

Ursachen und Korrelate des problematischen Alkoholkonsums

Gruppe der Gleichaltrigen. Regelmäßiger Alkoholkonsum und häufige Trunkenheit sind bei Jugendlichen statistisch eng verbunden mit anderen Verhaltensweisen, die als weitere Anzeichen für das Entstehen eines Alkoholproblems gesehen werden können. Die überwiegende Zahl der Jugendlichen, die häufig Alkohol konsumieren, rauchen auch. Dies kann als eine generelle Tendenz zum Konsum psychoaktiver Substanzen verstanden werden und wird verstärkt in der Gruppe der Gleichaltrigen: Regelmäßiges Rauchen und Alkoholkonsum kommt häufiger vor, wenn sich die Ju-

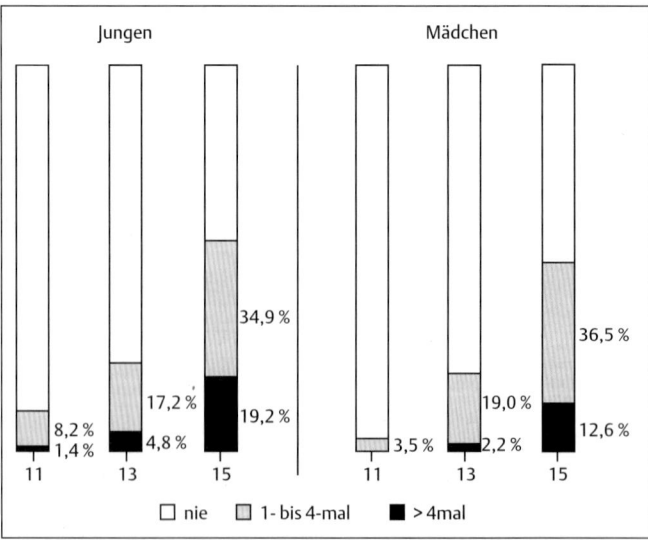

Abb. 4.1 Häufigkeit der Trunkenheit.

gendlichen oft mit Freunden nach der Schule oder am Abend treffen und wenn diese Freunde ebenfalls trinken und rauchen (Jackson 1997, Urberg et al. 1997). Dabei spielt sowohl ein Selektionseffekt (Zusammenfinden von Jugendlichen mit dem gleichen Motiv zum Alkoholkonsum) als auch ein Beeinflussungseffekt (vorher abstinente Jugendliche werden durch die Gruppenzugehörigkeit zum Alkoholkonsum angeregt) eine Rolle. Vor allem normative Einstellungen über das Wohl und Wehe des Alkoholkonsums und über die Grenzen eines schädlichen Gebrauchs sind entscheidende Faktoren im Gruppenprozess.

Rolle der Familie. Während der Einfluss der Gleichaltrigengruppe hauptsächlich als Anreiz und zur aktuellen Aufrechterhaltung des Alkoholkonsums dient, wird der Grundstein für einen gesundheitsgefährdenden Umgang mit Alkohol und eine Suchtgefährdung im früheren Kindes- und Jugendalter gelegt. Den wichtigsten Faktor für eine Alkoholgefährdung finden wir in der Familie. Bei dem überwiegenden Teil der klinisch auffälligen Alkoholiker ist Alkoholismus auch in der nahen Verwandtschaft zu finden. Es besteht eine genetische Disposition zur ungünstigen physiologischen und neuronalen Verarbeitung des Alkohols, durch die die Suchtgefahr deutlich erhöht wird (Hill et al. 1991). Aber auch Verhaltensmodelle aus der Familie sind von Bedeutung. In einer Studie aus den 70er Jahren wurde gefunden, dass Kinder, deren Eltern regelmäßig Alkohol konsumierten, zum überwiegenden Teil selbst zu trinken beginnen (82%), während die Kinder abstinenter Eltern überwiegend auch abstinent blieben (72%) (Kandel et al. 1978). Spätere Studien bestätigten diesen Befund, fanden jedoch heraus, dass gleichzeitig der Erziehungsstil der Eltern eine große Rolle spielt. Wenn Alkohol konsumierende Eltern einen konstruktiven Erziehungsstil praktizieren, der den Alkoholkonsum kritisch reflektiert, so ist der genannte Zusammenhang nicht mehr nachweisbar (Peterson et al. 1994).

Jugendliche trinken häufiger dann, wenn sie aus einem autoritären, stark kontrollierenden Elternhaus kommen, wenn das elterliche Erziehungsverhalten inkonsistent ist oder wenn in der Familie Verhaltensregeln gänzlich fehlen (Peterson et al. 1994). Als positiven, vor Alkoholmissbrauch schützenden Erziehungsstil identifizierte man einen führenden Einfluss mit klarer Regelsetzung und konkreten Verhaltenserwartungen. Dabei ist es notwendig, dass die Gründe für die Regeln einsichtig gemacht werden und ein hohes Maß an positiver Rückmeldung gegeben wird. Ebenso schützt eine große akzeptierende Teilnahme der Eltern am Leben der Kinder (Cohen u. Rice 1997). Drogenkonsum allgemein ist verbunden mit der Wahrnehmung einer mangelnden Unterstützung durch das Elternhaus. (Engel u. Hurrelmann 1994).

Alkohol und schulische Leistungen. Häufiger Alkoholkonsum und Trunkenheit sind bei vielen Jugendlichen verbunden mit Problemen in der Schule. Ob dies Ursache oder Folge des Konsums ist, lässt sich jedoch nur im Einzelfall beurteilen. Generell lässt jedoch die schulische Leistung bei einem problematischen Alkoholkonsum nach und ist unter Umständen der auffälligste Indikator für dieses Problem (Freitag 1999).

Alkohol zur Stressbewältigung. Alkoholkonsum ist ein probates Mittel zur Stressbewältigung. Wenn Jugendliche nicht über adäquate konstruktive Bewältigungsstrategien verfügen, sondern Belastungen überwiegend emotional verarbeiten, besteht die Gefahr, dass sie die physiologischen Wirkungen des Alkohols als Spannungsreduktion und als Steigerung des Wohlbefindens nutzen (Wills 1990).

Alkohol und psychische Störungen. Alkoholmissbrauch im Jugendalter geht in vielen Fällen mit anderen psychischen Auffälligkeiten und Störungen einher. Immer wieder konnte nachgewiesen werden, dass unter Alkoholikern gehäuft depressive Symptomatiken und aggressive Tendenzen vorherrschen. Sie haben in der Regel ein geringes Selbstwertgefühl und eine geringere Selbstkontrolle (Kandel et al. 1997). Alkoholismus im Jugendalter ist in diesem Sinne kein klar abgegrenztes Störungsbild, sondern Ausdruck einer generellen Anpassungsstörung, die mit einer ganzen Reihe anderer Symptome bereits in der frühen Kindheit ihren Anfang nimmt (Leppin 2000).

Modell der sozialen Entwicklung. Alle bisher genannten Befunde beschreiben Risikofaktoren, die für sich nur einen kleinen Anteil an der Vorhersage von Alkoholproblemen im Jugendalter leisten. Es ist jedoch plausibel, dass sich eine Gefährdung aus einem komplexen Gefüge von Faktoren ergibt. Einige theoretische Ansätze versuchen diese Faktoren zu einem schlüssigen und empirisch nachweisbaren Modell zusammenzusetzen. So geht etwa das „Modell der sozialen Entwicklung" davon aus, dass es zu einer Bindung an deviante jugendliche Subkulturen mit dem Hang zum Alkoholmissbrauch kommt, wenn im Vorfeld eine positive Bindung zu konventionellen gesellschaftlichen Werten und Institutionen fehlschlägt. Dies ist besonders dann der Fall, wenn in früheren Entwicklungsphasen kaum positiv verstärkende Interaktionen mit den Eltern und in der Schule zustande kommen und die Jugendlichen daher wenig Gelegenheit hatten, akademische und soziale Kompetenzen zu entwickeln (Hawkins u. Weis 1985). Dabei soll es 3 entscheidende Entwicklungsphasen geben:

- Die 1. Phase ist die Initiation des Konsums, beeinflusst durch das Vorbild und die Wahrnehmung mangelnder Unterstützung und Akzeptanz seitens der Eltern. Das Motiv des Konsums ist dabei geprägt von kurzfristigen Zielen und vorläufigen Werten.
- In einer 2. Phase kommt es zur Integration in eine deviante, Alkohol konsumierende Gleichaltrigengruppe, in welcher das Erlernen der sozialen Bedeutung des Trinkens weiter vertieft wird.
- Erst in einer 3. Phase manifestiert sich dann der Missbrauch und die konkrete Suchtgefährdung, indem vermeintlich nicht zu bewältigende Belastungen entsprechend der vorher angenommenen Vorbilder durch den Alkoholkonsum kompensiert werden (Simons et al. 1988).

Anja Leppin (2000) kommt in ihrem Überblicksartikel zur Ätiologie des Alkoholmissbrauchs zu dem Schluss, dass die bisherigen Erklärungsmodelle lediglich „Puzzleteile" eines umfassenden Ansatzes darstellen. Die Entwicklung eines Alkoholproblems ist letztlich das Ergebnis eines komplexen Zusammenspiels aus genetischer Disposition, individuellem Temperament, elterlichem Erziehungsverhalten, Einflüssen der Gleichaltrigengruppe, aber auch der Verfügbarkeit von Alkohol und kulturell vermittelten Einstellungen und Erwartungen an die Wirkung.

Entdeckung einer Alkoholgefährdung in der ärztlichen Sprechstunde

Die Jugendvorsorgeuntersuchung nach Vollendung des 13. bzw. 14. Lebensjahres bietet eine gute Möglichkeit, eine Reihe von Risikofaktoren zu erheben, die als psychosoziale Indikatoren einer Gefährdung infrage kommen. Dabei ist es wichtig zu bedenken, dass nicht etwa der momentane Alkoholkonsum allein eine Gefährdung markiert, sondern vielmehr das Zusammentreffen mehrerer psychosozialer Risikofaktoren (Jones u. Heaven 1998).

Diese Indikatoren können gegebenenfalls durch ein gezieltes Nachfragen zur Überprüfung weiterer Indikatoren Anlass geben. Es lohnt sich, diese weiteren Indikatoren in den folgenden Fällen zu erheben:

- wenn die Jugendlichen im Gespräch regelmäßiges Rauchen, regelmäßigen Alkoholkonsum oder die Einnahme nicht verordneter Medikamente angeben;
- wenn die Jugendlichen aus schwierigen Familienverhältnissen oder aus lokal bekannten Problemmilieus, sowohl hinsichtlich des Wohnumfeldes als auch der Schule kommen;
- wenn die Jugendlichen Schulschwierigkeiten haben oder psychische Auffälligkeiten aufweisen.

Auch wenn die jugendlichen Patienten keine Angaben zum Drogenkonsum machen, ist in diesen Fällen ein beratendes Gespräch dringend angezeigt, um einem Abgleiten in ein massives Alkoholproblem vorzubeugen.

Literatur

Cohen DA, Rice J. Parenting style, adolescent substance use and academic achievement. Journal of Drug Education. 1997; 27: 199–211.

Currie C, Hurrelmann K, Settertobulte W, Smith R, Todd J. Health and Health Behaviour among Young People – HEPCA Series No. 1. Copenhagen: WHO Regional Office for Europe; 2000.

Engel U, Hurrelmann K. Was Jugendliche wagen – Eine Längsschnittstudie über Drogenkonsum, Streßreaktionen und Delinquenz im Jugendalter. Weinheim, München: Juventa; 1994.

Freitag M. Familiäre Determinanten des Alkoholkonsums von Kindern – Implikationen einer prospektiven Längsschnittstudie für die Prävention. In: Kolip P, ed. Programme gegen Sucht. Weinheim, München: Juventa; 1999.

Hawkins JD, Weis JG. The social development model – An integrated approach to deliquency prevention. Journal of Primary Prevention. 1985; 6: 73–97.

Hill SY, Steinhauer SR, Smith RR, Locke J. Risk markers of alcoholism in high density families. Journal of Substance Abuse. 1991; 3: 351–69.

Jackson C. Initial and experimental stages of tobacco and alcohol use during late childhood – Relation to peer, parent and personal risk factors. Addictive Behaviors. 1997; 22: 685–98.

Jones SP, Heaven PCL. Psychosocial correlates of adolescent drug taking behaviour. Journal of Adolescence. 1998; 21: 127–34.

Kandel DB, Kessler RC, Margulies RZ. Antecentents of adolescent initiation into stages of drug use – A developmental analysis. Journal of Youth and Adolescence. 1978; 7: 13–40.

Kandel DB, Johnson JG, Bird HR, et al. Psychiatric disorders associated with substance use among children and adolescents – Findings from the Methods of Child and Adolescent Mental Disorders (MECA) study. Journal of Abnormal Child Psychology. 1997; 25: 121–32.

Leppin A. Alkoholkonsum und Alkoholmißbrauch bei Jugendlichen – Entwicklungsprozesse und Determinanten. In: Leppin A, Hurrelmann K, Petermann H, eds. Jugendliche und Alltagsdrogen. Neuwied, Berlin: Luchterhand; 2000: 64–94.

Peterson PL, Abbott RD, Hawkins JD, Catalano RF. Disentangling the effects of parental drinking, family managenent and parental alcohol norms on current drinking by black and white adolescents. In: Boyd GB, ed. Alcohol problems among adolescents – Current directions in prevention research. Hillsdale, NY: Erlbaum; 1994: 33–58.

Settertobulte W, Hurrelmann K, Bruun-Jensen B. Drinking among young Europeans. HEPCA Series No. 3. Copenhagen: WHO Regional Office for Europe; 2000.

Settertobulte W. Alkoholkonsum bei Kindern und Jugendlichen – Von der Schulbank an die Theke. Gesundheit und Gesellschaft. 2001; 4(5): 31–5.

Simons RL, Conger RD, Whitbeck LB. A multistage social learning model of the influence of family and peers upon adolescent substance abuse. Journal of Drug Issues. 1988; 18: 293–315.

Urberg KA, Degrimencioglu SM, Pilgrim C. Close friends and group influence on adolescent cigarette smoking and alcohol use. Developmental Psychology. 1997; 33: 834–44.

Wills TA. Stress, coping and tobacco and alcohol use in early adolescence. In: Shiffman S, Wills TA, eds. Coping and substance use. Orlando FL: Academic Press; 1990: 67–94.

4.3 Cannabis – Vom jugendtypischen Konsum zum problematischen Gebrauch

Andreas Gantner

Alltagsdroge Cannabis

Wir kiffen!
Die jüngste Repräsentativerhebung zum Gebrauch psychoaktiver Substanzen bei Jugendlichen und Erwachsenen zeigt eine deutliche Steigerung der Prävalenz des Cannabiskonsums (BzgA 2001). Unter den 12- bis 25-Jährigen haben heute bereits 26% Erfahrungen mit Cannabis gemacht. (1993 waren es noch 16%). Während alle anderen illegalen Drogen eher konstante Werte im Zeitverlauf aufweisen, hat sich die herausragende Rolle von Cannabis im Spektrum der illegalen Drogen in den vergangenen Jahren noch verstärkt.

Ein Blick auf die Daten der zitierten Drogenstudie zeigt einerseits, dass für die überwiegende Mehrheit der Cannabiskonsumenten der Konsum nach wie vor auf die Jugendphase beschränkt bleibt. Andererseits ist auch zu beobachten, dass für einen Teil der Konsumenten der Cannabiskonsum auch in späteren Jahren attraktiv bleibt. Der Cannabiskonsum zieht sich demnach quer durch die Generationen und ist nicht mehr nur als ein jugendtypisches Verhalten zu verstehen.

Die Besonderheit von Cannabis im Vergleich zu den anderen illegalen Drogen besteht nicht nur in der Verbreitung und Häufigkeit des Konsums, sondern auch im sozialen und situativen Kontext des Konsums. „Gekifft" wird heute überall, unabhängig vom sozialen Milieu und auch in verschiedenen situativen Kontexten. Cannabis hat sich für viele Jugendliche über den Freizeit- und Partykonsum hinaus einen festen Platz im Alltag erobert. Cannabis ist nicht nur eine populäre illegale Alltagsdroge geworden, sondern hat durch die Wiederentdeckung als vielseitig verwendbare Nutzpflanze sowie als Heilpflanze ein vielfältiges Bedeutungsspektrum bekommen. Das Image von Cannabis ist damit positiv mit Natur und Ökologie besetzt. Auch das Bestreben einer Entkriminalisierung des Cannabiskonsums (das Einstellen der Strafverfolgung bei „geringen Mengen", die als Eigenbedarf gewertet werden) hat zu einer veränderten Bewertung des Cannabiskonsums beigetragen.

> Cannabis ist mittlerweile zu einer populären Alltagsdroge geworden. Für die überwiegende Mehrheit bleibt der Cannabiskonsum jedoch nach wie vor auf die Jugendphase beschränkt.

Risikoeinschätzung des Cannabiskonsums

Cannabis denn Sünde sein?
Die generellen Gefahren und Risiken des Cannabiskonsums werden heute sowohl von Experten, als auch von den Konsumenten selbst eher gering eingeschätzt. Kleiber u. Kovar (1998) kommen in einer Expertise zu den Auswirkungen des Cannabiskonsums zu der Einschätzung, dass sich die pharmakologischen und psychosozialen Konsequenzen des Cannabiskonsums als weniger gefährlich erweisen würden, als noch überwiegend angenommen wird. Die Autoren gehen davon aus, dass viele beobachtbare Probleme (z.B. Abhängigkeit, Psychosen, amotivationales Syndrom) weniger mit der Substanz Cannabis, als vielmehr mit anderen Risikofaktoren (psychische Vulnerabilität, polytoxikomaner Gebrauch, Einstiegsalter) erklärt werden können. Eine generelle Entwarnung bezüglich des Cannabiskonsums lässt sich aus dieser Studie jedoch nicht ableiten. Vielmehr wird deutlich, dass es auch aufgrund methodischer Probleme noch zu wenig Erkenntnisse über die komplexen Zusammenhänge zwischen Cannabiskonsum und den relevanten Kontextbedingungen gibt. Für die Jugendlichen selbst – insbesondere die Drogenerfahrenen – scheint die Frage nach der Gefährlichkeit von Cannabis längst geklärt.

> Die generellen Gefahren des Cannabiskonsums werden heute sowohl von Experten, als auch von den Konsumenten als eher gering eingeschätzt. Allerdings gibt es noch zu wenig Erkenntnisse über die komplexen Zusammenhänge zwischen Cannabiskonsum und den relevanten Kontextbedingungen.

Neuere Ergebnisse aus der Drogenforschung (Tossman u. Pilgrim 2001) bestätigen, dass von Jugendlichen sowohl die körperlichen als auch die psychischen Risiken von Cannabis im Vergleich zu anderen illegalen psychoaktiven Substanzen wesentlich geringer eingestuft werden. Interessant ist hierbei zudem das Ergebnis, dass auch die legalen Drogen Alkohol und Zigaretten mit größeren Risiken als Cannabis in Verbindung gebracht werden. Zusammenfassend lässt sich feststellen, dass Jugendliche Cannabis mit dem Bewusstsein konsumieren, gesundheitlich kein großes Risiko einzugehen.

Die praktische Erfahrung aus der Beratungs- und Präventionstätigkeit zeigt, dass in der Risikodebatte um die Droge Cannabis der Balanceakt einer differenzierten Einschätzung möglicher Risiken des Konsums eine besonderer Herausforderung ist. Nach wie vor werden praktische Erfahrungen oder wissenschaftliche Erkenntnisse für die Beweise der Harmlosigkeit oder auch der Gefährlichkeit von Cannabis herangezogen. Eine rein substanzbezogene Risikoeinschätzung ist jedoch wenig hilfreich für den konkreten Umgang mit dem individuellen Konsum Jugendlicher.

> Die Frage, wie gefährlich Cannabiskonsum ist, geht grundsätzlich in die falsche Richtung! Entscheidend für eine Risikoeinschätzung sind neben den pharmakologischen Aspekten das Einstiegsalter, die Konsummuster sowie die psychosozialen Kontextbedingungen.

Diagnostik des Cannabiskonsums

Check dich: Der Kiffertest.
Eine differenzierte Diagnostik des Gefährdungspotenzials durch Cannabiskonsum sollte unterschiedliche Indikatoren berücksichtigen und die Selbsteinschätzung der jugendlichen Konsumenten selbst anregen und fördern (Gantner 2001). Die allgemeinen Aspekte der drogenbezogenen Beratung in der ärztlichen Praxis sind in Kap. 5.3 dargestellt. Insbesondere bei jugendlichen Drogenkonsumenten sind Glaubwürdigkeit, Vertrauen und Respekt die Basis für das Erkennen und Verstehen vorhandener Problemlagen. Für eine konstruktive Auseinandersetzung mit jugendlichen Cannabiskonsumenten bezüglich einer Risikoeinschätzung sind 3 Aspekte von Bedeutung:
- Analyse der Konsummuster,
- Klärung der individuellen Motive und Funktionen des Konsums,
- Bewertung der psychosozialen Ressourcen und Kompetenzen.

Konsummuster

Das Konsummuster ist eine Kombination folgender Variablen:
- Dosis,
- Konsumfrequenz,
- Anzahl konsumierter Drogen,
- situativer Kontext.

Die Klärung des individuellen Konsummusters hat deshalb eine besondere Bedeutung, weil bei Cannabis – ähnlich wie bei Alkohol – eine große Heterogenität und Variabilität in der Ausprägung der Konsummuster zu beobachten ist.

> Als Faustregel gilt (wie bei allen psychoaktiven Substanzen): Je höher die Dosis, je regelmäßiger der Konsum, je mehr andere Drogen konsumiert werden und je unangemessener die Situation, desto größer ist das Missbrauchs- bzw. Abhängigkeitsrisiko.

Die Erfahrung zeigt, dass im Jugendalter Schwankungen und Veränderungen im Konsumverhalten die Regel sind. Cannabis ist weder eine Einstiegsdroge für so genannte „harte Drogen", noch lässt sich eine drogenimmanente, zwangsläufige Suchtdynamik erkennen. Es gibt nicht wenige Jugendliche, die auch nach einer Phase regelmäßigen und evtl. exzessiven Cannabiskonsums im späteren Verlauf der Entwicklung ihren Konsum wieder vollständig einstellen. Andererseits bestätigen auch die Daten der Cannabisstudie (Kleiber u. Soellner 1998) die Tatsache, dass sich ein regelmäßiger Gebrauch zu einer ausgeprägten Cannabisabhängigkeit entwickeln kann. Bei der Analyse und Bewertung des aktuellen Konsummusters sollten jedoch die Möglichkeiten der Veränderung und des Ausstiegs immer mitbedacht und thematisiert werden. Der „Kiffertest" aus der Broschüre „Cannabis denn Sünde sein" (Therapieladen 1998) bietet für jugendliche Cannabiskonsumenten eine Möglichkeit, ihr Konsummuster zu überprüfen und objektiver einzuschätzen.

Funktionen und Motive des Cannabiskonsums

Cannabis ist wie keine andere illegale Droge stark in jugendkulturellen Moden und Stilen verankert. Insbesondere über das Medium Musik wird das mit dieser Droge verbundene Lebensgefühl transportiert. Generelle jugendtypische Motive des Konsums sind Neugier und Risikobereitschaft, cool sein, anders sein, Gemeinschaftsgefühl sowie Protestverhalten. Aufgrund des komplexen psychoaktiven Wirkungsspektrums (euphorisierend, dämpfend, halluzinogen) lässt sich Cannabis auch für eine Vielfalt von psychischen Bedürfnissen einsetzen. Tab. 4.2 zeigt einen Überblick hinsichtlich der möglichen psychischen Funktionen und Auswirkungen der erlebten Rauschwirkung.

Psychosoziale Ressourcen und Kompetenzen

Psychosoziale Konflikte. Das Einstiegsalter und der Beginn eines regelmäßigen Konsums gelten als wichtige Indikatoren für eine Suchtgefährdung. Kinder und Jugendliche, die in der Frühpubertät (12–15 Jahre) einen regelmäßigen Cannabiskonsum aufweisen, zählen deshalb zu einer Hochrisikogruppe, weil biologische Reifungs- und psychosoziale Entwicklungsprozesse durch einen frühen und regelmäßigen Cannabiskonsum stark gestört bzw. unterbrochen werden können. Die Erfahrungen aus der therapeutischen Praxis mit Cannabiskonsumenten zeigen, dass jugendliche Früheinsteiger den Cannabiskonsum in der Regel zur Bewältigung vorhandener psychosozialer Defizite

Tabelle 4.2 Spektrum der Cannabiswirkung (Therapieladen 1998)

Erlebte Rauschwirkung positiv		Erlebte Rauschwirkung negativ
Übliche Denkmuster verblassen, neuartige Ideen und Einsichten, hinter die Oberfläche schauen, kreativ sein	Denken	Sich in fixe Ideen reinsteigern, von Gedanken besessen sein, geistige Selbstüberschätzung, Größenwahn
Witzige Assoziationen und starke Gedankensprünge	Konzentration	Konzentrationsschwäche, keinen klaren Gedanken fassen können, „Peilung" verlieren
Sich amüsieren, weil man sich nicht an die vorletzten 5 Minuten bzw. am Ende eines Satzes nicht an den Anfang erinnern kann	Gedächtnis	Eingeschränkte Merkfähigkeit, Erinnerungslücken, Filmrisse
Die gewohnte Ordnung beim Sehen, Hören, Riechen, Tasten verändert sich; sonst Nebensächliches wird deutlicher wahrgenommen, Intensivierung von Empfindungen, Zeitgefühl verändert sich	Wahrnehmung, Empfindung	Wenig von der Umwelt mitkriegen, im eigenen Film gefangen sein, sich in Einzelheiten reinsteigern, Überempfindlichkeit, Überreaktionen bis zu Halluzinationen und Horrortrips
Eindruck, als ob man die Gedanken der anderen kennt und teilt, gemeinsame Albernheit, Gemeinschaftserleben	Kommunikation Beziehung	Kontakt verlieren, „abdrehen", sich nicht mehr mitteilen können, sich ausgegrenzt erleben, nur noch abhängen
Euphorie, „high" sein, gleichzeitig: Gefühle sind gedämpft, emotionaler Abstand zu allem, Gelassenheit	Fühlen	Ängste, Panik, Verfolgungsideen, Gefühle von Fremdheit, Ich-Auflösung, Verwirrung, Verlassenheit
Wohlige Entspannung, Wattegefühl, Leichtigkeit, Pulsfrequenz steigt, trotzdem Verlangsamung der Bewegung, geringe Schmerzempfindlichkeit, Appetitanregung	Körper, Körpererleben	„Breit", „fett", träge, lahm sein, Überdrehtheit, Übelkeit, Schwindel, Herzrasen bis zum Kreislaufkollaps

einsetzen. Oft ist dabei eine vorzeitige, altersinadäquate Loslösung aus dem Elternhaus aufgrund familiärer Probleme zu beobachten. Ein konstruktives Spannungsverhältnis zwischen Herkunftsfamilie und der Gruppe der Gleichaltrigen spielt bei der Identitätsbildungs- und Ablösungsphase in der Adoleszenz eine wichtige Rolle. Gelingt es der Familie nicht, in dieser Umbruchszeit den emotionalen Kontakt zu halten, kann sich der Cannabiskonsum zu einer Art „Übergangsobjekt" entwickeln. Das „Kiffen" bekommt dann für diese Jugendliche eine emotional größere Bedeutung als für andere Konsumenten.

Entwicklungs- und Gesundheitszustand. Unabhängig von psychosozialen Konflikten im Kontext der Ablösung ist zu klären, wie der generelle Entwicklungs- und Gesundheitszustand einzuschätzen ist. Entwicklungsstörungen im Kindes- und Jugendalter gelten als zusätzliche Risikofaktoren für Missbrauchs- und Abhängigkeitsentwicklungen. So kann z.B. bei hyperaktiven oder affektiven Störungen der Konsum von Cannabis auch als Selbstheilungsversuch verstanden werden. Ähnliche Zusammenhänge lassen sich auch bei anderen psychischen Störungsbildern (Psychosen, Persönlichkeitsstörungen) beobachten.

> Das komplexe Wechselspiel von psychischer Grundsituation und Drogenkonsum erfordert eine differenzierte Diagnostik, die unterschiedliche Ebenen der persönlichen Entwicklung berücksichtigt.

Die klinisch-diagnostischen Aspekte können selbstverständlich nur von Fachärzten bzw. klinisch geschulten Psychologen geklärt werden. Im Vorfeld einer klinischen Diagnostik besteht jedoch die Möglichkeit, im Gespräch mit jugendlichen Konsumenten die verschiedenen Motive des Konsums zu erforschen und mögliche Zusammenhänge mit den relevanten psychosozialen Funktionen herzustellen (Therapieladen 2001).

Aspekte der Sekundärprävention

Zu Risiken und Nebenwirkungen fragen Sie Ihren Arzt ...
Die Suchtprävention hat sich von den Abschreckungskonzepten der 70er Jahre weitgehend verabschiedet und versteht sich heute als Teil der Gesundheitsförderung. Die Konzepte der Suchtprävention sind jedoch überwiegend primärpräventiv und drogenunspezifisch ausgerichtet und sprechen drogenkonsumierende Jugendliche nicht speziell als Zielgruppe an. Die Entwicklung und Anwendung von sekundärpräventiven Konzepten steht erst in den Anfängen. Sie werden unter den Begriffen „Schadensbegrenzung", „Risikomanagement" und „Drogenmündigkeit" diskutiert und erprobt (Heudtlass u. Stöver 2000, Schmidt 1998). Hier zeigt sich ein großer Bedarf, der in Zukunft in der Praxis und der Wissenschaft (z.B. die Entwicklung von Standards und die Evaluation von Angeboten) stärker gefördert werden sollte.

Sekundärpräventive Konzepte in der Praxis. Die konsequente Durchsetzung und Anwendung sekundärpräventiver Konzepte im pädagogischen und medizinischen Alltag stellt die jeweiligen Fachkräfte vor eine große Herausforderung. Sie müssen sich nicht nur wesentlich stärker als bisher mit psychoaktiven Substanzen und den Bedingungen und Folgen des Konsums auseinander setzen, sondern auch ihre grundsätzliche Haltung gegenüber dem Thema Drogenkonsum überprüfen.

> Überwunden werden müssen die Mechanismen der generellen Tabuisierung, Pathologisierung und Ausgrenzung auf der einen Seite und die Bagatellisierung, Ideologisierung und Regellosigkeit auf der anderen Seite.

Wir verstehen Sekundärprävention als grundlegendes Konzept der Gesundheitsförderung, das alle Konsumenten psychoaktiver Substanzen (legale und illegale) anspricht, unabhängig von vorhandenen oder wahrgenommenen Problemen.
Die Ziele der Sekundärprävention sind:
- Vermittlung fundierter sachlicher Informationen über psychoaktive Substanzen,
- Entwicklung von Unterscheidungskriterien zwischen Genuss, Missbrauch und Abhängigkeit,
- Sensibilisierung für riskante und weniger riskante Konsummuster,
- Verbesserung der Selbsteinschätzung und Selbstreflexion bezüglich eigener Konsumgewohnheiten,
- Sensibilisierung für psychosoziale Risiko- und Schutzfaktoren in Bezug auf Missbrauch und Suchtentwicklung,
- Förderung der Selbstreflexion im Umgang mit psychoaktiven Substanzen,
- Erlernen von Risikokompetenz.

In dieser Hinsicht würde sich auch die Sekundärprävention in ihrer Grundhaltung von einem pathologie- bzw. defizitorientierten Paradigma verabschieden. Diese veränderte Grundhaltung steht nicht im Widerspruch zu der Notwendigkeit, Kriterien für riskantes und problematisches Verhalten zu entwickeln und Risikogruppen mit spezifischen Angeboten der Frühintervention zu begegnen. Angebote der Frühintervention könnten unter diesem Aspekt als zielgruppenspezifischer Teil der Sekundärprävention verstanden werden.

Ärztliche Beratung. Ärzte werden oft in erster Linie als Spezialisten für die biologischen und medizinischen Aspekte des Drogenkonsums in Anspruch genommen. Die Vermittlung eines rein substanzbezogenen Faktenwissens stellt sich jedoch gerade bei Cannabis als besonders schwierig dar.

> Der wissenschaftliche Kenntnisstand zeigt, dass man ohne die schon genannten Kontextbedingungen kaum eindeutige Aussagen zu Folgewirkungen des Cannabiskonsums machen kann.

Nicht selten wird auch von Ärzten ein Abhängigkeitspotenzial von Cannabis bestritten. Dabei spielen mangelnde Kenntnisse über das Phänomen „Sucht" bzw. eine Überbewertung körperlicher Abhängigkeitsprozesse eine große Rolle.

Da Cannabis im Vergleich zu anderen Drogen – einschließlich Alkohol – eine eher geringe Toxizität aufweist, besteht die Herausforderung für eine sekundärpräventiv orientierte Beratung darin, sich mehr mit den psychosozialen Bedingungen und Auswirkungen des Konsums zu befassen, statt sich mit Risikovergleichen mit anderen Substanzen aufzuhalten. Unter diesen Aspekten könnte die Fragestellung für ein ärztliches Gespräch sein:
- Welche Bedeutung und Funktion hat der Cannabiskonsum?
- Gibt es Veränderungen in der Leistungs- und Konzentrationsfähigkeit?
- Besteht der Freundeskreis nur aus Drogenkonsumenten?
- Gibt es bereits Suchtprobleme in der Familie?
- Sind depressive Symptome vorhanden oder erkennbar?
- Wurden im Zusammenhang mit dem Cannabiskonsum Ängste ausgelöst?
- Gibt es Anzeichen für psychotisches Erleben?

Wenn deutlich wird, dass Probleme im Zusammenhang mit dem Cannabiskonsum vorhanden sind, geht es darum, nicht vorschnell die „eigentlichen Ursachen" der Probleme zu identifizieren, sondern die Basis für ein besseres Verständnis der vielfältigen wechselseitigen Zusammenhänge zu schaffen.

Reaktionen und Angebote für jugendliche Cannabiskonsumenten

Reality is for people who can't handle dope.

Auf welche Reaktionen und Angebote treffen Kinder und Jugendliche, die ein Problem mit ihrem Cannabiskonsum haben? Ich beziehe mich dabei auf unsere langjährigen praktischen therapeutischen Erfahrungen mit dieser Zielgruppe, wobei grobe Typisierungen und Pauschalisierungen an dieser Stelle nicht zu vermeiden sind (Tossmann u. Gantner 1996, Gantner 2001).

Der Freundeskreis

Jugendliche mit einem Cannabisproblem erhalten selten Unterstützung in ihrem Freundeskreis. Mögliche Konfrontationen bzw. Kritik bleiben oft deshalb aus, weil auch fast alle Freunde und Bekannte kiffen und bereits ein Ausgrenzungsprozess zwischen „Kiffern" und „Nichtkiffern" stattgefunden hat. Vorhandene Probleme werden vielleicht wahrgenommen, lösen sich aber im Kreis der Konsumenten immer wieder in Rauch auf. Vorübergehende „normale" Probleme und Krisen in der Adoleszenz vermischen sich mit tiefer gehenden und andauernden Entwicklungsproblemen. Es besteht dann die Gefahr eines zweiten Ausgrenzungsprozesses zwischen denen, die kiffen und trotzdem ihren Alltag bewältigen und denen, die „nichts mehr auf die Reihe kriegen". Für diese Jugendlichen ist es deshalb besonders schwer, ein eigenes Problembewusstsein in Bezug auf ihren Cannabiskonsum zu bekommen, weil es auch mit Scham verbunden ist, mit einer Droge nicht klarzukommen, die als relativ harmlos angesehen wird.

Die Eltern

Das Reaktionsspektrum von Eltern auf den Cannabiskonsum ihrer Kinder ist heute breiter gefächert als noch in den 70er und 80er Jahren. Während früher die Reaktionsweisen von Eltern eher von starker Angst, Schuldgefühlen und Dramatisierung geprägt waren, gibt es heute auch Eltern, die zunächst eher gelassen reagieren bzw. davon ausgehen, dass – solange es beim gelegentlichen Kiffen bleibt – Besorgnis unangebracht sei. Dieser Wandel lässt sich zum Teil damit erklären, dass ein Teil der neuen Elterngeneration (aus den alten Bundesländern!) in seiner Jugend bereits selbst Erfahrung mit Cannabis gemacht hat und sich dadurch auch die Einstellung zu Cannabis bzw. dem Konsum der Kinder verändert hat. Die Vorteile und Chancen, die ein entdramatisierender Umgang mit diesem Thema hat, sind jedoch auch mit Risiken verbunden. Wenn eine akzeptierende und tolerierende Haltung der Eltern nicht mit einer auch Grenzen setzenden Auseinandersetzung einhergeht, fehlt die notwendige Reibungsfläche für den Ablösungsprozess der Jugendlichen. Außerdem besteht die Gefahr, dass Eltern im Rahmen der „Normalisierung" des Cannabiskonsums als jugendtypisches Verhalten die individuelle Funktion und Bedeutung des Konsums ihrer Kinder nicht näher verstehen.

Die Drogen- bzw. Suchtkrankenhilfe

Die Angebote der Drogenhilfe sind noch überwiegend auf den Bedarf von erwachsenen Opiatabhängigen ausgerichtet. Hier hat sich ein differenziertes Versorgungsangebot von niederschwelliger Begleitung bis hin zur stationären Langzeittherapie etabliert. Bisher gibt es nur wenige Angebote, die speziell für jugendliche Drogenmissbraucher/-abhängige konzipiert sind.

> Die nachwachsende „neue Drogengeneration" und vor allem jugendliche Problemkonsumenten werden von der klassischen Drogenhilfe bisher noch wenig angesprochen und erreicht.

Jugendliche Cannabis- und Partydrogenkonsumenten grenzen sich in aller Regel stark von Opiatkonsumenten ab. Vor dem Hintergrund der massiven sozialen, körperlichen, psychischen und strafrechtlichen Probleme von Opiatabhängigen ist das auch verständlich. Dennoch ist seit dem Jahr 2000 eine stärkere Nachfrage in der ambulanten Drogenhilfe durch Konsumenten mit cannabisbezogenen Problemen zu beobachten. Drogenberater, die bisher überwiegend Opiatabhängige betreuten, stehen vor der Herausforderung, auch die Probleme von Cannabiskonsumenten differenzierter einschätzen und die jugendspezifischen Besonderheiten berücksichtigen zu müssen. Inwiefern ambulante als auch stationäre Suchttherapieangebote die unterschiedlichen Zielgruppen in die Behandlung integrieren können und ob das funktioniert, ist jedoch fachlich umstritten.

Jugendhilfe und Schule

In der Schule wird noch überwiegend ein tabuisierender Umgang mit dem Thema Drogenkonsum praktiziert. Das Thema Drogen und Sucht wird in der Schule oft nur dann behandelt, wenn ein aktueller Anlass (z.B. Drogenkonsum bzw. Handel in der Schule) gegeben ist. Sowohl bei den Jugendlichen selbst, die evtl. Probleme mit ihrem Konsum haben, als auch bei den Lehrern herrscht Unsicherheit über die möglichen Konsequenzen und Sanktionen bei Drogenkonsum. Wie weit geht der Vertrauensschutz? Wann müssen Eltern oder Schulleitung informiert werden? Wie ist die Vernetzung zu professioneller Hilfe? Da eine strukturelle Verankerung von suchtpräventiven Aktivitäten – insbesondere auch von Sekundärprävention – in der Schule noch nicht vorhanden ist, ist es oft vom Glück und Zufall abhängig, ob bei einem Drogenproblem ein verständnisvoller Lehrer zugegen ist, der angemessen mit dem Problem umgeht.

In den verschiedenen Angeboten der Jugendhilfe zeigt sich eine klare Tendenz der Enttabuisierung und Öffnung für jugendliche Problemkonsumenten. Jugendliche, die in Jugendhilfemaßnahmen betreut werden, zeichnen sich ohnehin durch eine hohe Risikobereitschaft für Drogenkonsum aus. Schon aus rein ökonomischen Trägerinteressen konnte die früher praktizierte Ausgrenzung von drogenkonsumierenden Jugendlichen aus Jugendhilfemaßnahmen nicht durchgehalten werden. Man hätte sonst viele Einrichtungen schließen müssen. Unsere Erfahrungen aus vielen Fortbildungsveranstaltungen für Jugendhilfeträger zeigen jedoch, dass die notwendigen konzeptionellen und fachlichen Voraussetzungen für einen fachlich angemessenen Umgang mit Drogenkonsum noch weitgehend etabliert und entwickelt werden müssen.

> Eine stärkere Vernetzung und Integration von Jugend- und Drogenhilfe ist dringend erforderlich.

Möglichkeiten der Frühintervention in der ärztlichen Praxis

Hasch macht gleichgültig, aber das ist mir egal! Angesichts der steigenden Prävalenz des Cannabiskonsum ist eine offensivere sekundärpräventive Auseinandersetzung und bei Bedarf eine daraus resultierende Frühintervention für diese Zielgruppe wichtiger denn je.

> Gerade Kinder- und Jugendärzte können bei der Frühintervention eine wichtige Rolle spielen, denn sie sind oft erste Ansprechpartner, wenn gesundheitliche Probleme auftauchen.

Anlass zum Arztbesuch. Die Möglichkeiten und Chancen der Frühintervention bei problematischem Cannabiskonsum sind zunächst abhängig vom Anlass und Kontext der Inanspruchnahme ärztlicher Hilfe. Wie und warum nehmen jugendliche Cannabiskonsumenten Kontakt zum medizinischen Hilfesystem auf? Die Erfahrung zeigt, dass sich nur wenige Jugendliche aus eigener Motivation wegen drogenbezogener Probleme an Ärzte wenden. Ausnahmen sind jugendliche Konsumenten, die aufgrund des Konsums mit psychiatrischen Komplikationen konfrontiert sind oder Cannabiskonsumenten, die aufgrund von Sanktionen Dritter eine Urinkontrolle durchführen sollen bzw. Drogenfreiheit nachweisen müssen. Bei der überwiegenden Mehrheit der Jugendlichen sind jedoch nicht Probleme mit Cannabis, sondern andere Beschwerden oder Probleme Anlass für den Arztbesuch.

Ausgangspunkt der Frühintervention. Ausgangspunkt einer möglichen Frühintervention sind somit in der Regel verschiedene subjektiv erlebte Problemerfahrungen, Symptome oder Krankheitsbilder, die zunächst nicht mit dem Konsum von Cannabis oder anderen Drogen in Verbindung gebracht werden. Da die Auswirkungen des Cannabiskonsums individuell sehr unterschiedlich sind, lassen sich auf den ersten Blick auch für den geschulten Diagnostiker keine eindeutigen Symptome erkennen, die klare Hinweise für einen Zusammenhang mit Cannabiskonsum geben. Symptome wie z.B. Konzentrationsstörungen und starker Leistungsabfall, Schlafstörungen und andere vegetative Symptome, verändertes Essverhalten oder depressive Stimmungslagen können lediglich als mögliche Hinweise dienen.

Die Aufgabe einer ärztlichen Frühintervention besteht gerade darin, gemeinsam mit dem Jugendlichen mögliche Zusammenhänge von geschilderten Symptomen und Beschwerden mit vorhandenem Drogenkonsum zu erkunden. Voraussetzung hierfür ist die Nutzung bzw. Etablierung des ärztlichen Vertrauensverhältnisses (Schweigepflicht!) und eine offene, nicht moralisierende Thematisierung des Drogenkonsums. Wenn Jugendliche ihren Cannabiskonsum überwiegend positiv bewerten, dann hat das weniger mit einer generellen Bagatellisierung des eigenen Konsumverhaltens zu tun, sondern mit der subjektiv erlebten positiven Funktion und Wirkung des „Kiffens", die von den anderen Konsumenten bestätigt wird und sich im jugendkulturellen „Mainstream" widerspiegelt.

> Insbesondere bei Jugendlichen ist das Verstehen und die Akzeptanz dieser Seite die Voraussetzung, um über mögliche negative Aspekte des Konsums zu sprechen.

Wenn es gelingt, sich mit dem Jugendlichen auf die grundsätzliche Ambivalenz positiver und negativer Aspekte des Konsums zu verständigen, verringert sich das oft beobachtete Dilemma, dass einer den anderen von der Harmlosigkeit oder Gefährlichkeit des Konsums überzeugen muss.

Ziel der Frühintervention. Ziel eines weiterführenden Gesprächs im Sinne der Frühintervention ist es, nach der Klärung und Erkundung möglicher Zusammenhänge von Problemerfahrungen mit dem Cannabiskonsum erste Schritte und mögliche Lösungen für die Verbesserung vorhandener Probleme zu besprechen. Da Cannabiskonsum im Jugendalter immer auch eine starke beziehungsrelevante Funktion gegenüber dem Elternhaus und auch in der Gruppe der Gleichaltrigen hat, muss geklärt werden, ob sich der Jugendliche überhaupt für eine Veränderung im Konsumverhalten (Konsumreduktion oder Abstinenz) entscheiden will. Mit dem Thema „Konsumentscheidung und Verantwortung für die möglichen Folgen" ist bei Kindern und Jugendlichen selbstverständlich anders als bei Erwachsenen umzugehen. In Relation zum Alter und Entwicklungsstand des Jugendlichen ist zu klären, ob im ärztlichen Gespräch eher der Appell an die Selbstverantwortung und das Tragen der Konsequenzen im Vordergrund stehen soll oder ob eine eher pädagogisch grenzsetzende Haltung angezeigt ist. In jedem Fall muss geklärt werden, inwieweit die ärztliche Verschwiegenheit Geltung hat und in welcher Form Eltern oder andere Bezugspersonen informiert oder miteinbezogen werden.

Bei Kindern und Jugendlichen, die schon frühzeitig ein regelmäßiges und riskantes Konsummuster entwickelt haben, sollte es auch Aufgabe des Arztes sein, den Jugendlichen für die Inanspruchnahme von weiterführender Hilfe zu motivieren. Kenntnisse über bestehende Angebote der Jugendhilfe, der Kinder- und Jugendpsychiatrie und der Drogenhilfe sind hierbei Voraussetzung.

> Die Arbeit mit jugendlichen Drogenkonsumenten fordert von uns eine stärkere interdisziplinäre Zusammenarbeit und Vernetzung im Hilfesystem.

Literatur

Bundeszentrale für gesundheitliche Aufklärung (BzgA). Die Drogenaffinität Jugendlicher in der Bundesrepublik Deutschland. Köln: BzgA; 2001.

Gantner A. Behandlungsmöglichkeiten bei problematischen Cannabiskonsum. Akzeptanz. 2001; (1): 18–20.

Gantner A. Check Dein Risiko – Ein selbstreflexives Kommunikationsangebot in der Suchtprävention. Prävention. 2001; (4): 114–8.

Heudtlass JH, Stöver H. Risiko mindern beim Drogengebrauch, Bd 37. Frankfurt: Fachhochschulverlag; 2000.

Kleiber D, Kovar KA. Auswirkungen des Cannabiskonsums – Eine Expertise zu pharmakologischen und psychosozialen Konsequenzen. Stuttgart: Wissenschaftliche Verlagsgesellschaft; 1998.

Kleiber D, Soellner R. Cannabiskonsum. Entwicklungstendenzen, Konsummuster und Risiken. Weinheim, München: Juventa; 1998.

Schmidt B. Suchtprävention bei drogenkonsumierenden Jugendlichen. Weinheim, München: Juventa; 1998.

Therapieladen e.V. Cannabis denn Sünde sein – Eine Broschüre rund ums Kiffen – Mit dem ersten Kiffertest. Berlin: Therapieladen; 1998.

Therapieladen e.V. Drogen und Du – mit dem Test: Check Dich. Berlin: Therapieladen; 2001.

Tossman HP, Gantner A. Differentielle Aspekte der Haschischabhängigkeit. Sucht. 1993; 4: 276–81.

Tossmann HP, Pilgrim C. Drogenkonsum und Risikoeinschätzung in längsschnittlicher Perspektive. Suchttherapie. 2001; 2: 1–11.

4.4 Designerdrogen – neue Formen des Drogengebrauchs
Hildegard Graß

Einleitung

Kultur und Drogen – Drogenkultur

In jeder Kultur und Gesellschaft gehören offensichtlich unterschiedliche Möglichkeiten einer Selbst- und Grenzerfahrung zur Entwicklungsphase der Adoleszenz. Die dazu von den Jugendlichen gewählten Wege, Rituale oder Verhaltensweisen sind geprägt von ihrer jeweiligen Lebenswelt und den damit verbundenen Angeboten. Unterschiedliche psychoaktive Substanzen haben in dieser Phase schon immer eine Rolle gespielt, von Nikotin über Alkohol bis zu Cannabis und darüber hinaus (Geschwinde 1998, Saunders 1994, Silbereisen 1999, Täschner 1986).

Techno-Szene und Drogen. Eine zur Zeit nach wie vor sehr aktuelle Form der Freizeitgestaltung besteht in dem Besuch von Musikveranstaltungen im Freundeskreis, die häufig über das gesamte Wochenende dauern („Rave-Party"). So verwundert es im Grunde nicht, dass in Verbindung mit einer solch exzessiv gelebten Form der Freizeitgestaltung insbesondere leistungssteigernde Substanzen wie Amphetaminderivate – insbesondere Ecstasy – angeboten und auch konsumiert werden. Diese Entwicklung findet beispielsweise in den Kriminalstatistiken ihren Niederschlag in Form von steigenden Sicherstellungsmengen und in der Zahl der erstauffälligen Konsumenten (Bundeskriminalamt, Rauschgift-Jahresberichte).

Ziele des Drogenkonsums. In Verbindung mit der Art des Konsums dieser Drogen (Einnahme von Tabletten) und dem überwiegend als positiv erlebten Substanzeffekt (Tab. 4.2) hat diese Form des Konsums einen größer werdenden Kreis von Konsumenten gefunden. Konsumierende Jugendliche berichten über ein angenehmes Erleben und einen offenen, freundschaftlichen, problemlosen Umgang miteinander. Teilweise wird auch über das Bedürfnis berichtet, sich durch die Teilnahme an solchen Veranstaltungen in Verbindung mit dem Drogenkonsum der als langweilig empfundenen realen Welt vorübergehend entziehen zu wollen (Benecke 1997, Kuntze 1997). Ein vollständiger Ausstieg aus der Welt der Erwachsenen hingegen wird nicht gewünscht. Konsumenten von Designerdrogen gelten eher als sozial angepasst, unauffällig und leistungsorientiert (u.a. Benecke 1997, persönliche Mitteilungen Graß, Tretter 1997, Thomasius u. Kraus 1999).

Gesellschaftlicher Kontext. Münchmeier (1998) weist darauf hin, dass das Phänomen des Ecstasy-Konsums nicht losgelöst von der gesamtgesellschaftlichen Entwicklung zu betrachten ist. Die allgemeine Krise unserer Arbeitsgesellschaft, die damit verbundene Verunsicherung, eine zunehmend problematischere alltägliche Lebensbewältigung und ein Wertewandel sollten bei der Ursachenforschungen und bei der Erarbeitung von Präventionsstrategien diskutiert werden. Als ein wesentlicher Aspekt in diesem Zusammenhang wird auf eine Gegenwartsorientierung, gepaart mit einem Zukunftspessimismus, einen Trend zu Aufspaltung der Lebenswelt in „Beruf/Schule" und „Freizeit" sowie auf eine demonstrative Orientierung an der unmittelbaren, persönlichen Nützlichkeit unter den Jugendlichen hingewiesen. So intensiviere ein durch Drogen verstärktes Erleben von Ekstase das Gegenwartsleben. Der Konsum von Drogen markiere die Grenze zwischen Pflicht und Freizeit und suggeriere schließlich eine leichtere Lebensbewältigung (Münchmeier 1998). Vielleicht ist diese komplexe Verwobenheit von individuellem Drogenkonsum und gesellschaftlicher Situation das eigentlich Neue an der neuen Droge „Ecstasy".

Präsenz der Thematik in der medizinischen Fachpresse. Mit Beginn der 90er Jahre haben die Designerdrogen auch mehr und mehr Aufmerksamkeit in medizinisch und sozial- bzw. gesellschaftspolitisch ausgerichteten Wissenschaftsbereichen gefunden. Dies schlägt sich in einer Fülle an internationaler und nationaler Literatur nieder, deren umfassende Darstellung den Rahmen dieser Darstellung sprengen würde. Eine Übersicht bietet u.a. Thomasius (1999).

Aus dem Blickwinkel der Medizin erscheint es bemerkenswert, dass zu dem Themenfeld „Designerdrogen" bereits seit Mitte der 90er Jahre in allgemein zugänglichen medizinischen Journalen Berichte zu finden sind. Eine Recherche allein im Deutschen Ärzteblatt für die Jahre 1995–2001 erbrachte zahlreiche Artikel, angefangen vom Leserbrief bis zu verschiedenen Forschungsberichten mit Darlegung der Wirkprinzipien und Gefährdungspotenziale (z.B. Heinz 1996, Richter 2000, Thomasius u. Jarchow 1997, Thomasius et al. 2001, Schrenck 1999). Auch andere, nicht fachspezifische Publikationsorgane (z.B. Barocka 1997, Hellinger et al. 1997, Kreutzberg 1998, Poelke 1995, Szukaj 1995) und Fachzeitschriften z.B. der Kinderheilkunde oder Psychiatrie und Nervenheilkunde (u.a. Gouzoulis-Mayfrank et al. 1996, Poethke-Müller 1999) haben darüber berichtet. Soll eine Interpretation nur der Präsenz des Themas „Designerdrogen" in der ärztlichen Fachpresse versucht werden, so sei der Rückschluss erlaubt, dass dieses Thema die Aufmerksamkeit der Mediziner verdient zu haben scheint.

Im Folgenden soll daher der Versuch unternommen werden, aus der Vielzahl der verfügbaren Informationen und Daten eine Beschreibung der pharmakologischen Drogenwirkung, der Konsumenten und deren Konsumverhalten sowie der jeweiligen Bedeutung für die ärztliche Wahrnehmung und das ärztliche Tun darzustellen.

Toxikologie und Wirkungen von Designerdrogen

Definition

Der Begriff „Designerdrogen" bezeichnet psychoaktive Substanzen, die synthetisch hergestellt und gezielt zur Umgehung der Betäubungsmittelverordnung kreiert werden. Designerdrogen sind überwiegend auf das Amphetamin als Ausgangssubstanz zurückzuführen, aber auch Indole, Phencyclidine, Methaqualone und Fentanyle sind als „Mutterverbindungen" bekannt. Unter dem Begriff „Ecstasy" werden üblicherweise die Amphetaminderivate MDMA (3,4-Methylendioxy-Methamphetamin, „Adam"), MDEA (auch als MDE abgekürzt, 3,4-Methylendioxy-Ethamphetamin, „Eve"), MDA (Methylendioxy-Amphetamin) und MBDB (N-Methyl-Benzodioxolyl-2-Butanamin) genannt (u.a. Schmoldt 1999). Aus psychopharmakologischer Sicht lassen sich diese Substanzen als „Entaktogene" beschreiben (Gouzoulis-Mayfrank et al. 1996). Dies bedeutet, dass derartige Substanzen den Blick auf „das Innere", die menschliche Psyche, erleichtern sollen. In einzelnen psychiatrischen Therapiestudien wurde diese Einflussnahme auf die Psyche untersucht (vgl. Fritze 1997, Gouzoulis-Mayfrank et al., Polke 1995, Szukaj 1995).

Wirkprinzip der Droge

> Das wesentliche Wirkprinzip der Methamphetaminderivate beruht auf der Freisetzung von Neurotransmittern im Sinne einer indirekten sympathomimetischen Wirkung.

Hauptsächlich wird die Konzentration von Serotonin am synaptischen Spalt durch Hemmung der Wiederaufnahme in die Nervenendigung erhöht, zweitrangig wird die Dopamin- und Noradrenalinkonzentration beeinflusst. Die Aktivierung des dopaminergen mesokortikalen, limbischen Systems bedingt die psychotrope Wirkung, welche mit Begriffen wie „positive Stimmung" und „Glücksgefühle" beschrieben werden kann. Im Vordergrund der Wirkung steht der stimulierende und kommunikationsfördernde Effekt. (u.a. Gouzoulis-Mayfrank et al. 1996, Schmoldt 1999). Auf der Grundlage dieser neuronalen Wirkprinzipien lassen sich viele beschriebene Wirkungen bzw. Nebenwirkungen ableiten. Aus medizinischer Sicht sind besonders psychiatrische und organische Wirkungen im Sinne der Akutwirkung und möglicher Spätfolgen von Interesse.

Der Ecstasy-Rausch

Wirkstoffgehalt. Untersuchungen zum Wirkstoffgehalt der in der Szene angebotenen Tabletten ergaben große Abweichungen der Inhaltsstoffe. Teilweise enthielten die untersuchten Tabletten Ascorbinsäure, Traubenzucker oder Backpulver (persönliche Mitteilung Graß). Im Durchschnitt ist von einer „Gassendosis" in der Größenordnung von 50–100 mg (MDA, MDMA, MDE) auszugehen (Iten 1994). Da diese Drogen in illegalen Laboratorien hergestellt werden, schwankt die Qualität der Tabletten, auch wenn optisch eine scheinbar gleiche Ware angeboten wird.

> In der starken Variabilität der Art und Dosierung der Inhaltsstoffe von Ecstasy-Tabletten und der damit verbundenen Wirkungen im Einzelfall liegt ein weiteres, wesentliches Konsumrisiko.

Psychische Drogenwirkung. Das eigentliche Rauscherleben als akute und zeitlich begrenzte Drogenwirkung beruht hauptsächlich auf dem Empfinden von Euphorie, erhöhtem Antrieb, Kontaktfreude, Enthemmung, Leistungs- und Libidosteigerung, aber auch auf erhöhter Risikobereitschaft und Kritikschwäche bis zu negativ bewerteten Empfindungen und Wahrnehmungen wie Halluzinationen, Angst, Panik oder Desorientiertheit (Gouzoulis-Mayfrank et al. 1996, Poethke-Müller 1999, umfassende Darstellung bei Thomasius 1999). Die euphorisierende und aufputschende Wirkung setzt in der Regel nach 15–60 Minuten ein und kann viele Stunden (ca. 3–6 h) anhalten.

Die Phase der Drogenwirkung ist u.a. abhängig von:
- der aufgenommenen Dosis,
- der individuellen Verträglichkeit,
- der Umgebung („setting").

Somatische Drogenwirkung. Möglicherweise erkennbare körperliche Veränderungen bestehen in einem Anstieg der Herzfrequenz, des Blutdrucks und der Körpertemperatur. Außerdem zu beobachten sind in variabler Ausprägung Hyperhidrosis, Mydriasis, Hyperventilation, Übelkeit, Mundtrockenheit oder Muskelkrämpfe.

Risiken. Wenn ein Konsument zu wenig Flüssigkeit zu sich nimmt, besteht die Gefahr der Dehydratation mit Kreislaufdekompensation. Dies insbesondere unter der körperlichen Belastung einer Tanzveranstaltung. Schwerwiegende Probleme bis hin zu Todesfällen sind im Zusammenhang mit einer malignen Hyperthermie, Rhabdomyolyse, disseminierten intravasalen Koagulopathie, akutem Organversagen von Herz, Nieren oder Leber bis zu Hirnblutungen beschrieben (Schrenck 1999, Schröder 1999, Thomasius 1999a).

> In diesem Kontext ist von großer Bedeutung, dass kein direkter Zusammenhang zwischen einer aufgenommenen Drogenmenge, der Konsumfrequenz über eine bestimmte Zeit und dem Wirkungs- bzw. Nebenwirkungsspektrum besteht.

Die beschriebenen Komplikationen können auch nach einmaliger Drogenaufnahme auftreten, was den Konsum derartiger Substanzen im Vergleich zu anderen Suchtstoffen besonders gefährlich macht (u.a. Schmoldt 1999, Teuchert 1997).

Sekundäre Gefährdungspotenziale

Nach Abklingen der akuten Rauschphase ist die Zeitspanne einer möglichen akuten Gefährdung noch nicht beendet. So kann eine psychophysische Erschöpfungsreaktion mit nicht unerheblichen Leistungseinbußen oder eine Kreislaufdepression auftreten. Dies ist beispielsweise für die Teilnahme am Straßenverkehr oder die berufliche Tätigkeit relevant (Schnabel et al. 2000). Selbstverständlich gilt eine entsprechende Gefährdung besonders auch unter der unmittelbaren, akuten Drogenwirkung.

Neurologische Forschungen bestätigen die neurotoxische Wirkung der Substanzen auf der zellulären Ebene – wie sie in tierexperimentellen Untersuchungen gefunden wurde – auch für das menschliche Gehirn. Es besteht die Gefahr einer chronischen, irreversiblen Nervenzellschädigung (Obrocki 1999, Schmoldt 1999, Thomasius et al. 2001, Pressemitteilungen 2001). Neben dieser morphologischen Schädigungsebene sind im Zusammenhang mit chronischen Veränderungen noch folgende Aspekte zu berücksichtigen:
- Psychosen (atypisch oder paranoid),
- Depressionen,
- Depersonalisationssyndrome,
- Abhängigkeitsproblematik.

Zu diesem psychiatrischen Themenkomplex wird auf Kap. 5.4 verwiesen.

Konsumenten und Konsumverhalten

Droge und Party – Partydroge

In Verbindung mit dem Konsummuster wurde als weiterer Begriff für Designerdrogen die Bezeichnung „Partydrogen" geprägt. In dieser Wortwahl kommt zum Ausdruck, dass ein derartiger Konsum durch die aufputschende Wirkung zur aktiven Teilnahme an ganz- oder auch mehrtägigen Tanzparties (Raves oder Techno-Parties) befähigen soll und dass diese Drogen häufig von Teilnehmern solcher Freizeitaktivitäten konsumiert werden. Bei keinem anderen Suchtstoff wird von einer vergleichbar engen Verbindungen der Konsumentenszene zu Tanz und körperlicher Wahrnehmung ausgegangen (Kuntze 1997, Rakete u. Flüsmeier 1997 und weitere Studien; Tab. 4.4). Die vielfältigen Untersuchungen zur Klientel der Konsumenten von Designerdrogen skizzieren jedoch kein allgemein verbindliches Schema zur eindeutigen Erkennung von Designerdrogenkonsumenten. Gewisse, immer wieder beschriebene typische Merkmale, z.B. in den Kategorien Alter, Geschlecht und Freizeitverhalten, sind aber erkennbar.

Untersuchungen zum Ecstasy-Konsum

Eine 1997 in Köln durchgeführte Schülerbefragung erbrachte folgende Ergebnisse (Graß u. Renkawitz 1997):

Konsumentenrate. Unter den 2518 Befragten bezeichneten sich 8% als Ecstasy-Probierer und 1,4% als regelmäßige Konsumenten. Jugendliche mit Ecstasy-Erfahrung rekrutierten sich zu 58% aus der Altersgruppe der 17 bis 19-Jährigen, 2/3 waren männlichen Geschlechts und besuchten zu 22% eine Berufsschule.

Freundeskreis. Im Freundeskreis von Ecstasy-Konsumenten wurde häufiger ein Konsum psychotroper Substanzen genannt: 76% der Konsumenten gaben an, Freunde zu haben, die ebenfalls Designerdrogen einnehmen. Unter den Nichtkonsumenten hingegen hatten nur 22% Freunde, die Ecstasy nahmen.

Konsum anderer Drogen. Auch das Spektrum zusätzlich zu Ecstasy konsumierter Drogen zeigte Unterschiede (Tab. 4.3). So gaben Ecstasy-Konsumenten zu einem hohen Prozentsatz einen Alkohol-, Nikotin- und Cannabiskonsum an. Die entsprechenden Raten waren bei *Nicht-Ecstasykonsumenten* signifikant niedriger. Für andere illegale Substanzen fiel der Unterschied noch deutlicher aus.

Motive zum Drogenkonsum. Die Hauptmotivation lag in der Befriedigung einer Neugier (68%) und um im jeweiligen persönlichen Umfeld ein positives Erleben zu haben („um gut drauf zu sein, um fit zu sein", 32%).

Motive zur Konsumbeendigung. Bei offensichtlich guter Informationsbasis zur konsumierten Droge überwogen bei den Gründen zur Beendigung des Konsums die Befriedigung der Neugier (38%) und die Angst vor negativen Auswirkungen auf die Gesundheit oder die allgemeine Leistungsfähigkeit (24%, 29% machten keine Angaben). Diese Ergebnisse stehen in guter Übereinstimmung mit anderen Untersuchungen bei Jugendlichen (Tab. 4.4; Tossmann 2001).

Tabelle **4.3** Beispiel für Beigebrauchsmuster (aus Untersuchung Graß u. Renkawitz 1997; Mehrfachnennungen möglich)

Suchtstoff	Beigebrauch durch	
	Ecstasy-Konsumenten	Nicht-Ecstasykonsumenten
Alkohol	96%	92%
Nikotin	95%	81%
Cannabis	88%	40%
Amphetamine	57%	4%
Pflanzliche Stoffe	41%	9%
LSD	37%	1%
Kokain	32%	1%
Medikamente	26%	7%
Schnüffelstoffe	10%	1%
Heroin	9%	<1%

Tabelle 4.4 Übersicht zu epidemiologischen Untersuchungen zum Konsum von Designerdrogen

Quelle	Zielgruppe	Stichprobe	Erhebungsart	Angaben zum Ecstasy-Konsum
BzgA 2001 (Drogenaffinitätsstudie)	12- bis 25-Jährige	n = 3000	Telefoninterview	Probierbereitschaft 12%
Graß u. Renkawitz 1997	Schüler 12- bis 22-Jährige	n = 2518	Fragebogen	8%
Kröger u. Bühringer 1997 (i.A. der BzgA)	Techno-Besucher	n = 447	Interview	45% Konsum in letzten 12 Monaten
Rakete u. Flüsmeier 1997 (i.A. der BzgA)	Personen aus Techno-Szene	n = 765	Fragebogen	n = 527 Ecstasy-Konsumenten
Tossmann u. Heckmann 1997 (i.A. der BzgA)	Jugendliche in Techno-Szene	n = 1674	n = 1674	49% Ecstasy-Erfahrung
Herbst et al. 1996	18- bis 59-Jährige	n = 2500	Fragebogen/ Interview	Lebenszeitprävalenz 1,6%
Fachhochschule für öffentliche Verwaltung NRW 1996	Diskothekenbesucher	n = 900	Interview	(n = 191) 21% Ecstasy-Erfahrung
Schuster u. Wittchen 1995	14- bis 21-Jährige	n = 3021	Interview	häufiger Konsum: 4,0% männlich 2,3% weiblich
Herbst et al. 1995	18- bis 59-Jährige (Westdeutschland)	n = 2500	Telefonbefragung	Lebenszeitprävalenz 0,2%
Hurrelmann 1994	12- bis 17-Jährige	n = 2400	Interview	0,8%
BzgA 1994 (Drogenaffinitätsstudie)	14- bis 25-Jährige	n = 3000	Interview	Probierbereitschaft 1990: 2% 1993: 5%

Akzeptanz von Beratungsangeboten. Eine parallel zu der o.g. Schülerbefragung in Köln durchgeführte Anfrage bei etablierten Drogenberatungsstellen in Köln ergab keine Kontakte zu Konsumenten von Designerdrogen. Persönliche Mitteilungen bestätigten die Einschätzung, dass sich Konsumenten von Designerdrogen von dem Image der „klassischen" Beratungsinstitutionen – mit Schwerpunkt in der Betreuung von Heroinabhängigen – nicht angesprochen fühlen. Sie stufen sich mit diesen Drogenabhängigen nicht auf einer Ebene ein und versprechen sich von dem Kontakt zu einer solchen Beratungsstelle keine adäquate Hilfe. Diese Einschätzung wird durch eine aktuelle Untersuchung (Farke 2001) und andere Stellungnahmen (Kuhlmann 1996, Kuntze 1997) gestützt. Als Reaktion auf dieses Problemfeld wurden bereits neue Strategien und Konzepte entwickelt (u.a. Nordbeck et al. 2000, Internet-Informationsseiten z.B. www.partypack.de).

Weitere Untersuchungen. Im Vergleich zu der Schülerbefragung weitaus höhere Anteile an Konsumenten von Designerdrogen wurden naturgemäß bei Untersuchungen unmittelbar in der techno- und rave-assoziierten Szene gefunden. Eine kurze Übersicht zu bisherigen Untersuchungen ist Tab. 4.4 zu entnehmen.

Aspekte für das ärztliche Handeln

Für jedes Problem die richtige Pille?

Bahnung des Konsums durch Vorbildverhalten. Aus dem Blickwinkel der Medizin fällt bezüglich des Konsums von Designerdrogen zunächst die Darreichungsform ins Auge. Es handelt sich üblicherweise um unterschiedlich große, farbige und mit einer Prägung versehene Tabletten. Diese werden von den Konsumenten eingenommen, um eine bestimmte Wirkung herbeizuführen. Der Vergleich zum Verhalten eines Kopfschmerzpatienten, der sich durch die Einnahme einer frei verkäuflichen Schmerztablette selbst behandelt, liegt auf der Hand. Im häuslichen Umfeld erleben Heranwachsende in aller Regel immer wieder, wie Erwachsene zur Beseitigung einer unangenehmen körperlichen Situation zu Medikamenten greifen. Ein solches Vorbildverhalten bleibt nicht ohne Auswirkung auf die Wahrnehmung und das Verhalten Jugendlicher.

> Die Einflussnahme auf den Umgang Jugendlicher mit Medikamenten durch das elterliche Verhalten wird noch verstärkt, wenn auch Kindern bei „Unpässlichkeiten" von den Eltern Medikamente verabreicht oder diesen – insbesondere psychotrope Substanzen – ärztlich verordnet werden.

Ein Arzneimittelkonsum in Verbindung mit Belastungen und Anspannungen im Alltag steht in einem offensichtlichen Zusammenhang mit dem Bedürfnis, durch die Einnahme einer Tablette wieder leistungsfähig zu werden (Glaeske 1999, Hurrelmann 1993, 1995). Ein solches Verhalten kann seine Fortsetzung im Konsum illegaler Substanzen finden, besonders wenn dieser Konsum in der Darreichungsform einer Medikamenteneinnahme entspricht.

Vermeintliche Sicherheit durch „safer use". Die Substanzen aus der Gruppe der Designerdrogen beinhalten ein erhebliches Risikopotenzial, welches sich auch bereits bei einmaligem Konsum in gravierender Weise verwirklichen kann. Es handelt sich bei Designerdrogen nicht um harmlose Pillen! Einem sorglosen Umgang mit diesen Drogen unter dem Mythos der Ungefährlichkeit ist daher unbedingt und intensiv entgegenzutreten. Die vielfältigen Informationsbroschüren mit Hinweisen zu einem „sicheren" Umgang mit diesen und anderen Drogen (Stichwort „Safer-Use-Strategie") dürfen nicht über das erhebliche Gesundheitsrisiko hinwegtäuschen. Unter dem speziellen Gesichtspunkt der ärztlichen Arzneimittelverordnung sei die nochmalige Betonung dieses Aspektes erlaubt (s.a. Hurrelmann 1993, 1995, Horn 1997).

Problem des Mischkonsums von Drogen

Neben den vorsichtig ableitbaren, typischen Konstellationen eines Konsumenten von Designerdrogen zeigen die in der o.g. Schülerbefragung dargestellten Ergebnisse in Übereinstimmung mit anderen Untersuchungen (Graß et al. 1998, Kuhlmann 1996, Kampe u. Minnig 1997, Tossmann 2001) einen weiteren, sehr wichtigen Aspekt: Designerdrogen werden in der Regel nicht als einzige psychotrope Substanz konsumiert (Tab. 4.**3**). Alkohol, Cannabis führen die Rangliste der zusätzlich konsumierten Substanzen an. Außerdem werden weitere aufputschende Substanzen (Amphetamine, Kokain, pflanzliche Drogen) konsumiert.

> Sowohl für die Eigen- als auch Fremdgefährdung liegt in diesem Mischkonsum eine besondere Brisanz. Hinzu kommt der damit offenkundig verbundene, vermehrte Zugang zu insbesondere anderen illegalen Drogen.

Motive für einen Mischkonsum. Erfahren Jugendliche durch den Konsum von Designerdrogen eine positive Wirkung, kann dies das weitere Konsumverhalten beeinflussen. Der Wunsch nach einem wiederkehrenden Erleben der Drogenwirkung kann auftreten. Da sich ein solcher Konsum in der Regel auf ein bestimmtes Freizeitverhalten konzentriert (Party am Wochenende), besteht die Möglichkeit, dass in diesem örtlichen und zeitlichen Rahmen ein entsprechender Konsum über längere Zeit nicht auffällt. Einem allgemeinen Experimentierbedürfnis und auch dem Wunsch nach gezielter Beeinflussung der Drogenwirkung folgend, werden häufig zusätzlich andere Drogen konsumiert. Insbesondere ein Alkohol- und/oder Cannabiskonsum steht in Zusammenhang mit dem Bedürfnis, sich wieder zu beruhigen („chill-out", „down-regulation", „after-hour", vgl. Kuhlmann 1996, Kampe u. Minnig 1997).

Risiken des Mischkonsums. Der Konsum mehrerer Substanzen birgt erhebliche Probleme. So können unvorhersehbare Interaktionen zwischen den konsumierten Substanzen auftreten und zu primären (unmittelbar toxische Wirkungen) oder sekundären (z.B. gefährliche Verhaltensweisen durch psychotrope Effekte) Gesundheitsgefährdungen führen.

Insbesondere der Konsum von Cannabis ist unter Jugendlichen verbreitet (siehe z.B. Literaturangaben in Tab. 4.**4**). Gleiches gilt auch für den Alkoholkonsum, der nicht nur unter Jugendlichen, sondern auch allgemein gesellschaftlich eine hohe Akzeptanz erfährt. Wird von Freunden oder Familienangehörigen ein Cannabis- oder „nur" ein Alkoholkonsum wahrgenommen, besteht die Gefahr der Bagatellisierung und der Verkennung des Gesamtausmaßes des Drogenkonsums. Zusätzlich zur Gefährdung durch das jeweilige substanzspezifische Wirkprofil der konsumierten Drogen könnte so einem schleichendem Übergang von einem Probierverhalten zu einem problematischen Konsum Vorschub geleistet werden.

> Daher sollten sowohl im häuslichen Umfeld als auch insbesondere im ärztlichen Kontakt Anhaltspunkte für einen Drogenkonsum Anlass sein, sich mit dem Heranwachsenden zu befassen, Gesprächsbereitschaft zu signalisieren oder auch unmittelbar nachzufragen.

Notfallbehandlung. In Ergänzung zu den bisherigen Ausführungen sei noch ein anderes ärztliches Tätigkeitsfeld angesprochen, die notfallmedizinische Behandlung. Auch oder gerade weil ein augenscheinlicher, im wahrsten Sinne des Wortes „ruchbarer" Alkoholkonsum im Vordergrund einer Intoxikationsproblematik stehen mag, sollte insbesondere in der Altersgruppe der Heranwachsenden zusätzlich an die Einnahme anderer Substanzen gedacht werden. Ebenso ist bei unklaren komatösen Zuständen oder neurologischen Auffälligkeiten (Schröder 1999) ein umfassendes Drogenscreening anzuraten.

Fazit

- Kenntnisse zu Motivation und Erleben von Designerdrogenkonsumenten sind eine wichtige Grundlage für einen erfolgreichen Zugang zu dieser Klientel. „Alte Vorstellungen" – vergleichbar dem aus der Gesellschaft aussteigenden, Haschisch rauchenden Hippie – greifen hier nicht.
- Der Konsum von Designerdrogen birgt erhebliche Risiken, einer Verharmlosung des Konsums ist auf allen Ebenen – und auch besonders aus medizinischer Sicht – energisch entgegenzutreten.
- Um Heranwachsenden adäquate Hilfeangebote bieten zu können, sind offensichtlich neue Konzepte auf allen Ebenen der Präventionsarbeit gefragt. Die Jugendlichen fühlen sich häufig vom etablierten Hilfesystem nicht oder kaum angesprochen.
- Die besondere Rolle des Arztes im Aufgabenfeld/Netzwerk der Hilfe nimmt für die Thematik des Ecstasy-Konsums einen speziellen Stellenwert ein, denn der verantwortungsbewusste Umgang mit Arzneimitteln ist eine originäre ärztliche Aufgabe mit wichtiger Vorbildfunktion.

Literatur

Barocka, A. Drogenmißbrauch – Ecstasy. Fortschr Med. 1997; 115(7): 27–34.

Benecke M. Techno – Eine verwirrende Partykultur. Zur Phänomenologie einer Zeitströmung. Kriminalistik. 1997; 7: 475–9.

Bundeskriminalamt. Rauschgift-Jahresberichte, jeweils aktuell unter www.bundeskriminalamt.de

Bundeszentrale für gesundheitliche Aufklärung (BzgA). Die Drogenaffinität Jugendlicher in der Bundesrepublik Deutschland – Wiederholungsbefragung. Köln: BzgA; 1994.

Bundeszentrale für gesundheitliche Aufklärung (BzgA). Die Drogenaffinität Jugendlicher in der Bundesrepublik Deutschland – Wiederholungsbefragung 2000/2001. Köln: BzgA; 2001.

Farke W. Ergebnisbericht des Forschungsprojekts Versorgungsbedarf bei früher Suchtgefährdung (Verso) – Bericht zur Fachtagung „Auf den Punkt gebracht". Stadt Köln, Der Oberbürgermeister, Amt für Kinder, Jugend und Familie, Gesundheitsamt; 2001: 31–43.

Flüsmeier U, Rakete G. Konsummuster und psychosoziale Effekte des Konsums. In: Thomasius R. Ecstasy – Wirkungen, Risiken, Interventionen. Ein Leitfaden für die Praxis. Stuttgart: Enke; 1999: 83–95.

Fritze J. Modedrogen ohne therapeutischen Nutzen. Dt Ärztebl. 1997; 94(28/29): B1549–50.

Geschwinde T. Rauschdrogen – Marktformen und Wirkungsweisen. Berlin, Heidelberg, New York: Springer; 1998.

Glaeske G. „Ein Indianer kennt keinen Schmerz" – Arzneimittelkonsum bei Kindern und Jugendlichen. Dr. med. Mabuse. 1999; (117): 28–30.

Gouzoulis-Mayfrank E, Hermle L, Kovar KA, Sass H. Die Entaktogene „Ecstasy" (MDMA), „Eve" (MDE) und andere ringsubstituierte Methamphetaminderivate – Eine neue Stoffklasse unter den illegalen Designerdrogen? Nervenarzt. 1996; 67: 369–80.

Graß H, Käferstein H, Sticht G. Konsum von Amphetamin, Methylendioxyamphetaminen und Beigebrauch anderer Drogen. Rechtsmedizin. 1998; 8: 51–4.

Graß H, Renkawitz M. Anonyme Schülerbefragung zum Thema Ecstasy in Köln (1997). Noch unveröffentlichte Daten, auszugsweise in: Graß et al. Statistische Ergebnisse aus der anonymen Befragung von Schülerinnen und Schülern zum Thema „Ecstasy" in Köln. Referatesammlung zur Fachtagung „Ecstasy – was steckt dahinter?" 02.09.1998 in Köln

Heinz W. Synthetische Drogen am Beispiel des MDMA – Auswirkungen des Konsums von „Designerdrogen". Dt Ärztebl. 1996; 93(8): A446.

Hellinger A, Rauen U, de Groot H, Erhard J. Auxiliäre Lebertransplantation bei akutem Leberversagen nach Einnahme von 3,4-Methylendioxymethamphetamin („Ecstasy"). DMW. 1997; 122: 716–20.

Herbst K, Kraus L, Scherer K. Repräsentativerhebung 1995 – Schriftliche Befragung zum Gebrauch psychoaktiver Substanzen bei Erwachsenen in Deutschland. München: Institut für Therapieforschung (IFT); 1996.

Horn WR. Suchtprävention – eine Aufgabe auch für den Kinder- und Jugendarzt. Der Kinderarzt. 1997; 28(7): 780–5.

Hurrelmann K. Lohnt sich die Suchtprävention, auch angesichts gesundheitsschädigender gesellschaftlicher Rahmenbedingungen? Vortrag, Kongress der Deutschen Hauptstelle gegen die Suchtgefahren, Karlsruhe; 1993.

Hurrelmann K. Sind Arzneimittel die Einstiegsdroge für Ecstasy? Zunehmender Trend zu leistungssteigernden Designerdrogen und psychoaktiven Medikamenten – Forschungsbericht Universität Bielefeld; 1995.

Iten PX. Fahren unter Drogen- oder Medikamenteneinfluss. Zürich: Institut für Rechtsmedizin; 1994: 92–95.

Kampe H, Minnig C. Ecstasy-Konsumenten und Drogengefährdung. Sucht. 1997; [Suppl]: 50–73.

Kreutzberg K. Ecstasy – nur eine harmlose Partydroge? Fortschr Med. 1998; 116: 35–6.

Kröger C, Bühringer G. Repräsentative Befragung von Mitgliedern der Techno-Szene in Bayern – Untersuchung im Auftrag der Bundeszentrale für gesundheitliche Aufklärung (BzgA). Köln: BzgA; 1997.

Kuhlmann T. Aktuelle Probleme der Drogenhilfe am Beispiel von Ecstasy. Jugendhilfe. 1996; 34: 323–31.

Kuntze H. Die Suchtarbeit mit Ecstasy-Konsumenten ist problematisch, denn Therapeuten müssen sich eingestehen, dass sie nichts anzubieten haben, was auf der Erlebnisebene dieser Droge gleichkommt. Suchtreport. 1997; 1: 47–51.

Münchmeier R. „Spaß und Action" – Jugendliche auf der Suche nach Wiederverzauberung. Vortrag, Fachtagung „Ecstasy – Was steckt dahinter, Sonderdruck Arbeitskreis Ecstasy. Köln; 1998.

Nordbeck R, Streibhardt U, Fegert JM. Präventive und sekundärpräventive Maßnahmen für jugendliche Drogenkonsumenten – Die Rostocker Designerdrogen-Sprechstunde als innovatives kinder- und jugendpsychiatrisches und psychotherapeutisches Angebot. Suchtmed. 2000; 2(3): 147–52.

Obrocki J. Funktionelle und strukturelle Hirnschädigungen. In: Thomasius R, ed. Ecstasy – Wirkungen, Risiken, Interventionen. Stuttgart: Enke; 1999: 53–60.

Persönliche Mitteilungen: Graß; 2001.

Poelke T. MDMA – Droge oder Medikament? Fortschr Med. 1995; (August): 16–9.

Poethke-Müller C. Ecstasy – Neue pharmakologische und epidemiologische Erkenntnisse und deren praktische Bedeutung. Bundesgesundheitsbl. 1999; 42: 187–95.

Pressemitteilungen: dpa und ap Juni 2001, Pressetext.austria zu: Hirnschäden durch Ecstasy. August 2001.

Rakete G, Flüsmeier U. Der Konsum von Ecstasy. Präsentation der Bundeszentrale für gesundheitlichen Aufklärung (BzgA). Köln; BzgA; 1997.

Richter EA. Ecstasy: Wenn der Spaß aufhört. Dt Ärztebl. 2000; 97(28/29): 1944.

Saunders N. Ecstasy. Zürich; Bilger; 1994.

Schmoldt A. Pharmakologische und toxikologische Aspekte. In: Thomasius R, ed. Ecstasy – Wirkungen, Risiken, Interventionen. Stuttgart: Enke; 1999: 23–38.

Schnabel A, Niess C, Kauert G. Die Erschöpfungsreaktion nach Amphetaminkonsum und ihre Auswirkungen auf die Fahrtüchtigkeit. Rechtsmedizin. 2000; 10(3): 86–9.

Von Schrenck T. Internistische Komplikationen nach Ecstasy. Dt Ärztebl. 1999; 96(6): A347–52.

Schröder S. Neurologische Notfälle und Langzeiteffekte nach Ecstasy-Gebrauch. In: Thomasius R, ed. Ecstasy – Wirkungen, Risiken, Interventionen. Stuttgart: Enke; 1999: 127–40.

Schuster P, Wittchen HU. Ecstasy- und Halluzinogengebrauch bei Jugendlichen – Gibt es eine Zunahme? Verhaltenstherapie. 1996; 6: 222–32.

Silbereisen RK. Entwicklungspsychologische Aspekte des Konsums. In: Thomasius R, ed. Ecstasy – Wirkungen, Risiken, Interventionen. Stuttgart: Enke; 1999: 70–82.

Szukaj M. MDMA und Psychotherapie – Irrweg oder Chance? Westfäl Ärztebl. 1995; (September): 41–3.

Täschner KL. Das Cannabisproblem. Köln: Deutscher Ärzte-Verlag; 1986.

Teuchert-Noodt G, Dawirs RR. Neuromorphogenetische Aspekte des Drogenmißbrauchs. Sucht. 1997; [Suppl]: 31–4.

Thomasius R. Psychiatrische, neurologische und internistische Komplikationen und Folgewirkungen. In: Thomasius R, ed. Ecstasy – Wirkungen, Risiken, Interventionen. Stuttgart: Enke; 1999: 61–9.

Thomasius R, Jarchow C. „Ecstasy" – Psychotrope Effekte, Komplikationen, Folgewirkungen. Dt Ärztebl. 1997, 94(7); A372–6.

Thomasius R, Kraus D. Historische und epidemiologische Aspekte. In: Thomasius R, ed. Ecstasy – Wirkungen, Risiken, Interventionen. Stuttgart: Enke; 1999: 15–22.

Thomasius R, Obrocki J, Andresen B, Schmoldt A. Anhaltende neurotoxische Schäden durch Ecstasy. Dt Ärztebl. 2001; 98(47): A3132–8.

Tossmann HP. Ecstasy – „Einbahnstraße" in die Abhängigkeit? Bd. 14, Forschung und Praxis der Gesundheitsstörungen. Köln: BzgA, ed.; 2001.

Tossmann HP, Heckmann W. Drogenkonsum Jugendlicher in der Techno-Party-Szene. Köln: BzgA; 1997.

Tretter F. „Nette Leute auf der Suche nach Lust". Fortschr Med. 1997; 115: 44–6.

5 Prävention und Behandlung

5.1 Drogenkonsumenten in der ärztlichen Praxis – Suchtvorbeugung in der medizinischen Praxis

5.2 Jugendmedizinische Aspekte in der Sekundärprävention – Umgang mit drogenkonsumierenden Jugendlichen in der Praxis

5.3 Vertrauen schaffen – Aspekte der Gesprächsführung mit problembelasteten Jugendlichen

5.4 Die Relevanz von Designerdrogen in der stationären Jugendpsychiatrie

5.5 Suchtprävention – geschlechtersensibel betrachtet

5.6 Die Versorgung drogenkonsumierender Jugendlicher am Beispiel Köln

5.7 Das Internet in der Suchtprävention – Möglichkeiten und Modelle – Neue Drogen, neues Medium, neue Möglichkeiten?

5.1 Drogenkonsumenten in der ärztlichen Praxis – Suchtvorbeugung in der medizinischen Praxis

Angelika Fiedler, Hans-Jürgen Gaß

Einleitung

Weitgehend außerhalb des medizinischen Sektors hat sich in Nordrhein-Westfalen (NRW) auf der Grundlage des Landesdrogenprogramms von 1980 und der Fortschreibung im Jahr 1989 ein Netzwerk von Prophylaxefachkräften für Suchtvorbeugung etabliert. Dieses Netzwerk wurde seitdem kontinuierlich ausgebaut und orientiert sich fachlich an den aktuellen Standards der Präventionsforschung (vgl. Künzel-Böhmer et al. 1993, Denis et al. 1994).

Zu den Aufgabenbereichen der Fachkräfte gehören unter anderem die Entwicklung und Umsetzung von Konzepten zur Suchtvorbeugung im kommunalen Bereich, die Fortbildung von Multiplikatoren sowie die Initiierung öffentlichkeitswirksamer Maßnahmen mit suchtvorbeugenden Zielsetzungen (z.B. Aktionswochen: „Sucht hat immer eine Geschichte"). Sie können Schaltstelle für die Vermittlung Rat suchender Drogenkonsumenten oder deren Bezugspersonen sein (vgl. Rahmenkonzeption der Fachstelle für Suchtvorbeugung 1994).

Die Fachkräfte kooperieren mit Schulen, Einrichtungen des Gesundheitswesens, den Krankenkassen, der Jugendhilfe und der Kriminalitätsprophylaxe sowie mit anderen, in der Suchtvorbeugung tätigen Institutionen. Die Schwerpunkte der Aktivitäten dieser meist pädagogisch ausgebildeten Fachkräfte liegen jedoch weitgehend in den wichtigsten erzieherischen Bereichen wie Kindergarten, Schule und Jugendarbeit.

Projekte und Konzepte an der Schnittstelle zum medizinischen Sektor – etwa im Bereich der medizinischen Grundversorgung in der Arztpraxis oder im Krankenhaus – werden von den Prophylaxefachkräften eher selten initiiert und von dort auch seltener angefragt als beispielsweise aus Kindergärten oder Betrieben.

Einbindung der ärztlichen Praxis

Neben den genannten klassischen Arbeitsbereichen der Suchtvorbeugung wird jedoch die besondere Bedeutung des medizinischen Sektors immer deutlicher:

- Der Arzt genießt ein besonderes Vertrauen bei seinen Patienten und wird als Ratgeber und Helfer akzeptiert. Stützende Interventionen, Anregungen und Tipps können in die Beratungsgespräche mit Jugendlichen einfließen, um eine erfolgreiche Lebensbewältigung zu unterstützen.
- Problematische Konfliktkonstellationen durch belastende Lebenssituationen und fehlende Problemlösungskompetenzen können frühzeitig erkannt, Kurzberatungen angeboten oder Beratungskontakte zu psychosozialen Beratungsstellen vermittelt werden.
- Die Zugangsschwelle zu einer medizinischen Praxis ist niedrig. Konsumenten von illegalen und legalen Drogen wenden sich häufiger zunächst an einen Arzt als an eine Beratungsstelle. Im Rahmen von Routineanamnesen, persönlichen oder schriftlichen Befragungen lassen sich körperliche, soziale und psychische Indikatoren eines beginnenden Missbrauchsverhaltens ermitteln.
- Die Jugenduntersuchung 1 (J 1) bietet ebenfalls Gelegenheit zur Früherkennung und Frühintervention bei möglicherweise beginnendem Missbrauchsverhalten.

Diesen Möglichkeiten des behandelnden Arztes stehen allerdings nicht unerhebliche Schwierigkeiten entgegen.

Häufig werden die psychosozialen Indikatoren einer beginnenden Suchtgefährdung (beispielsweise bei Kindern aus suchtbelasteten Lebensumständen) zu wenig genutzt oder ist der Focus auf eine evtl. Suchtgefährdung nicht vorhanden. Außerdem stellt die „richtige" Ansprache eines vermutlich Suchtgefährdeten manchen Arzt vor Probleme. Insgesamt ist hier die institutionelle

Vernetzung und Kooperation auf kommunaler Ebene eher unzureichend.

> Beratungsstellen und medizinische Grundversorgung kooperieren bei der Suchtvorbeugung zu wenig, sodass die vorhandenen Ressourcen nicht optimal genutzt werden und ein erhebliches Hilfepotenzial brach liegt.

Das Landesprogramm gegen die Sucht, das 1998 von der Landesregierung NRW beschlossen wurde, trägt dieser Einschätzung Rechnung. Unter Mitarbeit von Ärztekammern, Apothekerkammern, der Kassenärztlichen Vereinigung, den Krankenkassenverbänden, den Wohlfahrtsverbänden und anderen Institutionen werden in diesem Programm die Grundlagen für ein gemeinsames Handeln in der Suchtarbeit gelegt.

Das Landesprogramm stellt den beteiligten Kammern, Verbänden und Organisationen unter anderem den Auftrag, die Kooperation im Suchtbereich zu entwickeln und auszubauen. Ein landesweiter Kooperationstag hat bereits stattgefunden.

Rolle der Landeskoordinierungsstelle für Suchtvorbeugung

Die Landeskoordinierungsstelle für Suchtvorbeugung GINKO, hat im Rahmen dieses Programms unter anderem die Aufgabe, die Aktivitäten der zur Zeit ca. 100 vom Land geförderten Fachkräfte für Suchtvorbeugung (Prophylaxefachkräfte) bei den Sucht- und Drogenberatungsstellen des Landes NRW fachlich zu begleiten und zu unterstützen. 1999 haben wir damit begonnen, auch auf örtlicher Ebene Kooperation und Unterstützung im Arbeitsfeld „Suchtvorbeugung in der medizinischen Praxis" anzubieten.

Die hierzu gebildete Projektgruppe setzte sich aus Präventionsfachkräften sowohl aus dem eher ländlichen als auch dem städtischen Bereich sowie einem Diplom-Pädagogen und einer Sozialwissenschaftlerin zusammen. Begleitet wurde die Projektentwicklung von Organisationsberatern aus dem medizinischen Bereich. Durch etliche Expertengespräche mit Ärzten aus dem Krankenhaus, aus dem niedergelassenen Bereich, der ärztlichen Selbstverwaltung und der kommunalen Gesundheitsversorgung wurden die Projektziele und der Projektverlauf überprüft und ergänzt.

Die Projektgruppe erarbeitete Angebote zur Unterstützung der ärztlichen Arbeit im Bereich der Früherkennung von Suchterkrankungen. Wesentlich erschienen die Bereiche der Diagnose, der Frühintervention und der Kooperation:

- Diagnostik:
  - Einbeziehung der Möglichkeit einer eventuellen Suchtgefährdung des Patienten in das Diagnoseverfahren,
  - Beschreibung psychosozialer und somatischer Indikatoren eines beginnenden Missbrauchsverhaltens.
- (Früh-)Intervention:
  - Gesprächsführungsstrategien (Grundlagen der motivierenden Gesprächsführung), die den Patienten langfristig zu einer Verhaltensänderung bewegen.
- Kooperation:
  - Behandlung suchtgefährdeter Menschen als Querschnittsaufgabe,
  - Möglichkeiten der Zusammenarbeit verschiedener Professionen,
  - Vorstellung des Hilfesystems im Suchpräventions- und Suchthilfebereich im Allgemeinen und ganz konkret innerhalb der Kommune, des Kreises, in der/dem praktiziert wird.

Um die Prophylaxefachkräfte kompetent im Zugehen auf den medizinischen Sektor zu qualifizieren und zu unterstützen, wurden hier Angebote erarbeitet zu:

- Kenntnis von und Verständnis für den medizinischen Dienstleistungsbereich,
- Kenntnis der Jugenduntersuchung 1 und damit verbundenen Kooperationsmöglichkeiten,
- Kenntnis der ärztlichen Selbstverwaltung.

Zielsetzung und Operationalisierung der Ziele

Bei der zur Operationalisierung dieser Angebote entwickelten Module (s.u.) wurde Wert auf Interdisziplinarität und die jeweilige spezifische Fachkompetenz gelegt. Als Beispiel sei eines der Kernprojekte, die Broschüre „Suchtvorbeugung in der medizinischen Praxis – 10 Hinweise zur Sekundärprävention" (Ministerium für Frauen, Jugend, Familie und Gesundheit des Landes Nordrhein-Westfalen 1999) genannt. Hier wurden für jedes Kapitel als Autoren die im jeweiligen Fachgebiet anerkannten Experten gewonnen. Die gesamte Broschüre wurde anschließend von Ärzten auf

Tauglichkeit für den Einsatz im medizinischen Bereich überprüft.

Die Betreuung und Durchführung des „Informations- und Kooperationsangebots in der medizinischen Basisversorgung" erfolgt in Absprache mit den Prophylaxefachkräften und den Fachstellen für Suchtvorbeugung in der jeweiligen Kommune bzw. im Kreis (Internet: www.suchtvorbeugung.de).

Im Folgenden werden die seit Projektbeginn erarbeiteten und in der Praxis überprüften und bewährten Module vorgestellt.

Fachvorträge und Fortbildungsveranstaltungen für Ärzte

In Kooperation mit den Kreisstellen der Ärztekammern wurden für die Zielgruppe „Mediziner" entsprechend zugeschnittene Fachveranstaltungen entwickelt und durchgeführt. Dabei werden spezifische Themen behandelt wie „Somatische und psychosoziale Indikatoren eines beginnenden Missbrauchsverhalten", „Fragebogenscreening", „Motivierende Kurzintervention" sowie „Das psychosoziale Hilfesystem vor Ort".

- Fortbildungsveranstaltungen zur motivierenden Gesprächsführung waren am gefragtesten, da sie den schwierigen Punkt der richtigen Ansprache des Patienten behandeln.
- Die Vorstellung des psychosozialen Hilfesystems durch deren Vertreter – zugeschnitten auf die Bedürfnisse der Ärzteschaft – erhöhte oftmals nachweislich die Kooperationsfrequenzen untereinander, da der persönliche Kontakt immer noch der beste Türöffner ist.
- Für derartige Fortbildungsmaßnahmen im medizinischen Sektor liegen mittlerweile entsprechende Konzepte mit Praxiserprobung vor, gleichzeitig steht ein Pool mit bewährten und anerkannten Referenten zur Verfügung.

Broschüre „Suchtvorbeugung in der medizinischen Praxis"

Kurz und prägnant werden in dieser Broschüre, die sich speziell an Ärzte richtet, der aktuelle Stand der Sucht- und Präventionsforschung, aktuelle Konsummuster und Wirkungsweisen spezieller Modedrogen (z.B. „biogene" Drogen), psychosoziale- und somatische Faktoren eines beginnenden Missbrauchsverhaltens, Möglichkeiten der Diagnose und Kurzintervention sowie Aspekte interdisziplinärer Kooperation und Fortbildung dargelegt.

Wir empfehlen den Einsatz der Broschüre unter weiterer inhaltlicher Anbindung, z.B. an eine Fortbildung, im Rahmen einer Tagung oder eines Expertengesprächs. Die Broschüre sollte ergänzt werden durch das psychosoziale Adressbuch des Kreises bzw. der Kommune. Oftmals empfiehlt sich in diesem Zusammenhang die Überarbeitung der Adressübersicht im Hinblick auf die Zielgruppe (Übersichtlichkeit, kurze Wege, kurze Wartezeiten).

Die Broschüre wurde mittlerweile auch in anderen Bundesländern aufgelegt.

Info-Mappe

In dieser ausführlichen, vertiefenden Mappe finden sich über die Broschüre hinausgehende Fachinformationen, z.B. Originalaufsätze, Zusammenfassungen von Studien, Broschüren zu einzelnen Substanzen wie Ecstasy, Cannabis und Alkohol, Informationen zur Kampagne „Sucht hat immer eine Geschichte" sowie aktuelle Presseberichte und Informationen zu Fortbildungsmöglichkeiten. Zielgruppe sind hier Ärzte, die sich intensiver mit der Thematik befassen wollen.

Patientenbefragung zur Suchtgefährdung

Die Patientenbefragung „Konsum von Alkohol und anderen Drogen" erfragt Konsumsubstanzen und -frequenzen, die Einschätzung des eigenen Suchtmittelkonsums und das grundsätzliche Interesse am Thema. Auf diesem Weg erhält der Arzt Basisinformationen über die Konsummuster der Patienten seiner Praxis. Die Befragung ist freiwillig und anonym. Bei den bisher durchgeführten Befragungen (über einen Zeitraum zwischen 8 Wochen und 1 Quartal) haben sich im Durchschnitt 10 % der Patienten beteiligt. Wenn auch nicht im wissenschaftlichen Sinne repräsentativ, so war doch die durchweg hohe Sensibilität dem Themenbereich „Sucht" gegenüber auffällig.

> Über die Hälfte der Befragten schätzte ihren eigenen Suchtmittelkonsum als problematisch ein und bekundete Interesse, mehr über verschiedene Suchtformen und Suchtprävention zu erfahren.

Die Organisation der Befragung übernimmt die zuständige Prophylaxefachkraft. Praxisleitung und Praxisteam erhalten eine Einführung. Die Praxis wird mit einem eigens für den Einsatz in Arztpraxen und insbesondere für die Durchführung der Patientenbefragung entwickelten, neutral ansprechenden, funktionalen Stehpult ausgestattet. Das Stehpult ist gleichzeitig Sammelbox für die ausgefüllten Fragebögen, „Schreibunterlage" und Informationsständer für Info-Material zum Thema „Sucht".

Das Design des Stehpults orientiert sich am Design der Landeskampagne „Sucht hat immer eine Geschichte" und kann sowohl inhaltlich als auch unter ästhetischen Gesichtspunkten gut mit weiteren Materialien der Kampagne – insbesondere den Plakaten – kombiniert werden.

Patienteninformationen zur Suchtgefährdung

Das Stehpult kann leihweise, gerade vor dem Hintergrund des Interesses vieler Patienten am Themenbereich „Sucht", auch unabhängig von einer Patientenbefragung ausschließlich als Informationsstand platziert werden (z.B. im Wartezimmer). Durch eine entsprechende Plakatierung, beispielsweise mit Plakaten der Landeskampagne, und die Auslage von Info-Material zur Suchtprävention kann der Arzt das Thema „Suchtvorbeugung" über einen bestimmten Zeitraum zum Info-Schwerpunkt seiner Praxis machen. Ein solcher Info-Schwerpunkt erleichtert es, im Arzt-Patientengespräch auch den sensiblen Themenbereich Suchtgefährdung einzubeziehen.

Fortbildungen für Pflegepersonal

Über diese Angebote hinaus werden für das Pflegepersonal im medizinischen Sektor ebenfalls Fortbildungen angeboten, bei denen es um das Erkennen einer Suchtgefährdung und die sich daraus ergebenden Konsequenzen geht.

Entwicklungen und vorläufige Ergebnisse

Projekt-Handbuch. Die oben aufgeführten Module sind Bestandteile des Gesamtkonzepts „Suchtvorbeugung in der medizinischen Praxis". Dieses Gesamtkonzept wurde mittlerweile in einem Handbuch (Fiedler et al. 2000) zusammengefasst. Im diesem „Handbuch für die Prophylaxefachkräfte" werden die einzelnen Module sowie deren Einsatz und Umsetzung ausführlich anhand von Checklisten, Chancen- und Risikoeinschätzungen, Zeitabläufen etc. dargestellt. Ergänzt wird der organisatorisch-inhaltliche Teil durch einen umfangreichen Anhang zur Struktur der ärztlichen Selbstverwaltung in NRW mit Adressenteil, vielen inhaltlichen Hintergrundinformationen und Erfahrungen aus der Praxis.

Ärztliche Kooperationsbereitschaft. Grundsätzlich hat es sich bewährt, die Module nach Möglichkeit aufeinander abgestimmt und unter Berücksichtigung der spezifischen Bedingungen vor Ort einzusetzen. Die Prophylaxefachkräfte, die bereits in diesem Projekt mitgearbeitet haben, berichten von einer steigenden Kooperationsbereitschaft einzelner Ärzte. Gemeinsam sind neue Projekte initiiert worden. Die „Schwellenangst" zwischen dem psychosozialen und dem medizinischen Sektor konnte hier bereits ein Stück weit abgebaut werden. Diese Annäherung hat allerdings einen prozesshaften Charakter und muss auf lange Sicht betrachtet werden.

Unbestreitbar bestehen aber vielerorts auch 4 Jahre nach Projektbeginn noch „Schwellenängste" und Vorurteile. Strukturelle Schwierigkeiten und Defizite sind nicht leicht und schnell aus dem Weg zu räumen. Die Verständigung zwischen den Sektoren erfolgt hier eher „von oben nach unten", d.h., die Zusammenarbeit mit der ärztlichen Selbstverwaltung, sei es die Ärztekammer Rheinland, die Ärztekammer Westfalen-Lippe oder auch die Bundesärztekammer, welche jeweils das Projekt begrüßen und unterstützen, ist beispielhaft. Vor Ort jedoch – und insbesondere bei den niedergelassenen Ärzten – bedarf es nach wie vor eines intensiven „Klinkenputzens", was für die Prophylaxefachkräfte einen nicht unerheblichen Zeitaufwand bedeutet und eine gut entwickelte Frustrationstoleranz voraussetzt.

Projekttage. Um die Prophylaxefachkräfte weiterhin für die Arbeit mit dem Zielbereich „medizinischer Sektor" zu motivieren und beim Einsatz der Module zu unterstützen, werden nun in regelmäßigen Abständen Projekttage zur „Suchtvorbeugung in der medizinischen Praxis" angeboten. An einem solchen Projekttag werden – neben dem Herausstellen der Notwendigkeit der Zusammenarbeit mit dem medizinischen Sektor – die Struktur der ärztlichen Selbstverwaltung vorgestellt, die „Besonderheiten" der Zielgruppe erarbeitet, die Jugenduntersuchung 1 von einem Kinderarzt vorgestellt, mit einem Arzt die Möglichkeiten der Kooperation ausgelotet sowie erste Schritte in der eigenen Kommune bzw. im eigenen Kreis geplant. Bereits erfolgreich mit Medizinern zusammenarbeitende Präventionsfachkräfte berichten von ihren Erfahrungen. Bei diesen Kollegen wurde deutlich, dass die Möglichkeiten zur Früherkennung und Frühintervention bei Suchtgefährdung tatsächlich verbessert wurden. Erkennbar ist dies z.B. an einer häufigeren Zuführung von jugendlichen Patienten an Beratungsstellen.

Theoretisches Bezugssystem. Ermutigend ist in diesem Zusammenhang, dass an den Schnittstellen von medizinischem und psychosozialem Sektor neben der verbesserten konkreten Zusammenarbeit auch Elemente eines gemeinsamen theoretischen Bezugssystems deutlich werden. Das „transtheoretische Modell der Veränderung" (Keller 2000) und das darauf aufbauende Konzept des „motivational Interviewing" (Miller u. Rollnik 1999) scheint für verschiedene Berufsgruppen – trotz unterschiedlicher Zugangsweisen und struktureller Rahmenbedingungen – als Konzept für die Frühintervention bei drogenkonsumierenden Jugendlichen besonders geeignet zu sein. Veränderung wird hier als ein Prozess verstanden, der unterschiedliche Stadien durchläuft und stadienspezifische Interventionen erfordert. Ursprünglich im medizinischen Sektor entwickelt und auch dort hinreichend evaluiert, finden diese Ansätze zunehmend auch im psychosozialen Sektor Beachtung.

In den Fortbildungen für Mitarbeiter von Jugendzentren, Streetworkern oder Prophylaxefachkräften (MOVE) werden die Grundzüge der „motivierenden Kurzberatung" genauso vermittelt wie im Rahmen der Zusatzqualifikation „Suchtmedizin" der Ärztekammern. Im Jugendzentrum und in der Drogenberatungsstelle stehen somit Beratungskonzepte auf der gleichen Grundlage zur Verfügung wie in der Arztpraxis. Als Landeskoordinierungsstelle für Suchtvorbeugung in NRW sehen wir unsere Aufgabe darin, die Prophylaxefachkräfte des Landes weiterhin darin zu unterstützen, die bestehenden fachlichen und strukturellen Schnittstellen zwischen psychosozialen und medizinischen Arbeitsfeldern im Sinne einer sektorübergreifenden Vernetzung zu nutzen.

Literatur

Bundeszentrale für gesundheitliche Aufklärung (BZgA). Kurzintervention bei Patienten mit Alkoholproblemen. Köln: BzgA; 2001.

Fiedler et. al. Handbuch Suchtvorbeugung in der medizinischen Praxis (Loseblatt-Sammlung). Mülheim an der Ruhr: Landeskoordinierungsstelle für Suchtvorbeugung NRW; 2000.

Hill A, Hapke U, Rumpf HJ, John U. Patienten mit Alkoholproblemen in der ambulanten primärmedizinischen Versorgung. In: Deutsche Hauptstelle gegen die Suchtgefahren, ed. Regionale Suchtkrankenversorgung – Konzepte und Kooperationen. Freiburg i. Br.: Lambertus; 1997.

John U, Hapke U, Rumpf HJ, Hill A, Dilling H. Prävalenz und Sekundärprävention von Alkoholmissbrauch und -abhängigkeit in der medizinischen Versorgung. In: Schriftenreihe des Bundesministerium für Gesundheit, Bd. 71. Baden-Baden: Nomos; 1996.

Keller S, ed. Motivation zur Verhaltensänderung – Das transtheoretische Modell in Forschung und Praxis, Freiburg i. Br.: Lambertus; 1999.

Kremer G, Wienberg G, Pörksen N. Patienten mit Alkoholproblemen beim Hausarzt. Münchener Medizinische Wochenschrift. 1999; 141(11): 133–6.

Küfner H. Ergebnisse von Kurzinterventionen und Kurztherapien bei Alkoholismus – ein Überblick. Suchtmedizin. 2000; 2(4): 181–92.

Ministerium für Frauen, Jugend, Familie und Gesundheit des Landes Nordrhein-Westfalen (MFJFG). NRW-Landesprogramm gegen Sucht. Düsseldorf: MFJFG; 1999.

Ministerium für Frauen, Jugend, Familie und Gesundheit des Landes Nordrhein-Westfalen (MFJFG). „Suchtvorbeugung in der medizinischen Praxis – 10 Hinweise zur Sekundärprävention". Düsseldorf: MFJFG; 1999.

Miller WR, Rollnick S. Motivierende Gesprächsführung. Freiburg i. Br.: Lambertus; 1999.

Rumpf HJ, Hapke U, John U. Lübecker Alkoholabhängigkeits- und -missbrauchs-Screening-Test (LAST). Göttingen: Hogrefe; 2001.

5.2 Jugendmedizinische Aspekte in der Sekundärprävention – Umgang mit drogenkonsumierenden Jugendlichen in der Praxis

Wolf-Rüdiger Horn

Einleitung

Das Thema „suchtmittelkonsumierende Jugendliche" pflegt in der breiten Öffentlichkeit große Anteilnahme zu wecken, besonders wenn vom hohen Risiko des Konsums illegaler Drogen die Rede ist. Nur ganz zögerlich macht man sich mit der Tatsache vertraut, dass auch das Risiko, von den ganz legalen und omnipräsenten Drogen Alkohol, Tabak und psychoaktive Medikamente abhängig zu werden und erhebliche Folgeschäden zu erleiden, nicht unerheblich ist. Wenn man den Tod als größtmögliches Risiko eines gesundheitsbedrohlichen Verhaltens betrachtet, sehen die Risiken von Drogenkonsum, ausgedrückt als jährliche Mortalität, in Deutschland so aus (DHS 2001):
- Alkohol: ca. 42.000 Personen,
- Nikotin: ca. 111.000 Personen,
- illegale Drogen: 2030 Personen.

Diesen Zahlen können sich natürlich auch die Ärzte nicht verschließen, die sich seit vielen Jahrzehnten recht erfolgreich mit der Vorbeugung und Früherkennung vieler einst bedrohlicher Erkrankungen beschäftigt haben. Das Krankheitsspektrum hat sich deutlich weg von Infektions- und Mangelkrankheiten hin zu chronischen Störungsbildern verschoben, die in erheblichem Maße von unserer Umwelt und unseren Lebensweisen beeinflusst werden. Kinder- und Jugendärzte sowie Allgemeinärzte sehen bei Kindern und Jugendlichen mehr und mehr die Folgen von Bewegungsmangel, Fehlernährung, psychischen Belastungen und Stress. Viele Untersuchungen (z.B. BZgA 2001) bestätigen, dass die kritischen Einstiegspunkte in den Konsum psychoaktiv wirksamer Substanzen zwischen dem 12. und 18. Lebensjahr liegen. Sollen, können und wollen jugendmedizinisch tätige Ärzte hier prä- und intervenieren?

Erwartungen an Ärzte in puncto Sekundarprävention

Allgemeine Erwartungen

Die Erwartungen an Ärzte, besonders die Kinder- und Jugendärzte, sind im Wachsen begriffen. Sie werden als „natürliche" Kommunikationspartner angesehen, die eine emotionale, für den Jugendlichen glaubwürdige Zuwendung vermitteln und bei sonst für Erwachsene schwer zugänglichen Jugendlichen eine besondere Vertrauenssituation schaffen können (Korczak 1987). Da das Arzt-Patienten-Gespräch den besonderen Schutz der Vertraulichkeit genießt, kann hierbei nach allgemeiner Auffassung durch einen erfolgreichen Zugang zum medizinischen Hilfesystem ein grundlegender Einstieg zur Hilfe gewährleistet werden (Graß u. Farke 2001).

Ärzte sollen, so wird weiter erwartet, auch mit den Eltern sprechen, wenn sie sich Sorgen über ein mögliches Missbrauchsverhalten machen (Bühringer 1996). Zusätzlich wird empfohlen, auf Zeichen eines entsprechenden Verhaltens bei den Jugendlichen zu achten. Unter dem Aspekt der Altersstruktur ergibt sich fernerhin eine besondere Beziehung zum Bildungssystem auf der einen und zum familiären System auf der anderen Seite (Graß u. Farke 2001). Dieser niederschwellige Zugang sowohl für besorgte Eltern als auch für meist gar nicht so besorgte Jugendliche scheint noch dadurch erleichtert zu werden, dass die Hilfe des „persönlichen Arztes" mit seinem immanenten Zugang zur Körperlichkeit zwar nicht gerade häufig, aber dennoch dann und wann wegen körperlicher Probleme und auch wegen seelischer Nöte wie Ängsten und Depressionen in Anspruch genommen wird, und zwar mehr von den Mädchen als von den Jungen (Palentien 1995, Narring und Michaud 2000). Im Rahmen einer normalen Sprechstunde könne, so die Erwartungen, gewissermaßen die „hidden agenda" hinter den manifesten Symptomen dekodiert (Michaud 2000) werden.

Erwartungen im Rahmen der Jugendgesundheitsuntersuchung

Besonders erfreut waren Suchtpräventionsexperten (und manche an der Suchtprävention interessierte Pädiater und Allgemeinärzte) über die potenzielle Ausweitung ärztlicher Möglichkeiten zur Verhaltensbeeinflussung, als 1998 nach einer längeren Experimentierphase die Jugendgesundheitsuntersuchung (J1) als von den Krankenkassen bezahlte Vorsorgeleistung bei 12- bis 14-jährigen Jugendlichen – auch mit Fragen zum Konsum psychoaktiver Substanzen – eingeführt wurde.

Methodische Schwächen der J1-Untersuchung. Allerdings resultierten unter den Pädiatern eher Verunsicherung und Enttäuschung, wie der Autor immer wieder bei Fortbildungsveranstaltungen hörte. Zumal die nach der Einführung der J1-Untersuchung herausgegebenen Erläuterungen (Zentralinstitut für die kassenärztliche Versorgung in der BRD 1999) zu den dürftigen Fragen „regelmäßige Medikamenteneinnahme ohne ärztliche Verordnung: ja/nein", „Rauchen: ja/nein", „Alkoholkonsum: ja/nein, falls ja, wie häufig: selten, mehrmals/Woche, täglich" und „Drogenkonsum" analog zu Alkohol auf nicht einmal einer Seite alles andere als hilfreich erscheinen.

In den Ausführungen zum Stichwort „rechtliche Überlegungen" wird der Arzt angehalten, dem Patienten die Folgen eines Drogenmissbrauchs vor Augen zu führen, ihm korrekte Verhaltensanweisungen zu erteilen oder weitergehende Untersuchungen bzw. Betreuungen zu initiieren, ohne dass nähere Ausführungen dazu erfolgen. Bei Nichteinhalten dieser Empfehlungen durch den jugendlichen Patienten soll der Arzt mit Blick auf mögliche erhebliche Beeinträchtigungen versuchen, die gesetzlichen Vertreter mit Einwilligung des Patienten hinzuzuziehen. Denn selbstverständlich gilt die ärztliche Schweigepflicht auch gegenüber Jugendlichen, soweit diese einwilligungsfähig sind. Möglicherweise wurden die Erwartungen an die J1-Untersuchung auch durch die sehr pathologiebezogenen Empfehlungen von Schuler (1997) genährt, einen Drogenmissbrauch bei Verdacht auch mit Urinuntersuchungen festzustellen.

Psychosoziale Schwächen der J1-Untersuchung. Inzwischen gibt es zumindest für Kinder- und Jugendärzte eine Reihe von Kurzempfehlungen zur jugendgerechten Ansprache des Gesundheitsverhaltens. Die J1-Untersuchung wird bisher aber nur bei etwa 15 bis maximal 20% der anspruchsberechtigten Jugendlichen durchgeführt. Und dies eindeutig eher bei den „Braven" und sozial besser Gestellten, zudem überwiegend von jungen Adoleszenten, die selten Suchtmittel außerhalb des familiären Rahmens probiert haben. Vor diesem Hintergrund zerplatzen suchtpräventive Seifenblasen. Nicht unterschätzt werden sollte aber, so hört man immer wieder aus den Praxen, die Möglichkeit, mit einem weitgehend gesunden Jugendlichen wieder Kontakt aufgenommen zu haben, über seine Lebenswelten und auch über seine Sorgen und Wünsche ins Gespräch gekommen zu sein.

> Sinnvoll ist auf jeden Fall das Angebot an den Jugendlichen, als Ansprechpartner bei späteren Nöten und Problemen zur Verfügung zu stehen, und zwar unter Bekräftigung der Vertraulichkeit.

Spätere Impfungen und Kontakte wegen Erkrankungen, besonders auch Sportuntersuchungen und die reformbedürftige Jugendarbeitsschutzuntersuchung bieten sich an, um wieder und quasi beiläufig auch auf „Lifestyle"-Fragen einzugehen (Michaud 2000).

Erwartungen im Rahmen der GAPS

Besonders gut meinte es die American Medical Association mit den 11- bis 21-jährigen Jugendlichen. Mithilfe von sorgfältig ausgearbeiteten Guidelines for Adolescent Preventive Services (GAPS) sollte es gelingen, jährlich ihren Gesundheitszustand zu überwachen und eine geeignete Beratung zu erteilen (Elster u. Kuznets 1994). Das Handbuch mit den GAPS-Richtlinien enthält beispielsweise allein 24 Seiten zu psychoaktiven Substanzen. Es gibt allerdings im Public-Health-Sektor durchaus kritische Stimmen, die wegen des ungenügenden Nachweises der Effektivität und Evidenz vor einer vorschnellen, breiten Implementierung von GAPS warnen (Stevens 1998), die ohnehin nicht finanzierbar ist. Eine jüngere Studie aus einem Praxisnetz zeigt, dass Jugendliche trotz bestehender Richtlinien wie GAPS noch viel zu selten eine gesundheitsfördernde Beratung erhalten und diese dann mehr von jüngeren und auch eher von weiblichen Pädiatern (Halpern-Felsher et al. 2000).

Erwartungen zur Zielsetzung der Prävention

Von vielen unterschiedlichen Seiten ist der Wunsch zu hören, Ärzte mögen doch diagnostizieren, wo unproblematische in problematische Konsumformen übergehen, z.B. bei Alkohol, Cannabis und Partydrogen, dann intervenieren und je nach Bedarf mit sekundärpräventiven Netzwerken kooperieren. Außerdem gäbe es mehr als 1,8 Millionen Kinder und Jugendliche in suchtbelasteten Familien, und es gelte für diese mehr Präventions- und Frühinterventionsleistungen vorzuhalten. Aus den Praxen kommt dann der Einwand, wie angesichts der Schambesetztheit und der Stigmatisierungsgefahr (z.B. bei der Diagnose Alkoholismus) betroffene Kinder und Jugendliche identifiziert und dann begleitet werden sollten.

Kann es je ein sinnvolles Screening geben? Oder wird man nicht besser den schon jetzt immer häufiger beschrittenen Weg gehen, Suchtkranke rascher zu identifizieren und sich dann selektiv um deren Kinder zu kümmern (Lieberman 2000)? Dies in einem engen Netzwerk auch mit dem Pädiater oder Allgemeinarzt, besonders bei Kindern von Abhängigen von illegalen Drogen (Keen u. Alison 2001). Für Kinder- und Jugendärzte scheint es mehr Sinn zu machen, die „Antennen" für krisenhafte Familienentwicklungen wie Trennungen, Arbeitslosigkeit, Gewalt, etc. auszubauen, als sich auf den Alkoholabusus – der oft ein misslungener Selbstheilungsversuch ist – zu fixieren.

> Es erscheint sinnvoller, sich nicht nur auf Risikofaktoren hin zu orientieren, sondern sich besonders um die Stärkung familiärer Ressourcen im Sinne von Resilienz zu kümmern (Horn 2002).

Ärztliche Sekundärprävention

Voraussetzungen

Soll die stärkere Mitarbeit von Jugendärzten in der Sekundärprävention wirksam und nutzbringend sein, müssen einige Voraussetzungen erfüllt sein:
- Ärzte müssen sich mit Alltags- und illegalen Drogen auskennen, auch was die Häufigkeit des Gebrauchs sowie den gesellschaftlichen und rechtlichen Kontext betrifft.
- Sie müssen über ein solides Grundwissen über Entwicklungsaufgaben und Lebensweisen von Jugendlichen, aber auch über ihre Wünsche und Sorgen, verfügen, und die Motive und Prädiktoren für den Gebrauch psychoaktiver Substanzen kennen.
- Sie sollten eine ausreichende Kompetenz bei der Erkennung von drogenbezogenen Störungen und der oft vorhandenen Komorbidität besitzen.
- Dazu benötigen sie vor allem die Fähigkeit zur effektiven Kommunikation mit Jugendlichen und ihren Eltern, in der Empathie und Akzeptanz sowie die Unterstützung von Autonomie und Selbstverantwortung die Leitmotive sein sollten.
- Sie sollten medizinische und basale psychosoziale Interventionen beherrschen, die auf die Bedürfnisse des Patienten und seinen Entwicklungsstand zugeschnitten sind. Und sie sollten wissen, wann und wohin sie jemanden – wenn notwendig – überweisen.
- Schließlich gilt es, zur partnerschaftlichen Kooperation in einem Netzwerk mit Angehörigen, Lehrern, Jugend- und Suchthilfe und anderen Helfern bereit zu sein.

Informationsquellen

Psychosoziale und epidemiologische Informationen. Studiert man bisher in Deutschland für Ärzte geschriebene Publikationen zum Drogenmissbrauch, dann stellt man fest, dass überwiegend die Gefahren des Konsums – vor allem der illegalen Drogen – dargestellt werden. Weiter erkennt man, dass die Rolle des Arztes als Früherkenner und Therapeut überwiegend biomedizinisch im Hinblick auf das Ziel „Abstinenz" definiert wird (z.B. Schuler 1997).

In den letzten Jahren ist jedoch in Praxis und Fortbildung eine deutliche Erweiterung des Spektrums mit einer stärkeren Einbeziehung psychosozialer, aber auch rechtlicher und gesundheitspolitischer Gesichtspunkte festzustellen. Als Wissensquellen werden daher eher Werke empfohlen wie der ausgezeichnete, überwiegend von Schweizer Fachleuten gestaltete Sammelband von Ulich (2000), sowie – was Prävalenz und Entwicklungstrends betrifft – die neueste Drogenaffinitätsstudie (BZgA 2001) und die Bayerische Studie zum Gesundheitsverhalten von Jugendlichen (Bayerisches Staatsministerium für Gesundheit, Ernährung und Verbraucherschutz 2001). Ebenfalls gut geeignet für interessierte Jugendmediziner sind die HBSC-Studie zum Gesundheitsverhalten von Schulkindern (Currie et al. 2000) und die Studie „Young is beautiful" zum Gesundheitsverhalten von 14- bis 25-jährigen GEK-Versicherten (Marstedt et al. 2000). Zusätzliche epidemiologische Informationen lassen sich bei der Lektüre der EDSP-Studienresultate gewinnen (Lieb et al. 2000).

Entwicklungspsychologische Informationen. Im Rahmen jugendmedizinischer Fortbildungsprogramme sind besonders Seminare und Vorträge gefragt, die das Verständnis für Entwicklungsaufgaben und Lebensweisen von Jugendlichen erweitern. Darauf kann dann die Beschäftigung mit den Chancen, aber auch Gefahren jugendlicher Risikoverhaltensweisen aufbauen, also z.B. der Konsum von Drogen aller Art. Einen sehr guten Einstieg in die Thematik vermitteln Silbereisen u. Reese (2001), die die aktive Rolle Jugendlicher und die Funktionen des Drogenkonsums bei der Bewältigung ihrer Entwicklungsaufgaben deutlich herausarbeiten. Nützlich ist auch der Blick auf die verschiedenen Einflussebenen und -typen des Drogengebrauchs aus entwicklungsorientierter Sicht (Schmitt-Rodermund 1999).

Motive und Prädiktoren des Drogenkonsums

In dieser kurzen Übersicht können Motive und Prädiktoren für den Drogenkonsum nur gestreift werden. Nicht zu unterschätzen sind sicherlich genetische Einflüsse (Merikangas et al. 1998) und vorbestehende psychiatrische Auffälligkeiten in der Kindheit (Ebeling et al. 1999). Auf bestimmte prädisponierende Persönlichkeitsvariablen, die Geschlechtsspezifität, den wahrscheinlich oft eher überschätzten Einfluss der Gleichaltrigen sowie auf Aspekte wie Zugang und Werbung soll hier nicht näher eingegangen werden. Hierzu wird verwiesen auf weiterführende Beiträge (Schydlower, 2001, Ulich 2001; s.a. Kap. 5.5). Erwähnt werden sollen jedoch 2 wichtige Lebensbereiche von konsumierenden Jugendlichen, mit denen der Jugendarzt häufig zu tun hat: die Familie und die Schule.

Familie. Am liebsten berät und behandelt der Jugendmediziner den Jugendlichen allein. Er kennt ihn im günstigen Fall schon viele Jahre, auch seinen familiären Hintergrund, und ist oft von den Eltern zu Schulleistungsproblemen, Schlafstörungen, Bauch- und Kopfschmerzen etc. konsultiert worden (Wildman et al. 1999). Er weiß ein wenig darüber, wie die Kommunikation zwischen Eltern und Kind abläuft, und hat sich dann und wann „eingemischt" und Hinweise zum „positive parenting" gegeben. Er kann deshalb auch gut die Ergebnisse von Studien nachvollziehen (Eickhoff u. Zinnecker 2000), die partnerschaftliche Familien gegenüber konflikthaften im Vorteil im Hinblick auf die Anfälligkeit der Kinder für Drogenkonsum sehen. Jugendärzte stehen den Eltern Heranwachsender auch beratend zur Seite, wenn sie wegen des Konsums psychoaktiver Substanzen gefragt werden. Ein stets gut besuchtes Seminar des Berufsverbandes der Kinder- und Jugendärzte e.V. (BVKJ) trug den Titel „Hilfe, mein Kind raucht, trinkt, kifft …" und verbreitete u.a. die inzwischen auch wissenschaftlich überprüfte Meinung, dass elterliches „Monitoring" in Form einer Missbilligung jugendlichen Rauchens und des Aushandelns von Regeln durchaus einen deutlichen Beitrag zur Reduktion adoleszenten Rauchens leisten kann (Sargent u. Dalton 2001). Bezüglich des Konsums anderer Drogen kann inzwischen auf eine große Zahl beratender Materialien zugegriffen werden (www.bzga.de, www.ginko-ev.de, www.sfa-ispa.ch). Brauchbare Anregungen für Elterngespräche über Süchte und Drogen enthält die Neuauflage des Buches von Vontobel u. Baumann (2001).

Schule. Nach der Familie ist der zweite wichtige Lebensbereich des Jugendlichen die Schule, für viele eine „Quelle von Alltagssorgen, Leistungsstress und Langeweile" (Müller et al. 2001). Trotzdem fühlen sich die meisten Schüler wohl und sehen sich ausreichend unterstützt durch Lehrkräfte, Eltern und Klasse. Dennoch: Unzufriedenheit mit der Schule („school disconnectedness") begünstigt allerlei psychosomatische Beschwerden, Schwänzen und auch den Konsum von Suchtmitteln (Bonny et al. 2000). Viel ist über „gesunde Schulen" als Ort des Wohlfühlens für Lehrer und Schüler (und auch der Eltern natürlich) geforscht und geschrieben worden. Es erscheint durchaus plausibel, wenn die Mitarbeiter eines entsprechenden Projekts in Australien (Bond et al. 2001) herausgefunden haben, dass schon nach relativ kurzer Laufzeit die Raucherquote der Achtklässler signifikant niedriger war als in Vergleichsschulen, und zwar ohne ein spezifisches Suchtpräventionsprogramm! Einen kleinen Beitrag können sicher auch Jugendärzte dazu leisten, indem sie sich in ihrer Region für „gesunde Schulen" einsetzen oder an Projekten wie „Klasse 2000" (Hollederer u. Bölcskei 1999) mitarbeiten.

Erkennen drogenspezifischer Störungen

Drogentests. Mit Recht betont die American Academy of Pediatrics, dass man unter normalen Umständen ohne Drogentests auskommt. Bei unklaren Intoxikationen und im Verlauf von Behandlungen sind sie indiziert, ansonsten sollte unbedingt die vorherige Zustimmung des Jugendlichen zur Durchführung eingeholt werden.

> Ein heimlich durchgeführter Test kann eine bereits tragfähige Beziehung zum Jugendlichen zerstören.

Fordern Eltern Drogentests, sollte in jedem Fall zuerst versucht werden, die intrafamiliäre Kommunikation ohne Laborhilfe in Gang zu bringen, wenn sinnvoll und möglich mit unterstützender Moderation des Jugendarztes.

Fragebogentests. In der Literatur werden immer wieder Fragebogentests für die Diagnostik des Drogenmissbrauchs empfohlen. In der Praxis bewährt sich eher die unverfängliche Einbettung drogenbezogener offener Fragen in ein altersadäquates Gespräch (Schydlower 2001) über die aktuellen Lebensbezüge des Jugendlichen (Schule/Beruf, Hobbies/Sport, Freunde, Familie, Sexualität, Selbstwertgefühl) mit kurzem Gedächtnisprotokoll nach dem Gespräch. Diese Anamnese kann ergänzt werden durch Fragen bei der körperlichen Untersuchung, besonders wenn Hinweise z.B. auf Nikotin- oder Alkoholabusus bestehen. Je nach interviewerischem Geschick des Arztes – besonders wenn der Jugendliche sich „angenommen" und nicht „ausgequetscht" fühlt – wird er verlässliche Informationen bekommen. Natürlich muss er immer damit rechnen, dass ein Drogengebrauch übertrieben oder heruntergespielt wird.

Unspezifische Hinweise auf eine Suchtgefahr. Besonders schwierig ist es, jugendliche Konsumenten illegaler Drogen zu identifizieren. Die Lausanner Arbeitsgruppe von Pierre-André Michaud berichtet (Konings et al. 1995), dass 70% der von ihr untersuchten User im Jahr zuvor einen Arzt besuchten und 40% der Konsumenten harter Drogen wegen drogenbezogener Probleme gerne Unterstützung bekommen hätten, aber letztendlich nur 6% darüber mit einem Arzt sprachen. Sie empfiehlt, verstärkt auf das gehäufte Auftreten verschiedener Charakteristika bei drogenkonsumierenden Jugendlichen wie ausgeprägte familiäre, sexuelle, Schlaf-, Stimmungs-, Schulprobleme und einen intensiveren Gebrauch legaler Drogen zu achten und dann eher den Gebrauch harter Drogen zu erwägen.

Abgrenzung von Missbrauch gegen Sucht. Vor Probleme sieht sich der Jugendarzt bisweilen gestellt, wenn es um die Klassifikation der durch psychotrope Substanzen verursachten Störungen geht. Am häufigsten wird er Jugendlichen begegnen, deren Drogenkonsum als exploratorisch bzw. experimentell zu bezeichnen ist und dann wieder eingestellt wird. Akuten Intoxikationen wird er am häufigsten nach Alkoholkonsum begegnen, wobei der „Übergang von der Berauschung zur Intoxikation sich bei jüngeren Jugendlichen bzw. Kindern sehr viel schneller als bei Erwachsenen vollzieht" (Klosinski et al. 2000).

> Gerade die Übergänge zwischen gelegentlichem und regelmäßigem Drogengebrauch sind oft schwer zu erfassen, weil sie viel eher als bei Erwachsenen sehr variabel sein können.

Außerdem gibt es noch zu wenig prospektiv-longitudinale Studien, die Entwicklungsabläufe eindeutig belegen. So war die Erkenntnis überraschend, dass 22% der untersuchten 12- bis 13-Jährigen, die zu rauchen begannen, bereits nach 4 Wochen deutliche Entzugssymptome als Zeichen einer beginnenden Tabakabhängigkeit entwickelten (DiFranza et al. 2000). Diskutiert wird ursächlich eine individuell unterschiedliche Vulnerabilität bezüglich der Abhängigkeitsentwicklung. Etliche Forscher sehen ohnehin beträchtliche Schwierigkeiten beim Gebrauch der Dimensionen „Missbrauch" und „Abhängigkeit" bei Jugendlichen und postulieren ein unidimensionales Konstrukt in dieser Altersgruppe (Fulkerson et al. 1999). Große Aufmerksamkeit sollte bei der Diagnostik einer möglichen Komorbidität geschenkt werden, die häufig eine spezielle kinder- und jugendpsychiatrische Untersuchung erfordert (Klosinski et al. 2000).

Kommunikation mit Jugendlichen und ihren Eltern

Drogenkonsumierende Jugendliche unterscheiden sich in einigen wesentlichen Aspekten von erwachsenen „Usern":
- Sichtbare Hinweise auf den Konsum finden sich eher selten;
- die Gebrauchsmuster sind meistens nicht fixiert;
- noch viel seltener als bei Erwachsenen halten Jugendliche ihren Konsum für ein Problem.

Vertrauen und Vertraulichkeit. Unabdingbar für das Erkennen eines Drogenkonsums ist eine gute Gesprächsatmosphäre mit gegenseitigem Vertrauen (American Academy of Pediatrics 1998).

> Der Jugendliche muss sicher sein, dass seine Angaben respektvoll und vertraulich behandelt werden.

Motivierende Gesprächsführung. Neben einem nicht unbeträchtlichen Spezialwissen und einer Reihe von Einstellungen, die Horizont und Tätigkeitsbereich des Arztes von einem mehr biomedizinisch orientierten hin zu einem biopsychosozial handelnden „health professional" ausweiten, benötigt der Arzt zusätzliche kommunikative Fähigkeiten, die einen effektiven, partnerschaftlichen Umgang mit Jugendlichen und Eltern ermöglichen. Ärzte meinen oft, dass ihr Status und ihre Sachautorität ausreichen, um Veränderungen im Gesundheitsverhalten zu erreichen, und regen sich dann über die Non-Compliance ihrer Patienten auf. Nicht nur Jugendliche profitieren aber eher davon, wenn sie gesundheitsfördernde Botschaften in einem autonomie-unterstützenden Stil präsentiert bekommen (Williams et al. 1999). Besonders bei drogenmissbrauchenden Personen und jetzt auch mehr und mehr bei Jugendlichen hat sich in den letzten Jahren ein auf Empathie und Akzeptanz gestütztes Behandlungsverfahren verbreitet. Dieses Verfahren bezeichnet man als motivierende Gesprächsführung. Sie basiert auf der Förderung von Selbstwirksamkeit und einem, der jeweiligen Motivationsstufe angepassten Umgang mit Ambivalenz und Widerstand (s.a. Kap. 5.3; Werner 1995; Liepman et al. 1998, Schubiner et al. 1998; Monti et al. 2001).

Ärztliche Intervention

Wann und wie sollte der jugendmedizinisch tätige Arzt bei drogenkonsumierenden Jugendlichen intervenieren?

Beratung. Bei einem exploratorischen und experimentellen Gebrauch wird der Arzt versucht sein, auf die Gefahren und Risiken hinzuweisen. Sinnvoller dürfte es sein, erst danach zu fragen, was der Jugendliche an Positivem aus dem Konsum bezieht (z.B. Befriedigung von Neugier, Anerkennung, Spaß, Geschmack) und erst dann, ob ihm auch gewisse Nachteile und Risiken bewusst sind, die in der Gegenwart bestehen oder in nicht allzu ferner Zukunft eintreten könnten. Kurzberatungen mit entsprechendem „follow-up" bei späteren Kontakten sind auch nach den Empfehlungen der AAP hier ausreichend (AAP 2000). Entwicklungspsychologische Kenntnisse, z.B. über das Gefühl der Invulnerabilität in der Adoleszenz, dürften bei der Beratung von Nutzen sein.

> Zu bewähren scheint sich die Praxis, Jugendlichen unter der Zusicherung von Vertraulichkeit anzubieten, für sie zur Verfügung zu stehen, falls in Zukunft Fragen oder Probleme mit Drogenkonsum auftreten (Horn 2002).

Intervention. Eine Intervention ist bei jedem jugendlichen Patienten erforderlich, wenn sich sichtbare Auswirkungen auf schulische/berufliche und/oder familiäre Belange oder Hinweise auf beginnende psychische Probleme zeigen. Dennoch sollte man „dem inneren oder äußeren Druck zu sofortigem Handeln widerstehen" und „sich unbedingt erst einmal in Ruhe ein Bild von Art und Ausmaß des Problems machen" (Jacobowski u. Richert 1999). Dem Jugendlichen sollte genügend Zeit gelassen werden, um Vertrauen zu fassen und in die Lage zu kommen, selbst Veränderungen zu wünschen und sie mitzutragen.
- Bei Gelegenheitskonsum oder auch schon regelmäßigem Konsum von Alkohol, Nikotin oder Cannabis ohne gravierende soziale Probleme empfehlen sich ein offenes Gespräch, Anregung von Gesprächen auch mit den Eltern, Abgabe und gemeinsame Besprechung von Selbsthilfebroschüren, eventuell auch die Anbahnung von Kontakten zu Elternkreisen drogengefährdeter Kinder oder zum Drogen-Kontaktlehrer bei Auffälligkeiten in der Schule.

- Bei massiven psychischen Störungen wie z.B. Suizidalität, präpsychotischer Symptomatik oder Panikattacken sollte an einen Kinder- und Jugendpsychiater verwiesen werden.
- Bei problematischem Alkohol-, Cannabis- oder Partydrogenkonsum, besonders bei deutlichen Hinweisen auf eine Abhängigkeit, sollte die Hilfe von Sucht- oder Drogenberatungsstellen gesucht werden, beim Konsum harter Drogen ist sie unbedingt erforderlich.
- Oft kann beim erkennbaren Herausfallen des Jugendlichen aus allen sozialen Bezügen der Kontakt zu einer interdisziplinär arbeitenden Jugend- und Suchthilfeinstitution wie z.B. „Zwischenland" in Berlin sinnvoll sein.

> Auch jugendmedizinisch arbeitende Ärzte neigen heute zur Aufgabe der Illusion von einer „drogenfreien Gesellschaft" und sehen das Therapieziel Schadensbegrenzung („harm reduction") anstelle von Abstinenz als realistischer an (Becker 1998).

Kooperation

Ärzte sind mehr denn je gefordert, partnerschaftlich mit einem Netzwerk von Institutionen zu kooperieren. Dies trifft auch für den Bereich der suchtmedizinischen Versorgung zu. Erwähnt wurden schon die Elternkreise drogengefährdeter und drogenabhängiger Jugendlicher als Selbsthilfegruppen (Mischke 1997), Schulen sowie Einrichtungen der Jugend- und Suchthilfe.

Neue Kooperationsformen sind notwendig, die teils schon in Ansätzen existieren, wie lokale oder regionale Arbeitskreise „Gesundheitsförderung". Oft arbeiten sie unter der Regie des öffentlichen Gesundheitsdienstes, der angesichts vieler neuer Aufgaben ohnehin deutlich ausgebaut werden müsste. Internationale Vergleiche zeigen, dass sowohl schulärztliche als auch schulpsychologische Dienste bei uns hoffnungslos unterbesetzt sind.

> Gerade die in die Schulen hineingehenden Ärzte können wichtige Beiträge zur Sekundärprävention leisten. Sie erreichen vor allem wegen der aufsuchenden Struktur ihrer Dienste auch diejenigen Jugendlichen, die nicht in die Praxen kommen.

Angesichts der enormen Suchtgefährdung von Jugendlichen, die zu den sozial benachteiligten Schichten gehören, müssen dringend entsprechende Mittel bereitgestellt werden.

Weitere Kooperationsmöglichkeiten werden an „gesunden Schulen" erprobt. In vielen Ländern dieser Welt gibt es multidisziplinär arbeitende Jugendgesundheitszentren an oder in der Nähe von Schulen oder Schulschwestern. Deutschland ist in dieser Beziehung Entwicklungsland. Schließlich muss ein verstärktes, sekundärpräventives Engagement von Ärzten auf entsprechenden, primärpräventiven Initiativen aufbauen d.h. unter anderem Integration der Suchtprävention in alle Vorsorgeuntersuchungen (Horn 2001, 2002).

Ausblick

Hemmnisse der ärztlichen Suchtprävention. Zu der Frage, welche Hemmnisse es für ein verstärktes sekundärpräventives Engagement von Ärzten gibt, ist Folgendes anzumerken: Nach Einschätzung des Autors interessieren sich im Augenblick ca. 5–10% der Kinder- und Jugendärzte für das Thema „drogenkonsumierende Jugendliche" in einem Maß, dass sie sich darüber fortbilden und an Initiativen teilnehmen wollen. Das Thema „adipöse Kinder und Jugendliche" hingegen beschäftigt wesentlich mehr Kollegen, auch wenn hierbei die Veränderungs- bzw. Einflusschancen nicht wesentlich größer sind. Aber man kann übergewichtige Menschen wiegen und messen, Kalorien berechnen, mehr Bewegung oder weniger Sitzen verordnen und bleibt so im Rahmen des biomedizinischen Modells von Krankheit und Behandlung. Beim Drogenkonsum sieht das anders aus: Er bietet bei Jugendlichen meist wenig sichtbare Veränderungen und fällt somit aus dem vertrauten ärztlichen Rahmen. Ärzte vertrauen hier weniger darauf, dass sie etwas verändern können. Zudem ist Beratung bei Drogenkonsum zeitaufwendig, erfordert viele Gespräche, wird nicht angemessen honoriert (Cheng et al., 1999) und zeitigt oft nicht den angestrebten Erfolg. Mit Recht wird von vielen Kollegen angeführt, dass man auf dem Gebiet nicht ausreichend ausgebildet sei. Es gibt aber auch nicht wenige Ärzte, die die Ansprache des Drogenkonsums ebenso wie auch andere Lifestyle-Beratungen nicht als originär ärztliche Aufgabe ansehen. Sie warnen vor einem ärztlichen Handeln, das eher mit der Ausübung sozialer Kontrolle im Dienste von Gesundheitsbehörden als mit dem eigentlichen „Heilen" beschäftigt wäre (Fitzpatrick 2001). All diese Bedenken müssen ernst genommen und diskutiert werden.

Ärztliche Bereitschaft zur Suchtprävention. Sinnvollerweise können Ärzte ebenso wie Patienten im Rahmen des „transtheoretischen Veränderungsmodells" als in verschiedenen Stadien der Veränderung befindlich betrachtet werden (Park et al. 2001), und zwar mit ihren Vor- und Nachteilen im Hinblick auf ihre Bereitschaft zu Interventionen, die den Drogenmissbrauch beeinflussen. Auf ihrer jeweiligen Entscheidungswaage oder in ihrer Kosten-Nutzen-Analyse werden sie dann auch die Vorteile ihrer Veränderung entdecken, so z.B., etwas Entscheidendes zur Prävention todbringender Gewohnheiten getan zu haben, Spaß beim Umgang auch mit schwierigen Jugendlichen zu haben, ein anderes Image weg vom routineverhafteten „Baby-Doc" zu bekommen und durch viele Kontakte nach „draußen" einen weiteren Horizont erworben zu haben.

Fortbildungen zur Suchtprävention. Im Augenblick stehen die im Bundesverband der Kinder- und Jugendärzte (BVKJ) organisierten über 10.000 Kinder- und Jugendärzte erst am Anfang einer intensiveren Beschäftigung mit suchtmedizinischen Fragen. Seit März 2000 werden Fortbildungsseminare zum Thema „Der Umgang mit suchtmittelkonsumierenden Jugendlichen" veranstaltet. Im März 2001 fand der von ca. 1000 Teilnehmern besuchte Jugendmedizinkongress in Weimar unter dem Motto „Genuss – Sucht und Sehnsucht" statt. Seit einigen Jahren laufen Fortbildungen zur „Gesprächsführung mit Jugendlichen", die neuerdings auch die „motivierende Gesprächsführung" zu integrieren versuchen. Spezielle Trainingsseminare zu Kurzinterventionen sind in Planung. Im Moment ist noch nicht entschieden, ob sich das angebotene Training speziell auf den Umgang mit Drogenkonsum beschränken oder eher umfassend auf gesundheitsriskantes Verhalten insgesamt bezogen sein sollte (Lustig et al. 2001).

Jugendmedizinische Arbeitsgruppe. Obwohl es in den USA wesentlich mehr suchtpräventive Initiativen in der Jugendmedizin gibt, wird auch dort das noch zu bescheidene Engagement der Pädiater auf dem Feld der Suchtmedizin beklagt (AAP 2001). Bei uns in Europa gibt es die jugendmedizinische Arbeitsgruppe EuTEACH (European Training in Effective Adolescent Care and Health) (www.euteach.com), in der der Autor als deutsches Mitglied im Rahmen eines umfassenden Jugendmedizin-Curriculums federführend ein Trainingsmodul zu „Adolescent Substance Use and Misuse" ausgearbeitet hat. Dieses Modul könnte vielleicht als Grundlage für ein Curriculum „suchtmedizinische Grundversorgung bei Kindern und Jugendlichen" der Bundesärztekammer und damit der weiteren Verbreitung von entsprechenden Kenntnissen und Fähigkeiten in der Jugendmedizin dienen.

Initiativen des BVKJ. Im Moment konzentrieren sich die Bemühungen im BVKJ auf die Tabakprävention. Bereits rauchende Jugendliche sollen in den pädiatrischen Praxen, aber auch in den Sekundarschulsprechstunden des öffentlichen Gesundheitsdienstes motiviert werden, an dem vom Institut für Therapie- und Gesundheitsforschung in Kiel entwickelten Entwöhnungsprogramm „just be smokefree" teilzunehmen (Horn et al. 2001). Der parallel laufende Ausbau der Kurzinterventionsfähigkeiten wird vielleicht einen kleinen Beitrag dazu leisten können, dass nach dem Motto „jede Zigarette weniger zählt" der Übergang vom Gelegenheits- zum regelmäßiger Raucher aufgehalten werden kann (Holmen et al. 2000, Schmid 2001). Als weiteres Projekt ist vorgesehen, die Ansprache des Alkoholkonsums bei Jugendlichen im Sinne der Stockholmer „Erklärung über Jugend und Alkohol" zu verbessern. Durchaus nicht unerhebliche Beiträge könnten Jugendärzte auch bei der Reduktion jugendlicher Selbstmedikation – insbesondere mit Schmerzmitteln – leisten (Stoelben et al. 2000, Horn 2002).

Ärztliche Einflussnahme auf die Gesundheitspolitik. Zu erinnern ist noch an die Aufgabe von Jugendärzten, auch in der Gesundheitspolitik ihre Stimme zu erheben. So forderten die Teilnehmer des Weimarer Jugendmedizinkongresses 2001 in einer Resolution „die Verantwortlichen in der Gesundheits- und Drogenpolitik auf,

- unter Beachtung internationaler Standards deutlich vermehrte Anstrengungen in der Suchtforschung sowie der Prävention von Alltagsdrogen zu unternehmen,
- auch energisch gesundheitspolitische Maßnahmen in die Wege zu leiten: Zugangsbeschränkungen, Werbeverbote, Förderung schulischer Suchtprävention, massenmediale Kampagnen, geeignete Schritte zur Entkriminalisierung sowie vermehrte Therapieangebote für die Konsumenten illegaler Drogen,
- von den jährlichen ca. 15 Milliarden Euro Alkohol- und Tabaksteuern angemessene Gelder für präventive Maßnahmen im Kindes- und Jugendalter zur Verfügung zu stellen."

Aspekte zur Planung weiterer Schritte. Innovationen und Veränderungen brauchen Zeit. Sie müssen „an den Mann (und die Frau) gebracht" werden. Bei der Planung weiterer Schritte sollten unbedingt Kenntnisse des Sozial-Marketings, z.B. der Diffusionstheorie, berücksichtigt werden (Rush et al. 1995). Abschließend sei angemerkt, dass in Anbetracht mannigfaltiger Hemmnisse und Schwierigkeiten keine allzu hohen Erwartungen an sekundärpräventive Beiträge von Jugendärzten gestellt werden dürfen.

Literatur

American Academy of Pediatrics, Committee on Substance Abuse. Tobacco, alcohol, and other drugs – the role of the pediatrician in prevention and management of substance abuse. Pediatrics. 1998; 101: 125–8.

American Academy of Pediatrics, Committee on Substance Abuse. Indications for management and referral of patients involved in substance abuse. Pediatrics. 2000; 106: 143–8.

American Academy of Pediatrics, Committee on Child Health Financing and Committee on Substance Abuse. Improving substance abuse prevention, assessment, and treatment financing for children and adolescents. Pediatrics. 2001; 108: 1025–9.

Bayerisches Staatsministerium für Gesundheit, Ernährung und Verbraucherschutz. Gesundheitsverhalten bei Jugendlichen in Bayern 2000. München: Bayerisches Staatsministerium für Gesundheit, Ernährung und Verbraucherschutz; 2001.

Becker H. Cannabis als Alltagsdroge?! Herausforderungen für die Sekundärprävention. In: Therapieladen e.V., ed. Dokumentation zur Fachtagung Cannabiskonsum heute – Perspektiven für Pädagogik, Beratung und Prävention. Berlin: Therapieladen; 1998: 58–75.

Bond L, Glover S, Godfrey C, Butler H, Patton GC. Building capacity for system-level change in schools – lessons from the Gatehouse Project. Health Educ Behav. 2001; 28: 368–83.

Bonny AE, Britto MT, Klostermann BK, Hornung RW, Slap GB. School disconnectedness – identifying adolescents at risk. Pediatrics. 2000; 106: 1017–21.

Bühringer G. Prävention der Drogenabhängigkeit. In: Bundesärztekammer, ed. Fortschritt und Fortbildung in der Medizin, Bd. 19. Köln: Deutscher Ärzte-Verlag; 1996: 187–99.

Bundeszentrale für gesundheitliche Aufklärung (BzgA). Die Drogenaffinität Jugendlicher in der Bundesrepublik Deutschland. Köln: BzgA; 2001.

Cheng TL, DeWitt TG, Savageau JA, O'Connor KG. Determinants of counseling in primary care pediatric practice – physician attitudes about time, money, and health issues. Arch Pediatr Adolesc Med. 1999; 153: 629–35.

Currie C, Hurrelmann K, Settertobulte W, Smith R, Todd J, eds. Health and health behaviour among young people. Copenhagen: WHO, Regional Office for Europe; 2000.

Deutsche Hauptstelle gegen die Suchtgefahren e.V., ed. Jahrbuch Sucht 2002. Geesthacht: Neuland; 2001.

DiFranza JR, Rigotti NA, McNeill AD, et al. Initial symptoms of nicotine dependence in adolescents. Tobacco Control. 2000; 9: 313–9.

Ebeling H, Moilanen I, Linna SL, et al. Smoking and drinking habits in adolescence – links with psychiatric disturbance at the age of 8 years. European Child & Adolescent Psychiatry. 1999; 8[Suppl4]: IV/68–IV/76.

Eickhoff C, Zinnecker J. Schutz oder Risiko? Familienumwelten im Spiegel der Kommunikation zwischen Eltern und ihren Kindern. Köln: BzgA; 2000.

Elster AB, Kuznets NJ, eds. AMA guidelines for adolescent preventive services (GAPS) – recommendations and rationale. Baltimore: Williams & Wilkins; 1994.

Fitzpatrick M. The tyranny of health – doctors and the regulation of lifestyle. London: Routledge; 2001.

Fulkerson JA, Harrison PA, Beebe TJ. DSM-IV substance abuse and dependece – Are there really two dimensions of substance use disorders in adolescents? Addiction. 1999; 94: 495–506.

Graß H, Farke W. Die ärztliche Kompetenz ist dringend gefragt! Suchtmittelkonsumierende Kinder und Jugendliche in der ärztlichen Praxis – Ergebnisse einer Ärztebefragung. Rheinisches Ärzteblatt. 2001; 55(6): 18–20.

Halpern-Felsher BL, Ozer EM, Millstein SG, et al. Preventive services in a Health Maintenance Organization – How well do pediatricians screen and educate adolescent patients? Arch Pediatr Adolesc Med. 2000; 154: 173–9.

Hollederer A, Bölcskei PL. Gesundheitsförderung als Gemeinschaftsaufgabe von Schule und Gesundheitsfachleuten. Prävention. 1999; 22: 22–25.

Holmen TL, Barrett-Connor E, Holmen J, Bjermer L. Adolescent occasional smokers, a target group for smoking cessation? The Nord-Trøndelag Health Study, Norway, 1995–1997. Preventive Medicine. 2000; 31: 682–90.

Horn WR. Rauchen bringt's!? Beratungsleitfaden zur Tabakprävention in Kinder- und Jugendarztpraxen. Kinder- und Jugendarzt. 2001; 32 (10[Suppl]): 3–15.

Horn WR Warum soll ich eigentlich als Kinder- und Jugendarzt zur Suchtvorbeugung beitragen? Und wie? Zehn Thesen. Kinder- und Jugendarzt. 2002; 33(1): 12–5.

Horn WR, Hanewinkel R, Wiborg G. Rauchen bringt's!? Jugendliche Raucher in der Kinder- und Jugendarztpraxis. Prävention. 2001; 24(4): 125–7.

Jacobowski C, Richert J. Ein langer Atem ist gefragt – Zum Umgang mit drogengefährdeten Kindern und Jugendlichen. Berliner Ärzte. 1999; (11): 17–9.

Keen J, Alison LH. Drug misusing parents – key points for health professionals. Arch Dis Child. 2001; 85: 296–9.

Klosinski G, Bader T, Clauß M, et al. Psychische und Verhaltensstörungen durch psychotrope Substanzen

(F1). In: Deutsche Gesellschaft für Kinder- und Jugendpsychiatrie und Psychotherapie, Bundesarbeitsgemeinschaft leitender Klinikärzte für Kinder- und Jugendpsychiatrie und Psychotherapie, Berufsverband der Ärzte für Kinder- und Jugendpsychiatrie und Psychotherapie, eds. Leitlinien zu Diagnostik und Therapie von psychischen Störungen im Säuglings-, Kindes- und Jugendalter. Köln: Deutscher Ärzte-Verlag; 2000: 29–41.

Konings E, Dubois-Arber F, Narring F, Michaud PA. Identifying adolescent drug users – results of a national survey on adolescent health in Switzerland. Journal of Adolescent Health. 1995; 16: 240–7.

Korczak D. Ist Drogenprävention durch den niedergelassenen Kinderarzt möglich? In: Hellbrügge T, Pachler JM, eds. Drogen im Kindes- und Jugendalter. Lübeck: Hansisches Verlagskontor; 1987: 148–62.

Lieb R, Schuster P, Pfister H, et al. Epidemiologie des Konsums, Missbrauchs und der Abhängigkeit von legalen und illegalen Drogen bei Jugendlichen und jungen Erwachsenen – Die prospektiv-longitudinale Verlaufsstudie EDSP. Sucht. 2000; 46: 18–31.

Lieberman DZ. Children of alcoholics – an update. Current Opinions in Pediatrics. 2000; 12: 336–40.

Liepman MR, Keller DM, Botelho RJ, Monroe AD, Sloane MA. Understanding and preventing substance abuse by adolescents. Primary Care. 1998; 25: 137–62.

Lustig JL, Ozer EM, Adams SH, et al. Improving the delivery of adolescent clinical preventive services through skills-based training. Pediatrics. 2001; 107: 1100–7.

Marstedt G, Müller R, Hebel D, Müller H. Young is beautiful? Zukunftsperspektiven, Belastungen und Gesundheit im Jugendalter. St. Augustin: Asgard; 2000.

Merikangas KR, Stolar M, Stevens DE, et al. Familial transmission of substance use disorders. Arch Gen Psychiatry. 1998; 55: 973–9.

Michaud PA. Le cabinet du praticien comme lieu de prévention auprès des adolescents. Praxis (Schweizerische Rundschau für Medizin). 2000; 89: 39–44.

Mischke H. Elternkreise drogengefährdeter und drogenabhängiger Jugendlicher als Selbsthilfegruppen. Aachen: Shaker; 1997.

Monti PM, Colby SM, O'Leary TA, eds. Adolescents, alcohol, and substance abuse – reaching teens through brief interventions. New York: Guilford Press; 2001.

Müller R, Kuntsche EN, Delgrande M, Schmid H, François Y. Die Schule als Lebensbereich. In: Schmid H, Kuntsche EN, Delgrande M, eds. Anpassen, ausweichen, auflehnen? Fakten und Hintergründe zur psychosozialen Gesundheit und zum Konsum psychoaktiver Substanzen von Schülerinnen und Schülern. Bern: Haupt; 2001: 207–36.

Narring F, Michaud PA. Les adolescents et les soins ambulatoires – résultats d'une enquête nationale auprès des jeunes de 15–20 ans en Suisse. Arch Pédiatr. 2000; 7: 25–33.

Palentien C. Inanspruchnahme medizinischer und psychosozialer Versorgungseinrichtungen von Jugendlichen. In: Settertobulte W, Palentien C, Hurrelmann K, eds. Gesundheitsversorgung für Kinder und Jugendliche – ein Praxishandbuch. Heidelberg: Asanger; 1995.

Park E, Eaton CA, Goldstein MG, et al. The development of a decisional balance measure of physician smoking cessation interventions. Preventive Medicine. 2001; 33: 261–7.

Rush BR, Powell LY, Crowe TG, Ellis KS. Substance abuse facilitator model – health promotion training for family physicians. Journal of Continuing Education in the Health Professions. 1995; 15: 106–16.

Sargent JD, Dalton M. Does parental disapproval of smoking prevent adolescents from becoming established smokers? Pediatrics. 2001; 108: 1256–62.

Schmid H. Predictors of cigarette smoking by young adults and readiness to change. Subst Use Misuse. 2001; 36: 1519–42.

Schmitt-Rotermund E. Entwicklungsorientierte Prävention am Beispiel des Drogengebrauchs im Jugendalter. In: Oerter R, von Hagen C, Röper G, Noam G, eds. Klinische Entwicklungspsychologie. Weinheim: Psychologie Verlags Union; 1999: 421–36.

Schubiner H, Herrold A, Hurt R. Tobacco cessation and youth – the feasibilitiy of brief office interventions for adolescents. Preventive Medicine. 1998; 27: A47–54.

Schuler S. Drogenmissbrauch bei Jugendlichen – Frühdiagnose und Prävention in der ärztlichen Sprechstunde. Köln: Deutscher Ärzte-Verlag; 1997.

Schydlower M, ed. Substance abuse – a guide for health professionals. Elk Grove Village IL: American Academy of Pediatrics; 2001.

Silbereisen RK, Reese A. Substanzgebrauch – Illegale Drogen und Alkohol. In: Raithel J, ed. Risikoverhaltensweisen Jugendlicher – Formen, Erklärungen und Prävention. Opladen: Leske & Budrich; 2001: 131–53.

Stevens N. Adolescent guidelines – should we use them? Am Fam Physician. 1998; 57: 2060–6.

Stoelben S, Krappweis J, Rössler G, Kirch W. Adolescents' drug use and drug knowledge. Eur J Pediatr. 2000; 159: 608–14.

Ulich K, ed. Drogen – Grundlagen, Prävention und Therapie des Drogenmissbrauchs. Bern: Berner Lehrmittel- und Medienverlag/Mülheim a.d. Ruhr: Verlag an der Ruhr; 2000.

Vontobel J, Baumann A. Auch mein Kind –? Elterngespräche über Süchte und Drogen. Zürich: pro juventute; 2001.

Wildman BG, Kizilbash AH, Smucker WD. Physicians' attention to parents' concerns about the psychosocial functioning of their children. Arch Fam Med. 1999; 8: 440–4.

Williams GC, Cox EM, Kouides R, Deci EL. Presenting the facts about smoking to adolescents – effects of an autonomy-supportive style. Arch Pediatr Adolesc Med. 1999; 153: 959–64.

Zentralinstitut für die kassenärztliche Versorgung in der Bundesrepublik Deutschland. Erläuterungen zur Jugendgesundheitsuntersuchung. Köln: Deutscher Ärzte-Verlag; 1999.

5.3 Vertrauen schaffen – Aspekte der Gesprächsführung mit problembelasteten Jugendlichen

Wolfgang Settertobulte und Kordula Marzinzik

Drogenbezogene Beratung in der ärztlichen Praxis

Von Gebrauch zum Missbrauch. Während Probleme mit den „harten Drogen" im frühen Jugendalter nur sehr selten vertreten sind, sind die als „sanfte Drogen" bezeichneten Substanzen mit einem durchaus großen Gefährdungspotenzial schon bei 13-Jährigen in Gebrauch. Das Haschischrauchen nimmt dabei den größten Stellenwert ein, gefolgt von der Modedroge Ecstasy und der missbräuchlichen Verwendung Rausch erzeugender Medikamente. Epidemiologisch bietet jedoch der Alkoholmissbrauch unter Jugendlichen das verbreitetste und insgesamt größte Gefährdungspotenzial. Verschiedene einschlägige Studien zeigen, dass das Experimentieren und die darauf folgende regelmäßige Einnahme, bereits im Alter von unter 14 Jahren bei einem gewissen Anteil der Jugendlichen ein hohes Maß an Gefährdung hervorbringt (BzgA 1998, Kolip 2000).

> Das Ausprobieren von psychoaktiven Substanzen wird zwar heute einhellig als wichtige Entwicklungsaufgabe angesehen, die jedoch nur in Abwesenheit anderer Risikofaktoren als unproblematisch gelten kann.

Der kontrollierte Umgang mit Zigaretten und Alkohol ist in Form von Genuss als wenig problematisch zu bezeichnen. Ein regelmäßiger und/oder exzessiver Gebrauch von Rauschmitteln markiert dagegen den Übergang von Gebrauch zum Missbrauch und ist als Anlass für sekundärpräventives Handeln anzusehen. Ist bereits ein Kontrollverlust eingetreten, ist eine regelrechte Suchttherapie notwendig. Diese unterscheidet sich in ihrer Intensität deutlich vom Vorgehen der Sekundärprävention.

Erheben von Risikofaktoren. Jugendvorsorgeuntersuchungen nach Vollendung des 13. bzw. 14. Lebensjahres bieten eine gute Möglichkeit, die Faktoren zu erheben, die als psychosoziale Indikatoren einer Gefährdung infrage kommen (s.a. Kap. 4.2). Dabei ist zu bedenken, dass nicht etwa der Drogenkonsum allein die Gefährdung ausmacht, sondern vielmehr das Zusammentreffen mehrerer Risikofaktoren.

Diese Indikatoren können durch gezieltes Nachfragen erhoben werden. Dabei ist es das Eingehen auf individuelle Lebensumstände und Motive und die Vermittlung von akzeptierendem Verstehen, welches die Tür zum jugendlichen Patienten öffnet. Es ist in der Regel nicht das Problem Drogenkonsum, das den Jugendlichen zu einem weiteren Schritt bewegt, sondern die Erwartung, dass im Beratungsprozess eine Bewältigung alltagsweltlicher Probleme in Aussicht gestellt wird und ein persönliches Wachstum zu erwarten ist.

Ziele der ärztlichen Beratung. Der Grundsatz: „Vorbeugen ist besser als Heilen" gilt besonders für den Missbrauch psychoaktiver Substanzen. Der Ansatzpunkt ärztlicher Beratung im Jugendalter hat jedoch wenig mit einer Primärprävention zu tun, da sich in diesem Alter bereits Grundstrukturen entwickelt haben, die dem Drogenkonsum gegenüber begünstigend oder vermeidend sind. Der Ansatzpunkt ergibt sich vielmehr aus der Beobachtung eines bereits problematischen Verhaltens. Die begrenzten Eingriffsmöglichkeiten in der ärztlichen Praxis bestehen hier in einer eingehenden Beratung der Eltern hinsichtlich ihres eigenen Einflusses auf die Entwicklung einer Drogenaffinität ihrer Kinder sowie in der sorgfältigen Prüfung der Medikamentengaben und deren Veranlassung an die Kinder. Oberstes Ziel primärpräventiver Strategien ist es, die Wertschätzung von Gesundheit sowie ein positives Körpergefühl zu fördern und den Erstkonsum von Drogen in ein möglichst hohes Alter der Jugendlichen zu verschieben.

Sozialisation und Selbstwahrnehmung im Jugendalter

Wunsch nach eigener Identität. Mit Jugendlichen reden können heißt Jugendliche verstehen lernen. Das Jugendalter ist ein Schritt in der persönlichen Entwicklung, der durch spezifische Erfahrungen geprägt ist. Die Selbstbezeichnung als „Jugendlicher" kommt in der Regel nicht vor. Dieser Begriff ist vielmehr ein künstliches Konstrukt der Pädagogik. Der typische Übergang vom Kind zum Erwachsenen, von uns allgemein als Jugendalter bezeichnet, stellt sich aus der Sicht des Individuums wie folgt dar: Die Wahrnehmung körperlicher Veränderungen unmittelbar vor der Pubertät führt zu dem dringenden Wunsch nach der Ausprägung einer eigenen Identität. Dies ist bei Mädchen etwa im 12. bei Jungen im 13. Lebensjahr der Fall. Die angestrebte Identität ist geprägt von dem Idealbild des (jungen) Erwachsenen. In dieser Phase werden in Ermangelung echter Attribute des Erwachsenseins zunächst äußerliche Symbole von Erwachsenen angenommen und spielerisch erprobt. So beginnt beispielsweise das Rauchen als symbolisches Erwachsenenverhalten bei den meisten Jugendlichen erstmals unmittelbar vor Einsetzen der Pubertät (Hurrelmann 1995).

Abgrenzung und Streben nach Eigenständigkeit. Das wichtigste Attribut des Erwachsenseins ist jedoch die persönliche Autonomie in Form von Freiheit, Selbstbestimmung und Selbstverantwortlichkeit. Dies ist verbunden mit einer Abgrenzung gegenüber den Eltern. Es entstehen soziale Distanzen und auch Schamgrenzen. In dieser Phase werden auch gesundheitliche Probleme den Eltern gegenüber verschwiegen, um die soziale, psychische und körperliche Eigenständigkeit zu demonstrieren. Dieser Entwicklungsschritt wird von Erwachsenen, also etwa den Eltern, in der Regel zunächst nicht gleich nachvollzogen. Autonomiebestrebungen werden gelegentlich als „präpubertäre Trotzphase" bezeichnet. Dies führt zwangsläufig zu einer Phase des „sich nicht akzeptiert Fühlens". Eine vermehrte Hinwendung zur Gruppe der Gleichaltrigen zusammen mit einer subkulturellen Verbündung und mit misstrauischen Vorbehalten gegenüber dem Establishment der Elterngeneration ist vorprogrammiert. Gelingt es den Eltern oder anderen Erwachsenen in dieser Phase nicht, das Misstrauen durch akzeptierendes und wertschätzendes Verhalten abzubauen, folgt eine lange Phase des Konflikts oder der Vermeidung von persönlichem Austausch.

> Je stärker das Gefühl, nicht akzeptiert zu werden, bei den jungen Menschen ausgeprägt ist, umso größer ist die Wahrscheinlichkeit, dass diese sich in der Gleichaltrigengruppe durch problematisches Verhalten wie etwa Rauchen, Alkoholexzesse oder Risikoverhalten hervortun.

Umso größer auch die Wahrscheinlichkeit, dass subkulturelle Einstellungen und die Ablehnung gesellschaftlicher Konventionen als Bestandteil der Persönlichkeit aufgenommen werden. Diese Phase der Ambivalenz, der Unsicherheit und des Konflikts neigt sich erst mit der Erlangung des gesetzlichen Erwachsenenalters dem Ende zu, weil erst dann auch im rechtlichen Sinne die Autonomie als Erwachsener erreicht ist.

Jugendliche als Patienten und Rat Suchende

Leidensdruck und Selbstbestimmung. Im Rahmen dieses Entwicklungsverlaufs baut sich auch ein individuelles Krankheitsverhalten auf und damit auch Erwartungen und Vorbehalte gegenüber der Person des Arztes als Helfer. Dies ist verbunden mit der eigenständigen Definition dessen, was als gesundheitliches Problem zu gelten hat und bei welchem Leidensdruck die Schwelle zum Aufsuchen von Hilfe gegeben ist. Die Inanspruchnahme ärztlicher Hilfe geht einher mit der Einnahme der Patientenrolle. Wie bereits die Einnahme der Rolle des Kranken, zu der notwendigerweise die Einsicht einer graduellen Hilfsbedürftigkeit gehört, geht die Selbst- und Fremddefinition des Erkrankten als Patient mit einem weiteren Verlust der Kontrolle bzw. der Selbstbestimmung über das eigene Befinden einher. Unter der Annahme, dass jedes Individuum ein individuell unterschiedlich ausgeprägtes Bedürfnis nach Kontrolle besitzt, gerät der vermeintlich Kranke bei der Inanspruchnahme von professioneller Hilfe in eine Konfliktsituation, in der Leidensdruck und Kontrollmotivation gegeneinander abgewägt werden müssen (von Troschke 1992). Es ist der erleichterte soziale Kontakt und das Vertrauen zur Person des Arztes, der diesen inneren Konflikt überwinden hilft.

Krankheitsverhalten Jugendlicher. Das Krankheitsverhalten Jugendlicher ist geprägt von dem

Wunsch, den Besuch beim Arzt selbst und ohne Einbeziehung der Eltern zu veranlassen. Der oder die Jugendliche ist in diesem Zusammenhang gezwungen, mit dem selbst veranlassten Arztbesuch eine völlig neuartige Sozialbeziehung einzugehen. In dieser Situation kommen verschiedene Ängste und Vorbehalte gegenüber der ärztlichen Praxis zum Vorschein und bauen deutliche Zugangsbarrieren auf. Die bisherige Zufriedenheit mit den behandelnden Ärzten, Erfahrungen mit dem Verhalten des Arztes und damit auch generalisierte Erwartungen an einen nächsten Arztbesuch nehmen bei Jugendlichen und jungen Erwachsenen einen bedeutenden Rang in der Entscheidung für einen Arztbesuch ein. Positive Erfahrungen mit ärztlicher Versorgung konnten als förderlich für eine zukünftige Inanspruchnahme identifiziert werden (Palentin et al. 1994).

„Komplizenschaft" zwischen Arzt und Eltern. Das Misstrauen zwischen Eltern und Jugendlichen kann ebenfalls zu einer Störung des Vertrauens zur Person des Arztes führen. Ärzte orientieren sich oft eher an den Eltern, mit denen – oft in Anwesenheit des Heranwachsenden und an ihm vorbei – die Probleme abgeklärt und die Behandlung aufgebaut wird. Auf diese Weise kann bei Jugendlichen bereits früh ein distanziertes – von Misstrauen geprägtes – Verhältnis zum Arzt entstehen. Kinder lernen bereits früh, dass eine gewisse Komplizenschaft zwischen den Erwachsenen in der Person der Eltern und des Arztes besteht.

> Diese vermeintliche Komplizenschaft gilt es rechtzeitig sukzessiv abzubauen, indem zunehmend das Kind selbst angesprochen und zur selbstverantwortlichen Patientenrolle hingeführt wird.

Die besonderen Probleme der Jugendphase verstehen

Wie bereits angedeutet, haben „Jugendliche" in ihrer schwierigen Entwicklungsphase eine Reihe spezifische, durch die Entwicklung bedingte Probleme, denen es im Interesse eines vertrauensbildenden Gesprächs adäquat zu begegnen gilt.

Das Problem der Akzeptanz

Jugendliche machen nahezu permanent die Erfahrung, dass sie in ihrer Lage und in ihrer Persönlichkeit nicht so akzeptiert werden wie sie sind bzw. sein möchten. Ihr Entwicklungsfortschritt zum jungen Erwachsenen wird nur selten wertschätzend kommentiert, sie sind ständig „lästigen" erzieherischen Maßnahmen ausgesetzt, die Annahme von Symbolen des Erwachsenseins wird als unpassend kritisiert und ihre Emanzipationsversuche werden sanktioniert. Aus diesem Grund vertrauen sie sich nur demjenigen an, der sie so nimmt wie sie sind und ihre Bestrebung zur Selbstverantwortung unterstützt.

> Um nicht von vornherein das Vertrauen der jugendlichen Patienten zu verspielen, ist es angezeigt, ihnen ein Höchstmaß an Wertschätzung zu vermitteln.

Das bedeutet Sympathie und den Versuch eines akzeptierenden Verstehens der Gefühle und Motive. Ziel des Gesprächs sollte es sein, zu jeder Zeit das Selbstwertgefühl des Jugendlichen zu erhalten und zu fördern.

Das Problem der Unsicherheit

Jugendliche sind noch unsicher, wie sie auf andere wirken, ob sie auf dem richtigen Weg sind, welche Rolle sie in sozialen Situationen einnehmen und wie weit sie bereits als Erwachsene angesehen werden. Diese Unsicherheit wird durch die Verwendung von Symbolen und Rollenklischees überdeckt. Hinterfragt man diese Klischees kritisch, ohne gleichzeitig ein von Vertrauen und Wertschätzung geprägtes Verhältnis anzubieten, so tritt die Unsicherheit offen zu Tage, wird unerträglich und führt zum Rückzug. Dagegen wird Offenheit durch die Verwendung wertfreier Fragestellungen gefördert.

Das Problem der Scham

Die körperlichen Veränderungen während der Pubertät und das damit verbundene neue Körpergefühl sind ebenfalls eine Quelle der Verunsicherung. Die dringendste Frage ist hier: Verläuft meine Entwicklung normal? Dies ist verbunden mit der Angst, bei einer nicht normalen körperlichen

Entwicklung auch sozial und psychisch zurückgeworfen zu werden. Hinzu kommt u.U. die Erfahrung von Grenzverletzungen durch Erwachsene in Form von Kommentaren und unerlaubten Berührungen, die für das Kindesalter selbstverständlich waren, im Zuge der Entwicklung jedoch jetzt als Übergriffe verstanden werden. Diese Verunsicherung führt zu Schamgrenzen im körperlichen und im persönlichen Bereich, die nur mit dem ausdrücklichen Einverständnis des Betroffenen und in einer entsprechend ausgehandelten Situation abgebaut werden können.

Das Problem der Autonomie

Je weiter der Heranwachsende auf seinem Weg zum jungen Erwachsen fortgeschritten ist, umso wichtiger ist die persönliche Autonomie. Das bedeutet Eigenverantwortung, eigene Entscheidungen treffen können, Konsequenzen selbst tragen, Risiken selbst abschätzen und Informationen über sich selbst eigenständig steuern können. Autonomie ist deshalb so wichtig, weil es eines der wenigen echten Symbole des Erwachsenseins darstellt. Die autonome Persönlichkeit ist nicht länger Objekt des pädagogischen Handelns, sondern Subjekt. Interventionen müssen daher einsichtig gemacht werden und können nicht „befohlen" werden.

> Der jugendliche Patient sollte daher aktiv in den Behandlungsprozess einbezogen werden und lernen, selbstständig für die Gesundung verantwortlich zu sein.

Das kann etwa darin bestehen, dass die Gabe notwendiger Medikamente eben nicht in die Hand der Eltern, sondern in die des Betroffenen selbst gelegt wird.

Das „Problemstigma-Problem"

Jugendliche machen zum gegenwärtigen Zeitpunkt die Erfahrung, dass ihre Altersgruppe ein Problem darstellt. Neben all den Problemen, denen sie sich aufgrund ihrer Situation selbst stellen müssen, zum Beispiel Liebe und Freundschaft, Schule und Beruf, Politik und Mitbestimmung oder Subkultur und Identität, werden sie in den Medien, in der Schule und in der Diskussion innerhalb des Establishments der Eltern als Problemgruppe behandelt. Dies führt zusammen mit dem genannten Akzeptanzproblem zu einer kritischen Abgrenzung und zu dem Bedürfnis nach einer „Gegenkultur". Aus dieser Position heraus werden viele Fragen und Äußerungen von Erwachsenen als wertend und stigmatisierend wahrgenommen.

> Um jedoch den Einzelnen als individuelle Person anzusprechen und nicht als Mitglied einer Problemgruppe, ist darauf zu achten, pauschalierende und wertende Äußerungen zu vermeiden und den Blickwinkel auf die individuelle Situation zu lenken.

Konsequenzen für die Kommunikation mit Jugendlichen

Im Interesse eines entspannten, von Vertrauen geprägten Verhältnis zum jugendlichen Patienten ist es aus den oben genannten Gründen notwendig, auf den individuellen Entwicklungsstand und die damit verbundene Selbstwahrnehmung des jungen Patienten einzugehen. Der so genannte „Jugendliche" ist in seinem eigenen Selbstbild eher ein junger, unerfahrener und u.U. unsicherer Erwachsener. Der Arzt spricht also entweder noch das Kind oder bereits den (jungen) Erwachsenen an. Wird der „junge Erwachsene" weiterhin als Kind behandelt, erzeugt das Widerstand und Misstrauen.

Zu welchem Zeitpunkt der Arzt in ein neues Verhältnis mit dem jungen Patienten eintritt, bleibt weitestgehend seiner Intuition überlassen. Dies ist abhängig von dem körperlichen Reifungsprozess, aber auch von der geistigen Entwicklung (Intelligenzalter) und von der individuellen Förderung. Generell erscheint aber ein vermehrtes Zugehen auf den jungen Patienten und eine Förderung der Selbstverantwortung bereits etwa im 10. Lebensjahr möglich, um kontinuierlich ein Vertrauensverhältnis aufzubauen.

Zur Verbesserung der Kommunikation mit dem jugendlichen Patienten sind zusammenfassend folgende Aspekte der Gesprächsführung zu beachten:
- Offene und wertfreie Fragen stellen, Stigmatisierungen und vorweggenommene Problemannahmen vermeiden. Den Jugendlichen als Individuum betrachten und Interesse an der persönlichen Sicht zeigen.
- Notwendige Untersuchungen und Behandlungen verständlich erklären. Die Schamgefühle

und den Wunsch nach Autonomie respektieren. Bedürfnisse ansprechen und akzeptieren.
- Komplizenschaft mit den Eltern vermeiden. Die Rolle der Eltern beim Arztbesuch allmählich zurückdrängen, das Gespräch mit dem jungen Menschen suchen und die Eltern zum gegebenen Zeitpunkt ausschließen. Vertraulichkeit wahren und die Weitergabe von notwendigen Informationen erläutern und das Einverständnis erbitten.
- Den jugendlichen Patienten zu eigenen Entscheidungen und zur Selbstverantwortung ermutigen. Sie von der Rolle des Objekts der ärztlichen Behandlung zum Subjekt machen und eine partnerschaftliche Behandlungsbeziehung aufbauen.

Das beratende Gespräch als Instrument der Sekundärprävention

Strategien der Sekundärprävention bestehen in erster Linie in beratenden Gesprächen mit den Jugendlichen, sei es in Einzelgesprächen oder in Gruppen. Abschreckung ist nach bisherigen Erfahrungen in dieser Situation wirkungslos, hat in bestimmten Fällen sogar paradoxe Effekte. Auf der Suche nach effektiveren Strategien der Sekundärprävention bei drogenkonsumierenden Jugendlichen, die auch in kurzen Beratungsgesprächen angewendet werden können, haben sich 2 Anregungen aus der internationalen Diskussion als hilfreich erwiesen:
- die Stadien der Verhaltensänderung,
- die Prinzipien der motivierenden Gesprächsführung.

Diese beiden Aspekte sollen im Folgenden kurz vorgestellt werden.

Stadien der Verhaltensänderung oder: Veränderung ist ein Prozess

Der Veränderungsprozess. Das Stadienmodell der Verhaltensänderung, wie es von Prochaska, DiClemente und Velicer (Prochaska 1996, Velicer et al. 2000, Keller 1999) entwickelt wurde, betrachtet sowohl das Konsumverhalten als auch dessen Veränderung als einen dynamischen Prozess. Es ist eine allgemeine Erfahrung, dass Veränderungen in der Regel mehr als einen Tag Zeit brauchen und auch die Motivation zur Veränderung Schwankungen unterworfen ist. Auch wenn wir etwa zu Silvester viele gute Vorsätze haben, führen wir diese in der Regel nicht sofort am 1. Januar durch. Das Stadienmodell will diesen Prozess der Veränderung genauer beobachten und in der Beratung darauf eingehen. Die Autoren unterscheiden folgende 5 Schritte:
- der Zustand der Absichtslosigkeit,
- das Stadium der Absichtsbildung,
- die Vorbereitung auf eine Veränderung,
- die Phase der Handlung,
- die Aufrechterhaltung der Veränderung.

Während der jugendliche Konsument im Stadium der *Absichtslosigkeit* noch kein oder nur ein sehr geringes Problembewusstsein hat, entwickelt sich dieses zunehmend im Stadium der *Absichtsbildung*. Die Entwicklung einer Veränderungsabsicht ist zunächst typischerweise noch geprägt von einem starkem Hin- und Herschwanken zwischen den Vor- und Nachteilen, die mit der Veränderung einhergehen.

Im Stadium der *Vorbereitung* werden dann bereits konkrete Schritte erwogen, die im Stadium der *Handlung* ausprobiert und in der *Aufrechterhaltung* schließlich über einen längeren Zeitraum durchgehalten werden.

> Die Veränderung des Verhaltens ist ein fließender Prozess, der jederzeit von einem Rückfall auf ein früheres Stadium unterbrochen werden kann. Ein möglicher Rückschritt bedeutet dabei aber nicht, dass der gesamte Veränderungsprozess zum Scheitern verurteilt ist.

Der Prozess der Veränderung wird nämlich auch dadurch beeinflusst, wie groß bei den Betroffenen die Selbstwirksamkeitserwartung ist, oder anders gesagt, wie groß die Zuversicht ist, das gewünschte Verhalten auch in die Tat umsetzen zu können. Ebenso spielt auch die Anfälligkeit für situative Versuchungen eine wichtige Rolle.

Konsequenzen für die Praxis. Die Betrachtung dieser Stadien kann als Hilfestellung zur Strukturierung eines Beratungsprozesses genutzt werden. Die beschriebenen Phasen beinhalten unterschiedliche Motivationen auf der Seite des Rat Suchenden. Die beratende Person sollte daher zunächst sensibel sein für das Stadium der Motivation, in dem sich der Jugendliche gerade befindet und ihre Beratungsstrategien darauf abstimmen:

- Wenn ein Jugendlicher sich z.B. gerade im Stadium der *Absichtslosigkeit* befindet, d.h. sich bisher nur sehr wenig Gedanken über die Nachteile seines Drogenkonsums gemacht hat, wäre es nicht sinnvoll, ihm konkrete Ratschläge zu präsentieren, wie er seinen Konsum am schnellsten reduzieren kann. Dieser Vorschlag würde vermutlich vielmehr auf Widerstand stoßen. Notwendig und ausreichend wäre es stattdessen, kurze Denkanstöße zu geben in Form einer sachlichen Weitergabe von Informationen über die Wirkung der jeweiligen Substanz und über die möglichen gesundheitlichen und sozialen Auswirkungen eines exzessiven Konsums. Ebenso reicht es aus Gesprächsbereitschaft zu signalisieren, aber mehr eben auch nicht.
- Im Stadium der *Absichtsbildung* ist es wichtig, sich einmal Zeit zu nehmen, gemeinsam über die individuell erlebten Vor- und Nachteile der jeweiligen Konsumform nachzudenken und nicht nur – wie es in der Regel üblich ist – über die Nachteile.
- Im Stadium der *Vorbereitung* kann das beratende Gespräch dazu beitragen, Ziele zu klären, in möglichst konkrete und realistische Schritte umzuwandeln und/oder ein weiteres Treffen zu vereinbaren. Ein derartiges Vorgehen trägt dazu bei, die Ziele und Ansprüche an eine Beratungssituation zu reflektieren und gegebenenfalls zu reduzieren.

Nach dem Motto „weniger ist oft mehr" empfiehlt das Stadienmodell, auch kleine Schritte der Veränderung schon als Erfolg zu bewerten und Misserfolgserlebnisse weitgehend zu vermeiden.

Motivierende Gesprächsführung: Die Haltung ist entscheidend

Bei der Anwendung des soeben beschriebenen Vorgehens in Beratungsgesprächen stellt eine Verknüpfung mit den Prinzipien des „motivational interviewing" (motivierende Gesprächsführung) eine sinnvolle Verbindung dar, da diese Beratungsstrategie die beschriebenen Stadien der Veränderung thematisiert. Das Vorgehen der motivierenden Gesprächsführung wurde von Miller u. Rollnick (1991, 1999) entwickelt und baut auf Elementen der klientenzentrierten Gesprächsführung und verschiedenen sozialpsychologischen Theorien der Einstellungs- und Verhaltensänderung auf (Demmel 2001).

Konfrontation vermeiden. Den Autoren geht es bei der Beschreibung der motivierenden Gesprächsführung vor allem um die Gesprächshaltung des Beratenden. So erzeugt Konfrontation nach ihrer Beobachtung Widerstand beim Gegenüber und kann somit den Beratungsprozess blockieren. Widerstand ist hier kein Phänomen aufseiten des Jugendlichen, sondern ein Zeichen einer blockierten Beziehung zwischen Jugendlichem und dem Beratenden. Die motivierende Gesprächsführung will darum nicht konfrontieren, sondern begleiten.

> Der Jugendliche selbst wird als der Experte für die eigene Veränderung gesehen, die Beratung kann ihn nur darin unterstützen und das Vertrauen in die eigene Selbstwirksamkeit fördern.

Ein empathischer Gesprächsstil, der sich in den anderen und seine Motive einfühlen kann, ist darum eine wichtige Eigenschaft des Beraters.

Ambivalenzen ausloten. Gleichzeitig soll die Beratung aber nicht nur verständnisvoll zuhören, sondern dem Klienten eine klare Rückmeldung, z.B. über den Gesundheitszustand geben. Die Motivation zur Veränderung kann außerdem gefördert werden, indem das Gespräch um allgemeine Lebenskonzepte und Wünsche an die eigene Zukunft kreist. Dabei kann die Aufmerksamkeit auf Diskrepanzen zwischen gewünschten Zielen und aktuellem Verhalten gelenkt werden. Eine empathische Beratung lässt Raum für Ambivalenzen und nimmt sich Zeit, das Pro und Kontra zu bearbeiten. Miller u. Rollnick stellen die widerstrebenden Motive anhand des Beispiels einer Waage dar. Der Jugendliche kann konkret aufgefordert werden, einmal für sich selbst Gewichte zu verteilen: Wie wichtig sind die erlebten Vorteile des Drogenkonsums, wie wichtig sind die erlebten Nachteile des Konsums. So kann das individuelle Erleben des Konsums klarer herausgearbeitet und am Schluss gefragt werden: „An welcher Stelle möchtest du etwas verändern und welche Hilfestellung benötigst du dazu?"

Entscheidungen des Gesprächspartners ernst nehmen. Die motivierende Gesprächsführung beschreibt dabei nicht eine Methode, die sich – vergleichbar einem Kochrezept – jederzeit anwenden lässt. Die Prinzipien sollen eher dazu beitragen, die eigene Gesprächshaltung, die in der Beratungssituation eingenommen wird und die auch Auswirkungen auf das Gegenüber hat, zu reflektieren. Für die Patienten, in diesem Fall die Jugendlichen, hat dies zur Folge, dass sie in ihrer Entscheidung für ein bestimmtes Verhalten ernst genommen werden. Die beratende Person gibt zwar Denkanstöße, signalisiert ihre Bereitschaft zur Unterstützung und hilft, konkrete Ziele zu formulieren, versucht aber nicht, die Jugendlichen in eine bestimmte Richtung zu drängen. So kann eine vertrauens- und respektvolle Beziehung zwischen Arzt und Jugendlichem aufgebaut werden.

Belege der Effektivität dieser Beratungsstrategie. Die erfolgreiche Anwendung der beschriebenen Beratungsstrategie ist wissenschaftlich dokumentiert. Internationale Studien, die diese Form der Beratung von drogenkonsumierenden Jugendlichen an Allgemeinkrankenhäusern durchgeführt haben, haben gezeigt, dass die Anwendung einer motivierenden Gesprächsführung in kurzen Beratungsgesprächen auf große Akzeptanz bei Jugendlichen stoßen und die Beratung deutliche schadensmindernde Effekte zeigte. Aus Befragungen Jugendlicher ist bekannt, dass die Idee attraktiv erscheint, eine Beratung zu nutzen, um selbst Ziele zu setzen, Hindernisse zu identifizieren und die einzelnen Schritte zu planen.

Vorbehalte seitens der Jugendlichen. Sie zweifeln jedoch auch daran, dass Erwachsene zu einer so partnerschaftlichen Beratung wirklich in der Lage sind. Das Misstrauen, am Ende doch wieder nur moralisch belehrt zu werden, ist seitens der Jugendlichen nach wie vor sehr groß (Balch 1998). Aus diesen Vorbehalten wird deutlich, dass die Prinzipien der motivierenden Gesprächsführung eine Herausforderung darstellen, sowohl an die Einstellung der Beratenden, als auch an die Erwartungen der Jugendlichen. An die Stelle einer expertenorientierten Beratung, die lediglich Fachwissen vermittelt, sollte im Rahmen der Sekundärprävention eine patientenorientierte Beratung treten. Nur so lässt sich die Motivation zur Veränderung steigern.

Geeignete Zielgruppen. Die Anwendung der motivierenden Gesprächsführung in der Sekundärprävention hat sich als besonders geeignet für die Zielgruppen erwiesen, die bereits in riskanter Weise psychoaktive Substanzen konsumieren und hierbei nur eine geringe Änderungsbereitschaft aufweisen oder aber in hohem Maße ambivalent sind (Rumpf et al. 2001, Kremer et al. 1999). In der Praxis zeigt sich diese Gruppe als stark gefährdet, in der Regel aber als sehr resistent gegenüber einer Beratung. Das beschriebene Vorgehen der Gesprächsführung bedeutet eine Erfolg versprechende Strategie, auf diese Jugendlichen einen sekundärpräventiven Einfluss auszuüben. Es ist jedoch kein Ersatz für eine ausführliche Beratung, die dann indiziert ist, wenn die psychischen und sozialen Ressourcen des Einzelnen elementar geschwächt sind und das Umfeld einen exzessiven Konsum stark unterstützt (Holder et al. 2000).

Weitervermittlung an Beratungsstellen. Im Falle starker psychischer und sozialer Beeinträchtigung ist die Weitervermittlung an entsprechende Beratungsstellen sinnvoll und notwendig. Das ärztliche Beratungsgespräch kann die Motivation zur Inanspruchnahme einer solchen weitergehenden Beratung deutlich steigern. Eine Reihe von spezialisierten Einrichtungen beschäftigt sich auf regionaler Ebene mit drogengefährdeten Jugendlichen. Eine enge Kooperation mit diesen Angeboten, die zu einem transparenten und schnellen Zugang führt, ermöglicht hier eine adäquate Hilfe für die gefährdeten Jugendlichen.

Literatur

Balch GI. Exploring perceptions of smoking cessation among high school smokers – Input and feedback from focus group. Preventive Medicine. 27; 1998, A55–63.

Bundeszentrale für gesundheitliche Aufklärung (BzgA). Die Drogenaffinität Jugendlicher in der Bundesrepublik Deutschland. Köln: BzgA; 1998.

Colby SM, Monti PM, Barnett NP, Rohsenow DJ. Brief motivational interviewing in a hospital setting for adolescent smoking – a preliminary study. Journal of consulting and clinical psychology. 66; 1998: 574–8.

Demmel R. Motivational Interviewing – Ein Literaturüberblick. Sucht. 47; 2001: 171–88.

Dubow EF, Lovko KR, Kausch, DF. Demographic differences in adolescents' health concerns and perceptions of helping agents. Jounal of Clinical Child Psychology. 1990; 19: 44–54.

DeShazer S. Der Dreh – Überraschende Lösungen in der Kurzzeittherapie. Heidelberg: Auer; 1997.

Holder H, Cisler, RA, Longabaugh, R, Stout RL, Treno AJ, Zweben A. Alcoholism treatment and medical care costs from project MATCH. Addiction. 95; 2000: 999–1013.

Hurrelmann K. Lebensphase Jugend. Weinheim, München: Juventa; 1995.

Keller S. Motivation zur Verhaltensänderung – Das Transtheoretische Modell in Forschung und Praxis. Freiburg i. Br.: Lambertus; 1999.

Kremer G, Wienberg G, Dormann S, Wessel T, Pörksen N. Evaluation von Kurzinterventionen bei PatientInnen mit Alkoholproblemen im Allgemeinkrankenhaus. Sucht. 45; 1999: 80–8.

Kolip P. Geschlecht und Gesundheit im Jugendalter – Die Konstruktion von Geschlechtlichkeit über somatische Kulturen. Opladen: Leske & Budrich; 1997.

Kolip P. Tabak- und Alkoholkonsum bei Jugendlichen – Entwicklungstrends, Prävalenzen und Konsummuster in den alten Bundesländern. In: Leppin A, Hurrelmann K, Petermann H, eds. Jugendliche und Alltagsdrogen. Berlin: Luchterhand; 2000: 24–44.

Miller WR, Rollnick S, Kremer G, Schroer B. Motivierende Gesprächsführung. Freiburg i. Br.: Lambertus; 1999.

Miller WR, Rollnick S. Motivational Interviewing – preparing people to change addictive behavior. New York, London: Guilford Press; 1991.

Monti P, Colby SM, Barnett NP, et al. Brief intervention for harm reduction with alcohol-positive older adolescents in a hospital emergency department. Journal of consulting and clinical psychology. 1999; 67: 989–94.

Prochaska JO. A stage paradigm for integrating clinical and public health approaches to smoking cessation. Addictive behaviors. 1996; 21: 721–32.

Palentin C, Settertobulte W, Hurrelmann K. Jugendliche meiden Arztbesuch – Die Akzeptanz medizinischer Versorgung bei Jugendlichen. Psychomed. 1994; 6(1); 52–5.

Settertobulte W. Jugendliche in der ärztlichen Praxis – ein Versorgungsproblem? Zeitschrift für ärztliche Fortbildung und Qualitätssicherung. 1998; 92(2): 79–84.

von Troschke J. Gesundheits- und Krankheitsverhalten. In: Hurrelmann K, Laaser K, eds. Handbuch Gesundheitswissenschaften. Weinheim: Beltz; 1992.

5.4 Die Relevanz von Designerdrogen in der stationären Jugendpsychiatrie

Oliver Bilke

Einleitung

Anfang der 90er Jahre bedeutete das europaweite Aufkommen von „Designerdrogen" aus der Gruppe der Entaktogene eine schwer einschätzbare Erweiterung des Drogenangebots für Jugendliche. Einerseits waren das MDMA (3,4-Methylendioxy-Methamphetamin) und später seine verwandten Substanzen wie MDE oder MDA im Prinzip seit Ende des 19. Jahrhunderts bekannt und vereinzelt im Militär, bei Geheimdiensten und in Formen der psychedelischen Therapie auch von Ärzten eingesetzt worden, andererseits war das mögliche und reale Gefährdungspotenzial bei einem zunehmend in die Jugendkultur der Techno-Szene eingebundenen Massenkonsum nicht eindeutig auszumachen. Es bildeten sich – wie bei anderen auch ideologisch diskutierten Substanzen – fachliche, politische und juristische Lager, was die Öffentlichkeit verwirrte.

Eine wichtige Problematik bestand in der Tatsache, dass eine potenziell auch nach einmaligem Gebrauch und in geringer Dosierung somato- und neurotoxische Substanz wie das MDMA trotz beginnendem breitestem Konsum nur wenige bekannte, schwere Nebenwirkungen und Todesfälle verursachte. Diese waren zudem primär körperlicher Natur, und so wurde bei Ecstasy die öffentliche und wissenschaftliche Meinung eher vom Bild des ungewöhnlichen Herzinfarkts und des dramatischen Leberzerfallskomas dominiert, während psychische Störungen als notwendiges Begleitübel jeder psychoaktiver Substanz angesehen wurden.

Dies änderte sich, als zunehmend Fälle von Psychosen, schwersten Depressionen und Angststörungen (Übersicht bei Thomasius 1996) und parallel Berichte der tierexperimentellen Forschung bekannter wurden.

In der stationären Jugendpsychiatrie tauchten etwa ab 1993 erste Fälle von psychotischen Zustandsbildern auf, die mit einem Ecstasy-Konsum in Verbindung standen. Das Schädigungspotenzial von Ecstasy, aber auch verschiedener anderer Drogen und insbesondere Cannabis (Remschmidt 1997), wurde zunehmend nicht nur als komorbide Verhaltensauffälligkeit, sondern auch als zu diagnostizierende und zu behandelnde Störung in der Jugendpsychiatrie erkannt.

Im Jahre 2002 gehört die einstmalige „Modedroge" zu den ebenso selbstverständlichen wie belastenden Risikofaktoren der adoleszentären Entwicklungspsychopathologie und klinischen Psychiatrie. Die teils erwartete „Welle" Ecstasykranker Jugendlicher ist erfreulicherweise ausgeblieben. In einzelnen schweren Fällen sind Missbrauch oder Abhängigkeit von dieser Substanzgruppe aber höchst problematisch und klinisch herausfordernd.

Entwicklung von 1990–2002

Während noch Anfang der 90er Jahre Begriffe wie „Designer-", „Mode-" oder „Lifestyle-Drogen" für die von klinischen Pharmakologen wie Nichols (1986) definierte Gruppe der Entaktogene benutzt wurden und damit eine gewisse Sorglosigkeit im Umgang impliziert wurde, änderte sich diese Situation im deutschsprachigen Raum, nachdem verschiedene Kasuistiken und erste Studien die klinische und toxikologische Gefährlichkeit darstellten (Bilke 1995, Thomasius 1997, Gouzoulis-Mayfrank et al. 1996) und gleichzeitig die epidemiologische Relevanz deutlich wurde (Schuster u. Wittchen 1996).

Der klinische Alltag in den meisten jugendpsychiatrischen Versorgungs- und Universitätskliniken änderte sich indessen zunächst wenig. Während einerseits immer noch Institutionen einen Drogenabusus (ICD-10 F15x) und zumal eine faktische Abhängigkeit (ICD-10 F1x) als Ausschlussgrund für eine stationärer Behandlung definierten, richteten sich erfahrene oder gerade entstandene Suchtfachstationen großer jugendpsychiatrischer Landeskliniken wie Hamm (Nordrhein-Westfalen) oder Schleswig (Schleswig-Holstein) auf eine Steigerung der Patientenzahlen ein, was dann allerdings mittelfristig ausblieb (Jung u. Stolle 2002).

Dank der Vernetzung von klinischen und wissenschaftlichen Aktivitäten innerhalb des Fachgebiets, der Gründung einer spezifischen „Kommission Sucht" der Deutschen Gesellschaft für Kinder- und Jugendpsychiatrie und Psychotherapie, der Entwicklung eines Zusatzmoduls „Sucht" für die bundesweite Basisdokumentation (Englert et al. 1999) und zahlreicher wissenschaftlicher Symposien trug die Ecstasy-Problematik in den späten 90er Jahren mit dazu bei, den Suchtmittelabusus als integralen Bestandteil klinischer Problemkomplexe zu betrachten.

Psychopathologie und Komorbidität

> Es gibt trotz einer intensiven Forschung und hinweisenden Einzelfällen keine spezifisch auf einen Ecstasy-Konsum zurückzuführende Nosologie.

Allenfalls können paranoide Erlebensweisen und depressiogene Effekte dem Nebenwirkungsspektrum von Ecstasy stärker zugeordnet werden als dies beispielsweise bei reinen Amphetaminen der Fall wäre. Ein psychopathologisch fassbares „Ecstasy"- oder „Entaktogen-Syndrom" existiert aus klinisch-empirischer Sicht nicht. Dies wäre auch allein wegen der hohen Kombinationswahrscheinlichkeit mit anderen Drogen, wie sie in mehreren epidemiologischen und klinischen Studien gezeigt wurde (Landesstelle gegen die Suchtgefahren Schleswig-Holstein 1998, Thomasius 2000), nicht sehr wahrscheinlich.

Auf phänomenologischer und psychopathologischer Ebene scheint die Labilisierung der Ich-Grenzen und die vom prämorbid ggf. sozialphobisch oder ängstlich-depressiven Konsumenten („User") zunächst erwünschte Offenheit gegenüber anderen Menschen und neuen Eindrücken je nach Einnahmedauer und Dosis dissoziative, desintegrative und selbst wieder ängstigende, intrapsychische Prozesse zu fördern.

Im Gegensatz zu den früheren, teilweise sehr intensiv therapeutisch begleiteten, psychedelischen Therapieeinsätzen bzw. im Kontrast zu laufenden wissenschaftlichen Forschungsprojekten bei moribunden Karzinom- und AIDS-Patienten ist der typische adoleszente Ecstasy-Konsument zwar äußerlich in eine ‚Peer-group' integriert. Diese ist aber primär für den kurzfristigen Drogenkonsum und positiv besetzte Lusterlebnisse determiniert und kann somit in Labilisierungs- und Krisensituationen eher wenig Unterstützung bieten.

Bedeutsamer in der stationären Diagnostik und Behandlung sind neben dem Ecstasy-Missbrauch selbst (ICD-10 F15x, MAS) allerdings die komorbiden psychiatrischen Störungen (Tab. 5.1), die eo ipso zur Aufnahme führen.

Tabelle 5.1 Komorbide Störungen bei Ecstasy-Missbrauch

- Depression
- Angststörungen
- Posttraumatisches Stresssyndrom
- Aufmerksamkeitsdefizit-Störung
- Psychosen aller Art
- Borderlinestörungen
- Chronifizierte Konzentrations- und Gedächtnisstörungen

Akute Psychosen. In erster Linie handelt es sich hierbei um akute substanzinduzierte Psychosen unterschiedlicher Intensität und Länge, die im Sinne des akuten exogenen Reaktionstypus nach mehreren Stunden abklingen.

> Die Therapie akuter Psychosen bedarf nur selten sofort eines stationären jugendpsychiatrischen Rahmens.

Diese sehr heftigen, mit Angst, Halluzinationen und einer erheblichen psychomotorischen Erregung oder Hemmung einhergehenden Störungsbilder werden entweder ärztlich gar nicht gesehen, da die betroffenen Jugendlichen aus Angst vor Repressalien von ihrer Peer-group „betreut" werden, oder sie klingen unter internistischer oder intensiv-medizinischer Kontrolle ab. Hier ist der klinische Jugendpsychiater eher als Konsiliararzt tätig. Nur selten findet ein Übergang aus einer intoxikationsbedingten Notsituation in eine strukturierte Diagnostik nach dem multiaxialen Klassifikationsschema für psychische Störungen im Kindes- und Jugendalter (Remschmidt et al. 1994) statt. Ausnahmen bilden Spezialangebote für Ecstasy-konsumierende Jugendliche wie etwa das Rostocker Modellprojekt (Designerdrogensprechstunde) oder die Spezialambulanz am Universitätskrankenhaus Hamburg-Eppendorf, die es ermöglichen, auch diese potenziell für weitere Komplikationen gefährdeten Jugendlichen frühzeitig zu erfassen und zu beraten.

Chronifizierte psychotische Störungen. Diese Störungen halten länger an und erinnern zunächst an Drogenpsychosen oder delirante Zustandsbilder erinnernde Störungen. Auch unter einem vollständigen Entzug von Ecstasy und einer symptomatischen Neuroleptikabehandlung sind sie jedoch nur schwer zu beherrschen. Sie zeigen im Verlauf von Wochen das Bild einer akuten Psychose mit schizophreniformer Symptomatik oder gehen gar in eine klassische Schizophrenie über.

> Diese chronifizierten psychotischen Störungen sind Domänen der stationären Jugendpsychiatrie – ggf. auch der Erwachsenenpsychiatrie.

Meist lässt sich hierbei nur aus einer längeren Verlaufssicht und einer familiär-genetischen Perspektive die Frage beantworten, ob der Ecstasy-Konsum die Psychose kausal ausgelöst hat oder ob es sich eher um einen zusätzlichen biologischen bzw. toxischen Stressor gehandelt hat und der jeweilige Patient auch ohne die Noxe erkrankt wäre. Unabhängig von diesen ätiopathogenetischen Gedanken steht bei diesen Störungen in der Therapie die klar strukturierte und berechenbare Stationsumgebung, der psychotherapeutisch verstehende Zugang und die syndromorientierte Pharmakotherapie im Vordergrund der Behandlungsplanung (vgl. Klosinski 1997).

Affektive Störungen. Diese Störungen erscheinen primär weniger dramatisch. Dennoch belasten sie das psychosoziale Leben der betroffenen Jugendlichen erheblich. Es handelt sich hierbei um affektive Störungen wie Depressionen verschiedener Ausprägung, generalisierte Angststörungen (manchmal mit etwas paranoidem Gepräge) und vor allem Persönlichkeitsentwicklungsstörungen auf Borderline-Funktionsniveau, bei denen der Drogenkonsum nur eine Facette multipler Probleme der Impulssteuerung darstellt (Bilke 1998).

Posttraumatische Stressstörungen. Auch posttraumatische Stressstörungen bei Zustand nach sexuellem Missbrauch oder nach körperlichen Gewalterfahrungen, bei denen der Ecstasy-Konsum eine verführende Möglichkeit darstellt, aus flashback-artigen Ängsten zu entfliehen, sind hier keine Seltenheit.

Therapeutische Ansätze

Bei allen genannten Störungen ist die Drogenkomponente als Teil eines multidisziplinären und sequenziellen Therapieplans zu sehen. Nach einer Entgiftung erleichtert die Fokussierung auf die eigentliche psychiatrische Problematik dem Patienten und seiner Familie, sich den stärker biografisch und traumatisch bedingten Entwicklungshemmnissen unter psychotherapeutischer Begleitung zuzuwenden (Weinberg 1998).

Psychotherapeutische Ansätze

Grundsätzliche Aspekte. Die stationäre jugendpsychiatrische Behandlung drogenkonsumierender Patienten stellt in typischer Weise eine multimodale und interdisziplinäre Herangehensweise an komplexe psychosoziale und familiäre Problemstellungen und Entwicklungspathologien dar (Grilo 1995). Grundsätzliche, therapieorientierte Darstellungen finden sich bei Klosinski (1997) und Rotthaus (1998), für den Suchtbereich bei Jung u. Stolle (2002) sowie für Modelle aus den Niederlanden bei Lenssen u. Gunning (1998).

> Gegenstandsgemäß stehen psychotherapeutische Interventionen – sei es auf Individual-, Gruppen- oder Familienebene – im Zentrum der Arbeit.

Nach dem Ende sinnloser „Schulenstreits" erscheint es empfehlenswert, je nach Störungsbild die entsprechenden psychotherapeutischen Strategien anzuwenden (vgl. Leitlinien der Wissenschaftlichen Fachgesellschaften 2000).

Mögliche Probleme. Diese theoretischen Standards und Postulate sind allerdings bei Jugendlichen mit ggf. multiplen psychiatrischen Störungen – z.B. im Rahmen einer Persönlichkeitsentwicklungsstörung vom instabilen oder Borderline-Typus (ICD-10 F60.3) – nicht immer einwandfrei anzuwenden. Anders als beispielsweise Cannabis oder Heroin entfaltet Ecstasy ja gerade jene stimmungsstabilisierenden bzw. stimmungshebenden, angstlösenden und scheinbar sozial adaptiven Effekte, die auch Psychotherapien im Jugendalter – z.B. bei internalisierenden Störungen – anstreben.

Die praktische, scheinbar sichere und billige Möglichkeit, durch eine Ecstasy-Einnahme unangenehme oder belastende Gefühle und Erinnerungen innerhalb von Sekunden bis Minuten völlig zu neutralisieren bzw. in euphorische Glücksgefühle umzuwandeln, steht in direkter Konkurrenz zur Zielsetzung von einsichts- oder langfristig orientierten Psychotherapieformen.

Fallorientierte therapeutische Überlegungen. Der Ecstasy-Konsument stellt sich aus klinischer Erfahrung daher als relativ „psychotherapie-resistent" heraus, wenn es nicht gelingt, gemeinsam mit dem Patienten (und seiner Familie) ein individuelles Störungs- und Entwicklungsmodell zu erarbeiten, das den Ecstasy-Konsum in seiner biografischen und prämorbiden „Notwendigkeit" erfasst.

- Wenn es möglich ist, den je nach Einzelfall vorliegenden Aspekt der so genannten Selbstmedikation als letztlich selbstschädigenden Pseudo-Lösungsmechanismus herauszuarbeiten und chronifizierte Angstzustände, Selbstwertzweifel und sozialphobische Verhaltensmuster zu ermitteln, kann sowohl die verhaltensorientierte als auch die psychodynamische Psychotherapie sehr hilfreich sein.
- Bei einem rein explorativen Einzelkonsum mit zufälliger drogeninduzierter psychotischer Störung reichen dagegen meist stützende Gespräche aus. Da keine prämorbide Störung im engeren Sinne vorliegt, rücken die sozialpsychiatrischen Fragen in den Vordergrund.

Neben diesen eher auf die individualtherapeutische Ebene zielenden Überlegungen stellt sich die Frage nach Bedeutung, Indikation und Wirksamkeit einer Gruppen- und Familientherapie.

Bedeutung, Indikation und Wirksamkeit. Leider gibt es noch keine empirischen Arbeiten über die Wirksamkeit von spezifischen therapeutischen Gruppen bei Ecstasy-Konsumenten im stationären klinischen Rahmen. Ergebnisse ambulanter oder psychoedukativer Gruppenangebote sind aufgrund des deutlich höheren Schweregrads stationär behandlungsbedürftiger Patienten nur orientierend anwendbar. Auch stellt sich die Frage, inwieweit im stationären Rahmen die Ecstasy-Problematik als solche eine genügend bedeutsame Facette darstellt, um diese als Fokus spezieller Gruppenangebote zu formulieren. Die meisten Patienten sind zu sehr multimorbide in diversen Lebensbezügen gestört. Hilfreich sind je nach Gruppenkonstellation psychoedukative Ansätze mit themenzentrierten Gruppen.

Medikamentöse Ansätze

Neben allgemeinen Grundsätzen zur Pharmakotherapie gilt es bei Ecstasy-Konsum einige Besonderheiten zu beachten, die sich aus Pharmakodynamik und Pharmakokinetik der Entaktogene ergeben.

Zunächst ist bei der Indikationsstellung zwischen Intoxikation, akuter psychiatrischer Störung, chronifizierter psychischer Störung und im Einzelfall substitutionsartiger Medikation zu unterscheiden. Jedes dieser ggf. aufeinander folgenden Szenarien hat spezifische Interventionen zur Folge (Tab. 5.2).

Symptomatische Initialtherapie. Zwischen einer symptomreduzierenden Anfangsmedikation und einer kausalen Dauertherapie muss klar unterschieden werden. Zumeist steht am Anfang der Behandlung die symptomatische Beruhigung oder Entängstigung im Vordergrund. Unabhängig von einem möglichen Hintergrund der jeweiligen Störung können niederpotente Neuroleptika oder kurzwirksame Benzodiazepine die Anfangssymptomatik eingrenzen. Störungen des Schlafrhythmus bis zu einer drogen- und lebensstilbedingten Tag-Nacht-Umkehr ist besonderes Augenmerk zu schenken.

Mögliche Probleme. Sind die Anfangsschwierigkeiten überwunden und ist eine gewisse Medika-

Tabelle 5.2 Pharmakotherapie der Ecstasy-Intoxikation

Indiziert	Kontraindiziert
• Niederpotente Neuroleptika	• SSRI (Serotonin-re-uptake-Inhibitors)
• Benzodiazepine	• Trizyklische Antidepressiva
• Hochpotente Neuroleptika	• β-Blocker

mentencompliance erreicht, können je nach Grundstörung spezifischere Psychopharmaka eingesetzt werden (s. Nissen et al. 1998).

Praktisch zu beachten ist die bei jugendlichen Drogenkonsumenten häufig sehr kritische Haltung gegenüber „Chemie" und Psychopharmaka, die gerade bei Konsumenten synthetischer Drogen teils absurde Züge annimmt und wohl am ehesten als rationalisierende Abwehr von Kontroll- und Autonomieverlustängsten zu werten ist.

> Diese Abwehrhaltungen sind sehr ernst zu nehmen, da bei ungenügender Beachtung auch die langfristige Compliance gegenüber einer unter Umständen über Jahre nötigen neuroleptischen Dauermedikation bei Psychosen gestört wird.

Als sehr hilfreich haben sich neben ausführlichen individuellen Beratungsgesprächen Patienten- und Elterninformationsbögen der Klinik für Kinder- und Jugendpsychiatrie der Universität Rostock herausgestellt, da diese parallel für Jugendliche und Eltern die typischen und wichtigen Fragen zu Psychopharmakotherapie im Jugendalter aufgreifen (Fegert 1998).

Kontraindikationen. Neben diesen proaktiven, medikamentösen Handlungsansätzen gibt es einige wichtige Kontraindikationen. Aufgrund des ausgeprägt serotoninergen Wirkspektrums der Entaktogene (Tab. 5.3) ist die Kombination von Ecstasy und Substanzen, die den Serotoninspiegel erhöhen, höchst gefährlich. Es könnte zu einem malignen Serotonin-Syndrom mit u.U. tödlichem Ausgang kommen. Da man den Angaben der jugendlichen Drogenkonsumenten nur bedingt Glauben schenken kann und auch laborgestützte Drogentests Fehler aufweisen, muss insbesondere bei noch nicht milieu- und psychotherapeutisch eingebundenen Patienten auf die Gabe z.B. von selektiven Hemmern der Serotoninwiederaufnahme gänzlich verzichtet werden.

Tabelle 5.3 Serotoninerge Wirkungen des MDMA (Ecstasy)

- Direkte Wirkung am 5-HT-2-Serotonin-Rezeptor
- Serotonin-re-uptake-Inhibition
- MAO-Hemmung
- Strukturdeformierung von Serotonin-Rezeptoren

Milieu- und soziotherapeutische Ansätze

Während breit angelegte epidemiologische Studien die relativ gute soziale Integration von regelmäßigen Ecstasy-Konsumenten zeigen (Landesstelle gegen die Suchtgefahren 1998), finden sich in den Versorgungskliniken gehäuft jene jungen Menschen, die nicht nur erkennbare psychopathologische Auffälligkeiten aufweisen, sondern die auch im sozialen, beruflichen und schulischen Bereich vom Scheitern bedroht sind. Hierzu trägt bei klinischen Patienten seltener der Drogenkonsum im engeren Sinne bei (z.B. durch Probleme, Maschinen zu führen oder Auto zu fahren), sondern eher die allgemeine und zunehmende Distanz zu realen Lebens- und vor allem Leistungsaufgaben. Mit der jederzeit durch eine Tabletteneinnahme induzierbaren fiktiven Überlegenheit und inneren Distanz zu Belastungssituationen weicht der regelmäßige Konsument diesen Stressoren auf narzisstischer Ebene aus und meidet potenziell kränkende, soziale Interaktionsfelder wie Schule, Lehre oder Universität, die nicht seiner unmittelbaren Bedürfnisbefriedigung dienen.

Mündet der Ecstasy-Konsum dann in die gefährliche Phase der isolierten Einnahme ohne jegliche soziale Kontexte, kann und muss die stationäre Rehabilitation im sozialen Bereich zentral ansetzen, wobei Psycho- und Pharmakotherapie dies oft erst ermöglichen und erleichtern.

Auch der Fixierung einer Pseudo- oder „als-ob"-Persönlichkeit, die zwar jedes Wochenende im Licht der Diskothekenscheinwerfer bei 100 dB(A) Musikkulisse schillernde soziale Nischenkompetenzen entfaltet, im grauen Alltag aber weder motivational noch kognitiv in der Lage ist, beispielsweise eine Lehrstellenbewerbung zu verfassen, kann durch die regelmäßige Konfrontation mit den Realitäten einer stationären sozialpädagogischen Gruppensituation positiv und korrigierend entgegengewirkt werden.

> Die Relativierung eigener Bedürfnisse, die sozialen Adaptationsleistungen und die kontinuierliche gemeinsame Erarbeitung von Gruppenzielen trägt zur Realitätsfindung entscheidend bei, wobei diese Prozesse interessanterweise nur bedingt abhängig von der individuellen Grundstörung verlaufen.

Fallbeispiele

Am Beispiel idealtypischer Patienten einer schweizer Versorgungsinstitution mit 40 jugendpsychiatrischen Betten (Alter 14–19 Jahre) sollen klinische Problemfelder und Lösungsansätze exemplarisch erläutert werden.

Fallbeispiel 1 („Jana")

Vorgeschichte. Das 15-jährige Mädchen geschiedener, aber vordergründig gut miteinander kooperierender Eltern wird wegen erheblicher Selbstverletzungsimpulse mit teils tiefen Schnittverletzungen zur stationären Abklärung einer Persönlichkeitsentwicklungsstörung aufgenommen. Vorausgegangen war eine probatorische, mehrmonatige, ambulant-supportive Therapie wegen dissozialer und depressiver Tendenzen bei allerdings niedriger Eigenmotivation der Patientin.

Im Verlauf der intensiven stationären Abklärung im Sinne der mehrachsigen MAS-Diagnostik zeigen sich neben einem Intelligenzquotienten am untersten Durchschnitt (Achse III) Hinweise auf sexuelle Missbrauchserlebnisse durch einen Bekannten der Familie (Achse V). Flash-backs, Angstträume und tagelange depressive Verharrungsphasen prägten zunehmend das klinische Bild, besonders nach den zu Hause verlebten Wochenenden. Ein vorher geleugneter, deutlicher Cannabiskonsum machte die Arbeit auf einer offenen psychotherapeutisch orientierten Station sehr problematisch. Die noch die ambulante Therapiephase prägenden Verschleierungstendenzen konnten stationär zunehmend weniger aufrechterhalten werden. Zusammen mit den Eltern und der Patientin wurde eine freiwillige Verlegung auf eine geschlossene Jugendstation mit erhöhter Betreuung und Kontrolle beschlossen.

Verlauf. Nach wenigen Tagen auf der neuen Station wurde die Patientin wesentlich unruhiger, zunächst aggressiver, dann deutlich depressiver bis hin zu schwersten Selbstverletzungen und Suiziddrohungen. Nachdem diese Exazerbation zunächst als agierende Reaktion auf den strengeren und geschlossenen Rahmen der Station interpretiert wurde, stellt sich nach etwa 3 Wochen heraus, dass die Patientin seit 2 Jahren regelmäßig Ecstasy konsumierte und damit vor allem an den Wochenenden ihre traumatischen Erinnerungen und Selbstwertkrisen ausschalten wollte.

Während sie sowohl in der Zeit der ambulanten Therapieversuche als auch auf der offenen Station trotz überraschender Kontrollen geschickt ihren Ecstasy-Konsum aufrechterhalten konnte und dadurch subjektiv ihre Probleme in den Griff bekommen hatte, war es Jana nun nicht mehr möglich, den existenziellen Fragen auszuweichen. Diese Wendung hatte ebenfalls erheblichen Einfluss auf die gesamtfamiliäre Situation, zumal die leibliche Mutter nun angab, den Ecstasy-Konsum gekannt und als harmlos eingeschätzt zu haben. Da die Mutter, selbst an einer instabilen Persönlichkeit leidend, die Patientin unvermutet aus der stationären Behandlung nahm, folgten einige Wochen ohne Behandlung.

In dieser Zeit reichten Ecstasy und Cannabis nicht mehr aus, um die suizidalen Gedanken auszugleichen und die junge Frau nahm im Alter von 17 Jahren erstmalig Kokain und bald Heroin ein. Notfallmäßig mit einer Intoxikation rehospitalisiert, konnte die Eskalation erkannt werden. Ein erneuter jugendpsychiatrischer Therapieversuch im regulären Setting scheiterte und Jana konnte erst nach Verlegung auf eine spezialisierte Suchtstation für junge Erwachsene die schwere Abhängigkeitsproblematik angehen.

Beurteilung. Der Ecstasy-Konsum, der nach den wenig erfolgreichen ambulanten Therapieversuchen zunächst als Höhepunkt der traumatisch bedingten Suchtmitteleinnahme der Patientin galt, stellt sich retrospektiv als Ausgangspunkt einer wesentlich intensiveren Substanzabhängigkeit bis zur Polytoxikomanie dar. Der zunächst langsame, aber kontinuierlich sich verschlechternde Verlauf der Problematik, die multiplen Settingwechsel sowie die durch eine eigene Psychopathologie genetisch und interaktionell belastete familiäre Situation können als prognostisch ungünstige Faktoren gelten. Die Verharmlosung bzw. Nichtwahrnehmung der Entaktogeneinnahme auf allen Seiten (inklusive der Therapeuten) ist als wesentlicher Faktor der Verschlechterung zu werten. Das Ecstasy kann hier als eine Art Plattform für andere, intensivere Drogenerfahrungen auf dem Boden einer schweren Pathologie gelten.

> Ein langwieriger und durch Rückschläge verkomplizierter Verlauf ist weiterhin zu erwarten und erfordert langfristige interdisziplinäre Therapie- und Betreuungsangebote für die Patientin und ihre Familie.

Fallbeispiel 2 („Maria")

Vorgeschichte. Nachdem die Kindheit der Patientin als „Sonnenschein" der Familie verlaufen war, zog sich Maria nach dem Krebstod des Vaters im Alter von 12 Jahren immer mehr zurück. Während die Mutter mittels Aufbau einer eigenen Praxis die Trauer durch Arbeit verdrängte, verwickelte sich die Patientin zunehmend in eine Traumwelt aus Fantasy-Romanen, Internet-Chats und Astrologie. Die Stimmungslage verringerte sich langsam und fast unmerklich und auch die Schulleistungen wurden schlechter, ohne dass dies bei den Lehrern stärker bemerkt wurde. Erst als Maria im Alter von 16 Jahren nicht mehr in der Lage war, am Schulunterricht teilzunehmen, da sie sich auf keine konkreten Aufgaben mehr konzentrieren konnte, wurde die Mutter und die nähere soziale Umgebung aufmerksam. Ambulante Psychotherapieversuche und eine antidepressive Pharmakotherapie hatten keinen Erfolg und Maria wurde immer teilnahmsloser. Auffällig war, dass die junge Frau am Wochenende und insbesondere sonntags erstaunlich aktiv war und auch mental in besserer Verfassung schien.

Verlauf. Nach der mehrfach verschobenen klinischen Aufnahme zeigte sich auf der offenen Psychotherapiestation zunächst das bekannte häusliche Bild der Isolation und Zurückgezogenheit, die sich auch durch die Gleichaltrigengruppe kaum beeinflussen ließ.

Nach einigen Wochen der Beobachtung, mehrfachen Urinkontrollen und einem in der Einzeltherapie erfolgtem Vertrauensaufbau berichtete die Patientin über ihr jahrelanges, etabliertes Doppelleben. Während die Woche in relativer Drogenfreiheit verlief, konsumierte die sie am Wochenende zunächst bei Parties, dann zunehmend auch allein steigende Mengen von Ecstasy, zuletzt bis zu 10 Tabletten am Tag. Der amphetaminartig aktivierende Anteil der Substanz wurde dabei subjektiv unwichtiger und Maria konsumierte zusätzlich Halluzinogene wie LSD und psylocibinhaltige Pilze („magic mushrooms"). Diese Kombinationen verstärkten die Realitätsflucht und ließen die Patientin den belastenden Alltag vollständig vergessen. Zunehmende Derealisation, Störungen des Kurzzeitgedächtnisses, erhebliche Konzentrationsschwankungen und Motivationslosigkeit prägten dann auch den monatelangen Therapieverlauf unter stark kontrollierenden Bedingungen. Medikamentöse Interventionen blieben weitgehend erfolglos, allein eine Art Substitution der Designerdrogen durch SSRI (selektive Serotonin-re-uptake-Hemmer) verringerte das Craving nach Ecstasy.

Erst nach kontinuierlicher Entwöhnung und langsamem Realitätsaufbau im stationären Rahmen konnte die Patientin zu den zugrunde liegenden familiären und individuellen Traumatisierungen kommen und diese psychotherapeutisch bearbeiten. Schuldzuweisungen an die Mutter, Verlassenheitsängste und erhebliche Aggressivität bis hin zur Suizidalität kamen zum Vorschein und zur Therapie. Nach 13-monatiger Behandlung war eine Reintegration in eine neue Schule möglich und unter regelmäßiger antidepressiver Medikation konnte der Übergang in eine ambulante Therapie realisiert werden.

Beurteilung. Die halluzinogenen Eigenschaften von Ecstasy sind für depressiv strukturierte oder phobische Patienten mit einer Tendenz zur Realitätsflucht auf lange Sicht höchst gefährlich. Während die psychomotorisch aktivierende Komponente (amphetaminartig) in der Anfangsphase des Missbrauchs im Vordergrund steht, bewirkt der realitätsverändernde (halluzinogenartige) Anteil eine auch individuell und sozial isoliert anwendbare Möglichkeit, schwierigen und unerträglichen Lebenslagen auszuweichen. Wegen der typischen Verringerung der Wirksamkeit bei Gewöhnung neigen diese Patienten dazu, nach Dosissteigerung durch Kombination mit echten Halluzinogenen wie beispielsweise LSD oder Psilocybin diese Komponente von Ecstasy zu verstärken. Im Extremfall, wie im Fallbeispiel dargestellt, führt dies zu einem fast vollständigen Realitätsverlust oder zu psychotischen Zuständen.

> Die Therapie ist typischerweise sehr langwierig und erfordert eine gute Kooperation aller Entscheidungsträger sowie eine absolute Drogenfreiheit der Patienten.

Fallbeispiel 3 („Franz")

Vorgeschichte. Der 16-jährige Gymnasiast wurde von mehreren Polizeibeamten mit Handschellen gefesselt in einem hochakuten Erregungszustand nächtlich auf die Aufnahmestation gebracht. Vorausgegangen waren mehrere handgreifliche Auseinandersetzungen mit Busfahrern und ein scheinbar überraschender Angriff auf einen Bahnbeamten. Franz hatte dabei jeweils gedroht, er werde „sie alle vernichten", ihn würden „sie" nicht lebend bekommen, „so wie die anderen". Nach Abnahme der Fesselung fing der Junge verzweifelt an, die geschlossene Station verlassen zu wollen, randalierte und demolierte die Einrichtung, wobei er immer wieder mit unsichtbaren Gestalten unverständliche und erregte Dialoge führte. Erst eine medikamentöse Zwangsmaßnahme unter Zuzug der besorgten und beunruhigten Eltern und des zuständigen Amtsarztes konnte diesen Erregungszustand durchbrechen.

Verlauf. Nach Abklingen der pharmakologischen Beruhigung wiederholte sich die paranoide Szenerie, jetzt bezogen auf eine uniformierte Reinigungskraft und das Pflegepersonal. Der Therapeutin gelang es nach einigen Tagen wiederkehrender Zwangsbehandlungen, eine gewisse Vertrauensbasis herzustellen und zu erfahren, dass der stets als eher ängstlich und vorsichtig geltende junge Mann etwa 1 Stunde nach Einnahme einer einzelnen, geschenkten Tablette Ecstasy bei einer privaten Party im Elternhaus eines Freundes schlagartig von szenischen Halluzinationen, drängenden Stimmen und diffusen Befürchtungen geprägt war. Es stellte sich heraus, dass insbesondere uniformierte Amtspersonen subjektiv unerträgliche Ängste auslösten.

Das klinische Bild blieb auch unter symptomatischer Therapie, täglichen stützenden Gesprächen und der strukturierten Stationsathmosphäre für etwa 3 Wochen nicht veränderbar. Neuropsychologische Tests, bildgebende Untersuchungsverfahren und Laboruntersuchungen ergaben unauffällige Befunde. Zu einer erneuten unberechenbaren, höchst aggressiven Eskalation kam es, als der für die Region zuständige Förster mit anderen Berufskollegen durch das weitläufige, ländliche Klinikgelände ging, was Franz von einem Fenster aus gesehen hatte. Die absolute Gewissheit, diese Gruppe von Uniformierten würde ihn jetzt abholen und verschleppen, um Experimente an ihm vorzunehmen, brachte ihn fast um den Verstand und er konnte nur mühsam beruhigt werden.

2 Tage danach kam Franz in die Therapiestunde, entschuldigte sich für sein völlig unverständliches Verhalten, gab an, er sei nun irgendwie „erwacht", eine Art Horrorfilm sei für ihn vorbei und er schäme sich sehr, das Personal beleidigt zu haben. Seit der Einnahme der Ecstasy-Tablette habe er wie in einem Alptraum gelebt. Er habe zwar gewusst, dass er sich die Sorgen nur einbilde, sie aber dennoch als absolut lebensbedrohlich empfunden. Daher habe er sich verzweifelt wehren müssen.

Wenige Tage später war die akute paranoide Psychose vollständig abgeklungen, nächtliche Alpträume ebenfalls verschwunden und 6 Wochen nach der Intoxikation konnte Franz wieder seinen erfolgreichen Schulweg beschreiten. Im Nachhinein ergab sich das interessante Detail, dass der die gesamte Familie patriarchalisch und finanziell dominierende Großvater mütterlicherseits ein hoher Offizier im Generalstab gewesen war.

Beurteilung. Obwohl in diesem Fall nur eine einzige Tablette Ecstasy genommen wurde, waren die Folgen dramatisch und führten zu erheblichen und perakuten Störungen. Zusätzlich zu den subjektiv fast unerträglichen psychotischen Symptomen kam es zu realen sozialen Gefährdungen für den Patienten und seine Umgebung, was zur Zwangseinweisung führte. Das klinische Bild war letztlich nur symptomatisch durch Sedierung und auch damit nur sehr bedingt beeinflussbar. Selbst unter einer intensiven multimodalen Therapie schien es retrospektiv doch eher so, als ob der natürliche Verlauf einer Intoxikationspsychose stützend begleitet wurde. Unter psychodynamischem Blickwinkel ist sicher die „Wahl" des paranoiden Themas (Gefährdung durch Uniformträger) interessant und könnte der Familie einen Hinweis auf unbewusste Konflikte geben.

> Für den Patienten selbst ist das vollständige Ausklingen und die gelungene soziale Integration entscheidend. In der 1-Jahres-Katamnese ergab sich bei der Nachuntersuchung keinerlei Auffälligkeit.

Ausblick aus klinischer Perspektive

Der Massenkonsum von Ecstasy stellt den vorläufig letzten Schritt eines Trends dar, der neue Substanzen den bisher bekannten hinzufügt, ohne dass deren hergebrachte Bedeutung faktisch abnähme. Insofern ist die spezifische Wirkung und die Einnahme von MDMA als eine Erweiterung der bestehenden Konsummuster und ihrer Gefährdungspotenziale anzusehen. Ecstasy ist dabei weniger als eine „Einstiegsdroge" zu werten, sondern eher als eine Plattform, von der aus sich andere Substanzerfahrungen machen lassen, sei es als Gegenmittel wie das Cannabis in der „Chill-out"-Phase, sei es als Kombination zur Verstärkung eines Wirkpols wie das Amphetamin oder die Halluzinogene.

Aufgrund dieser wichtigen Kopplungs- oder Drehscheibenfunktion scheint es andererseits aus lösungsorientierter Sicht in besonderer Weise geeignet, für präventive Maßnahmen nutzbar gemacht werden zu können. Andere Drogenkonsummuster und Risikoverhaltensweisen bei Jugendlichen können je nach Risikogruppe mit angegangen werden.

Sollten die allenthalben initiierten – teilweise sehr originellen und lebensweltnahen – Präventionskampagnen Erfolg haben, dürften in der stationären Jugendpsychiatrie dennoch weiterhin diejenigen mehrfach schwerst belasteten Jugendlichen zur Behandlung gelangen, für die der Ecstasy-Konsum nur eine Episode in einem komplexen Krankheitsgeschehen darstellt.

Inwieweit es allerdings auf lange Sicht verantwortbar und tolerierbar ist, dass mit jeder nachwachsenden Generation neben den allgemeinen Umweltbelastungen, sozialen Stressoren und der familiären Neuorganisation auch immer neue psychoaktive Substanzen die empfindliche adoleszentäre Passage zum Erwachsenenalter belasten, werden klinisch-epidemiologische Langzeitstudien zeigen (Crowley et al. 1998). Die ersten Verlaufsergebnisse psychisch auffälliger Ecstasy-Konsumenten sind hier ebenso wenig beruhigend (Thomasius 2000) wie experimentell orientierte Arbeiten aus der neurobiologischen Empfindlichkeitsforschung (Yui 2000). In Anbetracht des Trends zu einer stärkeren und früher ausgeprägten Depressivität bei Kindern und Jugendlichen scheint Vorsicht geboten zu sein. Eine auf klinischer Epidemiologie beruhende Risikogruppenprävention könnte hier einen Teil der dringend nötigen Abhilfe schaffen.

Literatur

Bilke O. Ecstasy – Abusus unter Jugendlichen – Suchtverhalten und Benutzerprofil. Z Kinder- und Jugendpsych. 1995; 23[Suppl]: 134.

Bilke O. Psychiatrische Notfälle und Langzeiteffekte nach Ecstasygebrauch. In: Thomasius R. Ecstasy – Wirkungen, Risiken, Interventionen. Stuttgart: Enke; 1999: 115–26.

Bilke O. Adoleszenter Substanzmissbrauch zwischen Selbstmedikation und Suchtgefährdung. In: Schulte-Markwort M, Resch F, Diepold B, eds. Psychische Störungen bei Kindern und Jugendlichen. Stuttgart: Thieme; 1998.

Crowley TJ, Mikulich SK, McDonald M, Young SE, Zerbe GO. Substance dependent, conduct-disordered adolescents males – severity of diagnosis predicts 2-year outcome. Drug Alcohol Depend 1998; 49: 225–37.

Deutsche Gesellschaft für Kinder- und Jugendpsychiatrie und Psychotherapie, ed. Leitlinien zu Diagnostik und Therapie von psychische Störungen im Säuglings-, Kindes- und Jugendalter. Köln: Deutscher Ärzteverlag; 2000.

Deutsche Shell, ed. Jugend 2000. Opladen: Leske & Budrich; 2000.

Englert E, Fegert J, Poustka F. Issues in documentation and quality management of adolescent addiction care. Eur Child Adolesc Psychiatry. 1999; [Suppl2]: 121.

Fegert J. Psychopharmaka im Kindes- und Jugendalter – Informationsblatt für Jugendliche resp. Eltern. Universität Rostock, Arbeitsgruppe Patientenaufklärung; 1998.

Fergusson DM, Horwood LJ. Early onset cannabis use and psychosocial adjustment in young adults. Addiction. 1992; 2: 279–96.

Gouzoulis-Mayfrank E, Hermle L, Kovar KA, Sass H. Die Entaktogene „Ecstasy" (MDMA), „Eve" (MDE) und andere ringsubstituierte Metamphetaminderivate – Eine neue Stoffklasse unter den illegalen Designerdrogen? Nervenarzt. 1996; 67(5): 369–80.

Grilo CM, Becker DF, Walker ML, Levy KN, Edell WS, McGlashan TH. Psychiatric Comorbidity in Adolescent Inpatients with Substance disorders. J Amer Acad Child Adolescent Psychiatry. 1995; 34: 1085–91.

Jung M, Stolle D. Zur Komorbidität in der stationären jugendpsychiatrischen Behandlung von Suchtkranken. Z Kinder- und Jugendpsych. 2002 [in press].

Klosinski G, ed. Stationäre Behandlung psychischer Störungen im Kindes- und Jugendalter. Bern: Huber; 1997.

Landesstelle gegen die Suchtgefahren Schleswig-Holstein. Forschungs-Initiative zur zielgerichteten Ecstasyprävention. Kiel: Landesstelle gegen die Suchtgefahren Schleswig-Holstein; 1998.

Lenssen A, Gunning WB. Drug policy in adolescent psychiatric treatment centres. Eur Child Adolesc Psychiatry. 1999; 8[Suppl2]: 120.

Meng H, Bilke O, Braun-Scharm H, Zarotti G, Bürgin D. Stationäre Jugendpsychiatrie. Praxis Kinder- und Jugendpsychiatrie. 2002; 4. [in press].

Nichols DE. Differences between the mechanisms of action of MDMA, MBDB, and the classic hallucinogens. Identification of a new therapeutic class – Entactogens. J Psychoact Drugs. 1986; 18: 305–13.

Nissen G, Fritze J, Trott GE. Psychopharmaka im Kindes- und Jugendalter Stuttgart, Ulm: Fischer; 1998.

Remschmidt H, Schmidt MH, ed. Multiaxiales Klassifikationsschema für psychische Störungen des Kindes- und Jugendalters nach ICD-10 der WHO. Bern: Huber; 1994.

Remschmidt H. Haschisch in Apotheken? [Editorial]. Z. Kinder- und Jugendpsychiatrie 1997; 25: 71–2.

Rotthaus W. Systemische stationäre Kinder- und Jugendpsychiatrie. Dortmund: modernes lernen; 1998.

Schuster H, Wittchen HU. Ecstasy- und Halluzinogengebrauch bei Jugendlichen – Gibt es eine Zunahme? Verhaltensther. 1996;6:222–32.

Schweizer Fachstelle für Alkohol- und andere Drogenprobeme (SFA/ISPA). Konsum psychoaktiver Substanzen bei Schülern in der Schweiz. Bern: SFA; 1999.

Thomasius R, Schmolke M, Kraus D. MDMA- („Ecstasy"-) Konsum – ein Überblick zu psychiatrischen und medizinischen Folgen. Fortschr Neurol Psych. 1996; 65(2): 49–61.

Thomasius R, ed. Ecstasy. Darmstadt: Wiss Buchges; 2000.

Weinberg NZ, Rahdert E, Colliver JD, Glantz MD. Adolescent Substance Abuse – A Review of the past ten years. J Amer Acad Child Adolesc Psychiatry. 1998; 37: 252–61.

Yui K, Goto K, Ikemoto S, Ishiguro T, Kamata Y. Increased sensitivity to stress in spontaneous recurrrence of metamphetamine psychosis – noradrenergic hyperactivity with contribution from dopaminergic hyperactivity. J Clin Psychopharmacol. 2000; 20: 165–74.

5.5 Suchtprävention – geschlechtersensibel betrachtet
Bettina Schmidt

Einleitung

Heutzutage wissen nicht nur Ärzte, dass Männer und Frauen sich in Gesundheit und Krankheit zum Teil deutlich unterscheiden, denn inzwischen hat sich diese Erkenntnis als weit verbreitetes Alltagswissen etabliert. Zur Zeit beträgt die durchschnittliche Lebenserwartung der Frauen bei Geburt 80 und die der Männer 74 Jahre (Statistisches Bundesamt 2001). Die amtliche Todesursachenstatistik zeigt, dass Herzkreislauferkrankungen, Neubildungen sowie Krankheiten der Verdauungsorgane die Liste der Todesursachen anführen, wobei typischerweise weniger Frauen an diesen Krankheiten versterben als Männer (Bundesministerium für Gesundheit 1999). Die Betrachtung der Mortalitätsursachen zeigt, dass Krankheit und vorzeitiges Sterben sehr häufig eng verknüpft sind mit vermeidbarem Risikoverhalten.

> Insbesondere legaler und illegaler Drogenkonsum spielen eine bedeutsame Rolle für die gesundheitsbezogenen Unterschiede zwischen Frauen und Männern.

Epidemiologie des Drogenkonsums

Allein durch Tabak- und Alkoholkonsum sterben in Deutschland gegenwärtig rund 140.000 Menschen, weitere 2000 sterben an den Folgen eines illegalen Drogenmissbrauchs (Bundesministerium für Gesundheit 2001, Sachverständigenrat 2001).

Tabak

Raucherrate. Gerade das Rauchen ist in Deutschland weit verbreitet (Tab. 5.4). In der Altersgruppe der 18- bis 59-Jährigen rauchen 9,5 Millionen Männer und 7,2 Millionen Frauen (Kraus u. Augustin 2001). Vor allem in der jungen Bevölkerung wird viel geraucht. Die Altersgruppe der 18- bis 24-Jährigen raucht am meisten (Junge u. Nagel 1999). Auch der Einstieg in den Tabakgebrauch liegt im Jugendalter. 38 % der Jugendlichen zwischen 12 und 25 Jahren in Deutschland gelten als ständige oder Gelegenheitsraucher. Geschlechterunterschiede sind nicht mehr erkennbar (BZgA 2001). Ebenso sind bei der Rate der Nikotinab-

Tabelle 5.4 Tabakkonsum in der deutschen Bevölkerung (Kraus u. Augustin 2001, Lieb et al. 2000, BZgA 2001)

	Männer	Frauen
Raucher insgesamt (18–59 Jahre)	9,5 Millionen	7,2 Millionen
Jugendliche		
Raucher in der Altersgruppe 18–24 Jahre	49 %	44 %
Nikotinabhängigkeit in der Altersgruppe 14–24 Jahre	19,1 %	18,5 %
Mehr als 20 Zigaretten/d	24 %	13 %
Weniger als 5 Zigaretten/d	33 %	44 %
Erwachsene		
Raucher	39 %	31 %
Mehr als 20 Zigaretten/d	41 %	28 %
Weniger als 10 Zigaretten/d	35 %	51 %
Rauchen filterloser Zigaretten	8 %	2 %

hängigen beide Geschlechter praktisch gleich stark vertreten (Lieb et al. 2000).

Konsummenge. Doch nach wie vor zeigen Jungen und Männer die riskanteren Konsumgewohnheiten. Unter den jugendlichen Rauchern rauchen mehr Männer als Frauen täglich mehr als 20 Zigaretten (BZgA 2001). Für die erwachsene Bevölkerung lassen sich analoge Differenzen zeigen. Außerdem rauchen mehr Männer als Frauen filterlose Zigaretten (Kraus u. Augustin 2001).

> Der Einstieg ins Rauchen erfolgt überwiegend im Jugendalter. Im Vergleich zu weiblichen Jugendlichen rauchen die männlichen häufiger und zeigen die riskanteren Konsumgewohnheiten.

Alkohol

Konsummenge. Es ist hinlänglich bekannt, dass Alkohol in der Bundesrepublik weit verbreitet ist und dass männliche Personen deutlich mehr Alkohol zu sich nehmen als weibliche (Tab. 5.5). Gemessen in Gramm Reinalkohol pro Tag belegt der Ernährungssurvey 1998 eine tägliche Aufnahme an Reinalkoholaufnahme von 5,2 g für erwachsene Frauen und von 17,4 g für Männer (Mensink et al. 1999). Männer trinken vor allem Bier. Die wöchentlichen Trinkmengen sind im Vergleich zu Frauen 3fach erhöht. Außerdem trinken sie im Durchschnitt doppelt so viel Spirituosen und etwa gleich viel Wein und Sekt (Kraus u. Augustin 2001).

Problematische Konsumformen. Ein riskanter Konsum (täglich bis 40 g Reinalkohol für Frauen bzw. bis 60 g für Männer) wird bei Frauen im Vergleich zu Männern mit einer ebenfalls knapp 3fach geringere Rate gefunden. Auch die Zahlen für einen gefährlichen Konsum (täglich bis 80 g Reinalkohol pro Tag für Frauen bzw. bis 120 g für Männer) liegen für Frauen bei nur rund 1/3 derjenigen für Männer (Bundesministerium für Gesundheit 2000). In der Altersgruppe der erwachsenen Bevölkerung von 18–59 Jahren weisen also insgesamt 37 Millionen Menschen einen risikoarmen Alkoholgebrauch auf, jedoch zeigen etwa 5,1 Millionen Männer und 2,4 Millionen Frauen einen riskanten bzw. gefährlichen Alkoholkonsum (Kraus u. Augustin 2001).

Einstiegsalter. Schon im Jugendalter zeigen sich geschlechtsspezifische Unterschiede: Sowohl die Zahl derjenigen, die mindestens einmal pro Woche Alkohol trinken, wie auch die durchschnittlichen Trinkmengen liegen bei männlichen Jugendlichen deutlich höher als bei den weiblichen (BZgA 2001). Mädchen trinken seltener als Jungen Bier, Spirituosen und alkoholische Mixgetränke, allerdings trinken sie häufiger Wein und Sekt, jedoch insgesamt auf deutlich niedrigerem Niveau als Jungen (BZgA 2001). Bereits in der Altersgruppe der 14- bis 24-Jährigen weisen wesentlich mehr männliche Jugendliche einen Alkoholmissbrauch bzw. eine -abhängigkeit auf (Holly et al. 1997).

Konsumfolgen. Abgesehen von den unterschiedlichen Konsumformen belegen Studien zusätzlich, dass Jungen höhere Maximalwerte im täglichen

Tabelle 5.5 Alkoholkonsum in der deutschen Bevölkerung (Mensink et al. 1999, Bundesministerium für Gesundheit 2000, BZgA 2001, Holly et al. 1997)

	Männer	Frauen
Erwachsene		
Tägliche Alkoholaufnahme (Reinalkohol)	17,4 g	5,2 g
Riskanter Alkoholkonsum (bis 60 g bei Männern, bis 40 g bei Frauen)	16 %	6 %
Gefährlicher Alkoholkonsum (bis 120 g bei Männern, bis 80 g bei Frauen)	6 %	2 %
Jugendliche		
Mindestens einmal wöchentlich Alkoholkonsum (12–25 Jahre)	39 %	20 %
Tägliche Alkoholaufnahme (12–25 Jahre)	77 g	29 g
Alkoholmissbrauch bzw. -abhängigkeit (14–24 Jahre)	25,1 %	7 %

Konsum aufweisen, seltener konsumfreie Zeitspannen erleben, häufiger Rausch- und Katererfahrungen sowie mehr negative konsuminduzierte Begleitfolgen aufweisen (BZgA 2001, Copeland et al. 1996, Plant u. Plant 1992). Deutlich mehr Männer als Frauen berichten über gravierende Konsumkonsequenzen (z.B. Führerscheinentzug, Verlust der Arbeitsstelle oder Verlust von Freundschaften; Kraus u. Augustin 2001).

> Männliche Jugendliche konsumieren im Vergleich zu weiblichen mehr und häufiger Alkohol. Außerdem weisen sie häufiger Rausch- und Katererfahrungen sowie negative alkoholbedingte Begleitfolgen auf.

Arzneimittel

Über Tabak und Alkohol hinaus haben vor allem Arzneimittel bevölkerungsweit eine gesundheitliche Relevanz. Gerade im Rahmen der ärztlichen Praxis sind Daten zum Medikamentenkonsum von Bedeutung.

Konsummenge und konsumierte Stoffe. In Deutschland lag 1998 die Prävalenz des täglichen Arzneimittelkonsums bei 51,7%, wobei Frauen fast doppelt so häufig über einen Arzneimittelkonsum berichteten wie Männer (Tab. 5.6). Außerdem nehmen etwa doppelt so viele Frauen wie Männer gleichzeitig Medikamente verschiedener Arzneimittelgruppen ein (Knopf u. Melchert 1999). Fast die Hälfte aller im Rahmen der Bundesstudie befragten Erwachsenen im Alter von 18–59 Jahren haben im Jahr 2001 Medikamente aus der Gruppe der Schmerz-, Schlaf-, Beruhigungs- und Anregungsmittel, Appetitzügler sowie Antidepressiva und Neuroleptika (also Medikamente mit bedeutsamem Missbrauchs- bzw. Abhängigkeitspotenzial) eingenommen. Der Anteil der Frauen übersteigt den der Männer hierbei deutlich (Kraus u. Augustin 2001). Ebenso geben mehr Frauen als Männer an, in den letzen 30 Tagen Arzneimittel aus der Gruppe dieser „Risikomedikamente" genommen haben (Kraus u. Augustin 2001).

> Mit Ausnahme der anregend wirkenden Arzneimittel werden alle übrigen Substanzen deutlich häufiger von Frauen als von Männern konsumiert.

- Schmerzmittel und mit großem Abstand Beruhigungs- und Schlafmittel führen die Liste der am häufigsten konsumierten Arzneien an (Kraus u. Augustin 2001).
- Besonders gravierend sind die Unterschiede bei den Abführmitteln, Appetitzüglern und Beruhigungsmitteln. Hier übersteigen die Konsumraten der Frauen die der Männer um das 3- bzw. 2fache (Kraus u. Bauernfeind 1998).
- Medikamente mit psychoaktiver Wirkung wurden 1997 von insgesamt 16% der Erwachsenen (18–59 Jahre) im letzten Monat konsumiert, auch hier überschreiten die Konsummengen der Frauen diejenigen der Männer deutlich (Kraus u. Bauernfeind 1998).

Medikamentenabhängigkeit. Der Bundesstudie zufolge weisen mehr Frauen als Männer eine Medikamentenabhängigkeit nach DSM IV auf (Kraus u. Augustin 2001).

Tabelle 5.6 Medikamentenkonsum in der deutschen Bevölkerung (Knopf u. Melchert 1999, Kraus u. Augustin 2001, Kraus u. Bauernfeind 1998)

	Männer	Frauen
Prävalenz des täglichen Arzneimittelkonsums (1998)	35%	66,4%
Einnahme von Medikamenten verschiedener Arzneimittelgruppen	17,1%	35,8%
Einnahme von „Risikomedikamenten" (18–59 Jahre)	40,9%	54,7%
Einnahme von „Risikomedikamenten" im letzten Monat (18–59 Jahre, 1997)	12,2%	17,4%
Einnahme von Medikamenten mit psychoaktiver Wirkung im letzten Monat (18–59 Jahre, 1997)	11,5%	19,5%
Medikamentenabhängigkeit nach DSM IV	2,5%	3,2%

Jugendlicher Medikamentenkonsum. Auch im Jugendalter nehmen mehr Mädchen als Jungen Medikamente. Sie konsumieren auch durchschnittlich mehr Arzneimittel (BZgA 1992, Kolip 1997b). Dies gilt nicht nur für Deutschland. Auch aus internationalen Studien ist bekannt, dass Mädchen in den meisten europäischen Ländern im Durchschnitt 3- bis 4-mal mehr Medikamente nehmen als Jungen. Besonders dramatisch sind die Unterschiede beispielsweise in Dänemark: Dort nehmen Mädchen 15-mal häufiger Arzneimittel aufgrund von Bauchschmerzen als die altersgleichen Jungen (Kolip u. Schmidt 1999).

Illegale Drogen

Seit jeher machen mehr männliche als weibliche Personen Erfahrungen mit illegalen Substanzen. Über alle Altersgruppen verteilt zeigt sich, dass mehr Männer (25,4%) als Frauen (18,1%) überhaupt Erfahrungen mit illegalen Drogen gesammelt haben. In der Regel sind mehr Männer als Frauen unter den aktuellen Konsumenten (30-Tage-Prävalenz) zu finden (Kraus u. Augustin 2001; Tab. 5.7).

Einstiegsalter. Schon in der Altersgruppe der 12- bis 25-Jährigen hat knapp 1/3 der jungen Männer und nahezu 1/4 der jungen Frauen Erfahrungen mit illegalen Drogen. Auch beim Konsum in den letzten 12 Monaten überwiegen die männlichen Personen (BZgA 2001).

Problematische Konsumformen. Bei den 14- bis 24-Jährigen findet man nahezu doppelt so viele männliche Jugendliche mit missbräuchlichen oder abhängigen Konsumformen als weibliche (Lieb et al. 2000).

Cannabis. Cannabis ist im Jugendalter die am häufigsten konsumierte Substanz (BZgA 2001). Hier zeigt sich, dass im Durchschnitt die Konsumfrequenz, die konsumbegleitenden Negativfolgen und die therapeutische Behandlungsfrequenz bei jungen Männern höher und die Anzahl abstinenter Tage zwischen 2 Konsumereignissen geringer ist (Kleiber u. Soellner 1998). Auch für den Konsum von Ecstasy und verwandte Derivate gilt, dass höhere Konsumraten bei jungen Männern zu finden sind (BZgA 1998).

Andere illegale Drogen. Europäische Ergebnisse aus der Techno-Szene zeigen, dass nicht nur Ecstasy, sondern auch Cannabis, Speed, Halluzinogene und Kokain signifikant häufiger von Männern konsumiert werden (Tossmann et al. 2001).

Fazit

Die epidemiologische Datenlage macht deutlich, dass eine geschlechtergetrennte Betrachtung von Gesundheit und Krankheit sowie des Gesundheitsverhaltens erforderlich ist. Für die ärztliche Praxis sind demnach geschlechtersensible Umgangsweisen nicht nur mit geschlechtsspezifischen Krankheiten (z.B. des gynäkologischen und urologischen Formenkreises), sondern auch mit vermeintlich geschlechtsneutralen Problemlagen notwendig. Dies gilt selbstverständlich nicht nur für Drogenkonsum und drogenassoziierte Erkrankungen, sondern für zahllose Störungen.

> Obwohl Frauen und Männer oberflächlich betrachtet vergleichbare Drogenkonsumgewohnheiten an den Tag legen, zeigt eine detailliertere Analyse, dass das männliche Geschlecht meist die „härteren" Konsummuster in Bezug auf Quantität und Qualität aufweist.

Tabelle 5.7 Konsum illegaler Drogen in der deutschen Bevölkerung (BZgA 2001, Lieb et al. 2000)

	Männer	Frauen
Erfahrungen mit illegalen Drogen (alle Altersgruppen)	25,4%	18,1%
Erfahrungen mit illegalen Drogen (12–25 Jahre)	30%	24%
Konsum illegaler Drogen in den letzten 12 Monaten (12–25 Jahre)	15%	12%
Missbrauch oder Abhängigkeit (14–24 Jahre)	6,6%	3,4%

Schutz und Risiko gegenüber problematischem Drogenkonsum

Es ist davon auszugehen, dass die beiden Geschlechter nicht nur unterschiedliche Konsumformen zeigen, sondern außerdem unter unterschiedlichen risikomindernden bzw. risikosteigernden Bedingungen Drogen konsumieren. Für weibliche und männliche Jugendliche gilt gleichermaßen, dass die Entwicklung eines schädlichen Drogenkonsums mit zahlreichen Faktoren im Zusammenhang stehen kann (Überblick z.B. bei Hawkins et al. 1992):
- genetische und biologische Faktoren,
- Persönlichkeitsmerkmale, allgemeines Problemverhalten,
- früherer Drogenkonsum,
- Drogenkonsum in der Gleichaltrigengruppe,
- Familienklima,
- elterlicher Drogenkonsum,
- physischer und sexueller Missbrauch,
- soziale und schulische Einbindung,
- Schulleistungen,
- Zukunftsperspektiven,
- Zufriedenheit,
- soziale Schicht,
- gesetzliche Regelungen.

Dennoch können für Mädchen und Jungen unterschiedliche Faktoren eine unterschiedliche Bedeutung haben und unterschiedlich wirksam sein (Helfferich 2001; Schmidt 2001).

Individuelle Merkmale

Körperliche Reife. Verschiedene individuelle Merkmale haben für Mädchen eine andere drogenspezifische Bedeutung als für Jungen. Auf biologischer Ebene führt beispielsweise bei Mädchen die physiologische Reife oder zumindest ein reifes äußeres Erscheinungsbild zu einem stärkeren Risikoverhalten, wie z.B. Drogenkonsum (Igra u. Irwin 1996, Magnusson 1988). Als Ursachen für diesen Zusammenhang werden einerseits die mit der körperlichen Frühreife einhergehenden sozialen Kontakte mit älteren Jugendlichen und andererseits der durch den schnelleren Entwicklungsverlauf erhöhte Stress diskutiert (Heaven 1996). Bei Jungen ist offenbar gerade umgekehrt eine verspätete Entwicklung ein Risikofaktor, z.B. für übermäßigen Alkoholkonsum (Kracke 1993).

Psychosoziale Faktoren. Neben körperlichen spielen besonders psychosoziale Faktoren eine große Rolle für einen potenziellen Drogenmissbrauch. Hohe Selbstwirksamkeitserwartungen beispielsweise wirken als protektive Faktoren und damit gegen einen riskanten Suchtmittelkonsum. Umgekehrt gelten geringe Selbstwirksamkeitserwartungen wie auch ein geringes Selbstwertgefühl als Risikofaktoren für gesundheitsriskantes Verhalten (Guthrie et al. 1994).

Mädchen haben im Vergleich zu Jungen ab dem Beginn der Pubertät signifikant negativere Einschätzungen zu ihrer Person, speziell zum eigenen Aussehen und zur eigenen Begabung (Fend 1991; Turner et al. 1995). Vermutlich sind sie infolge dieses schwachen Selbstwertgefühls besonders gefährdet für die Entwicklung eines Drogenkonsumrisikos. Allerdings sprechen einige geschlechterdifferenzielle Ergebnisse zum Rauchen dafür, dass das Rauchen von Mädchen, anders als von Jungen, eher ein Kennzeichen hoher Selbstwirksamkeitserwartungen und weiblichen Empowerments sein kann (Sussman et al. 1998).

Körpergewicht. Die gewichtsregulierende Funktion von Drogen – insbesondere Tabak – hat bei Mädchen zentrale Bedeutung für die Ausbildung eines Risikoverhaltens. Tabakkonsum steht bei Mädchen in einem engen Zusammenhang mit Wunschvorstellungen hinsichtlich des Körpergewichts. Dies jedoch weniger in Bezug auf den Einstieg, sondern vor allem im Hinblick auf die Aufrechterhaltung des Konsums (O'Loughlin et al. 1998). Rauchen wird dabei eindeutig und effizient als Mittel zur Gewichtskontrolle eingesetzt und ist teilweise sogar gepaart mit anderen essgestörten, gewichtsreduzierenden Verhaltensweisen (Crisp et al. 1999). Diese gewichtsregulierende Funktion ist sicher kein unerheblicher Grund dafür, dass sich das Rauchen bei Mädchen sehr schnell stabilisiert. Das macht sich beispielsweise dadurch bemerkbar, dass Mädchen häufiger als Jungen Abhängigkeitssymptome angeben (Shapiro et al. 1998). Auch Entwöhnungsmaßnahmen sind für Mädchen weniger wirksam als für Jungen (Sussman et al. 1998). Die zwecks Gewichtsregulierung übermäßige Einnahme von Appetitzüglern und Abführmitteln spielt eine weitere wesentliche Rolle beim weiblichen Missbrauchsverhalten (Glaeske 1998). Offenbar ist die Anpassung an das herrschende superschlanke Schönheitsideal für Mädchen und Frauen von so überragender Wichtigkeit, dass schwerwiegende Erkrankungen – neben den stoffgebundenen Süchten dürfen hier die Essstörungen nicht vernachlässigt werden – scheinbar billigend in Kauf genommen werden.

> Individuelle Risikofaktoren spielen bei weiblichen Jugendlichen eine bedeutsamere Rolle als bei männlichen.

Soziale Merkmale

Nicht nur individuelle, sondern auch soziale, familiäre und auf die Peer-Gruppe bezogene Elemente können einen Einfluss auf das Drogenkonsumverhalten von Jugendlichen nehmen. Geschlechtergetrennte Untersuchungen zeigen, dass für Mädchen und Jungen unterschiedliche familiäre Gegebenheiten risikosteigernd bzw. risikomindernd wirken.

Familiäres Umfeld. Vermutlich sind Mädchen hinsichtlich der protektiven Einflüsse des familiären Umfelds gegenüber Jungen im Vorteil. So sind bei Mädchen die Zusammenhänge zwischen einem positiven Familienklima und einem geringen Drogenmissbrauch (Kracke 1993) häufiger erkennbar als bei Jungen. Jungen (insbesondere aus niederen sozialen Schichten) dagegen haben häufiger Streit mit den Eltern, fühlen sich oft willkürlich behandelt, eher missachtet, weniger wertgeschätzt, weniger respektiert sowie zu Unrecht bestraft (Fend 1991). Dies ist für Jungen besonders dramatisch, da sie offenbar weniger als Mädchen auch auf Freunde als Quelle sozialer Unterstützung zurückgreifen können. Vielmehr fungieren bei Jungen hauptsächlich die Eltern als Lieferanten sozialer Unterstützung (Heaven 1996).

Jungen sind bereits in Bezug auf den Einstieg in den Drogenkonsum durch die Familie stärker gefährdet, denn sie werden eher als Mädchen von den Eltern in den Konsum von Alkohol eingeführt (Heaven 1996, Plant u. Plant 1992).

Die Bedeutung der Familienstruktur ist ebenfalls für beide Geschlechter unterschiedlich ausgebildet. Während für Mädchen eine kompetente berufstätige Mutter sowie ein nicht überbehütender Erziehungsstil als Schutzfaktor gilt, sind Jungen besonders gut gegen Drogenmissbrauch geschützt, wenn sie in einer nahezu umgekehrten Familiensituation mit traditioneller Familienstruktur und behütendem Erziehungsstil aufwachsen (Turner et al. 1995). Sexueller Missbrauch ist insbesondere für Mädchen ein dramatischer Risikofaktor für Drogenmissbrauch (Sarigiani et al. 1999).

Freundeskreis. Neben den Eltern und Geschwistern gelten die gleichaltrigen Freunde als die Personengruppe, die den meisten Einfluss auf den Drogenkonsum nimmt. Während Eltern eher protektiv auf den jugendlichen Konsum illegaler Drogen wirken, gilt die Gruppe der Gleichaltrigen eher als Risikofaktor (Pavis et al. 1997). In der Gleichaltrigengruppe werden Konsummuster erlernt und Einstellungen zum Konsum ausgebildet. Die Gleichaltrigen dienen als Konsummodelle, und die Gruppe bestimmt das Freizeitverhalten sowie die gängigen Konsummuster. Beispielsweise gilt für beide Geschlechter gleichermaßen der Freundeskreis – scheinbar der gewünschte Freundeskreis stärker als der bestehende – als Risikofaktor für das Rauchen (Sasco u. Kleihues 1999). Für Jungen stehen soziale Rollenvorbilder in einem eindeutigen Zusammenhang mit dem Rauchen: „Boys smoke to be just like the others, girls like to distinguish themselves from the crowd and to be the leaders rather than followers" (Sasco u. Kleihues 1999). Außerdem gilt in Gleichaltrigengruppen ein (exzessiver) Drogenkonsum als Zeichen von Männlichkeit, als Bewährungsprobe und als Integrationsmechanismus (BZgA 1992).

Schon der Einstieg in den Drogenkonsum wird überwiegend über Gleichaltrige vermittelt. Einige Studien belegen, dass sowohl Mädchen als auch Jungen eher durch gleichaltrige Jungen zum Drogenkonsum animiert werden. Besonders deutlich zeigen sich Geschlechterunterschiede beim Einstieg in den Konsum harter illegaler Drogen (Franke 1997). Sowohl junge Männer als auch junge Frauen finden normalerweise über die Gruppe der männlichen Gleichaltrigen den Einstieg in den Heroinkonsum (Amaro u. Hardy-Fanta 1995, Taylor 1993). Für das Rauchen allerdings gilt, dass Mädchen vor allem von der besten Freundin Zigaretten angeboten bekommen und sich diesem Druck zumindest nach mehrmaligem Angebot schlechter widersetzen können (Charlton et al. 1999).

> Während Mädchen von familiären Faktoren hinsichtlich der protektiven Wirkung stärker profitieren als Jungen, sind beim Einfluss des Freundeskreises keine wesentlichen geschlechterspezifischen Unterschiede erkennbar.

Gesellschaftliche Faktoren

Schulisches Umfeld. Für Jungen sind neben den Gegebenheiten in der Gleichaltrigengruppe auch schulische Bedingungen von überdurchschnittlicher Bedeutung. Schulische Belastungen, z.B. schlechte schulische Leistungen oder eine geringe Bindung an die Schule, gelten insbesondere für Jungen als Risikofaktor für das Rauchen (Clayton 1991). Auch finanzielle Belastungen bzw. eine Unterprivilegierung korreliert bei Jungen stärker mit einem erhöhten Tabakkonsumrisiko (Turner et al. 1995). Umgekehrt ist die subjektive Zufriedenheit mit der finanziellen Lebenssituation für Jungen, jedoch nicht für Mädchen, ein bedeutsamer protektiver Faktor gegenüber dem Zigarettenrauchen (DeFronzo u. Pawlak 1994).

Religiöse Einstellung. Empirische Studien belegen übereinstimmend die große Bedeutung der Religiosität als Schutzfaktor gegenüber jugendlichem Drogengebrauch (Brownfield u. Sorenson 1991). Fend (1991) kommt in einer Studie zu dem Ergebnis, dass (katholische) Religiosität und geringer Drogenkonsum eng korrelieren und die Religiosität zusammen mit der Konventionalität, sozial geprägten und gleichzeitig konservativen Einstellungen, Leistungsstreben, enger Anbindung an Erwachsene und geringer Anbindung an Gleichaltrige eine Art jugendliche Subkultur bilden. Diese Subkultur wird von Fend als reine Mädchenkultur beschrieben, was darauf schließen lässt, dass eine gelebte Religiosität zwar bei Jungen und Mädchen gleichermaßen protektiv wirkt, allerdings bei Mädchen sehr viel häufiger zu finden ist und darum leichter für präventive Bemühungen nutzbar gemacht werden kann.

Gesellschaftspolitik. Noch weitgehend unerforscht ist, ob sich auch gesellschaftspolitische Merkmale für Mädchen und Jungen unterschiedlich auf das Risikoverhalten auswirken. Erste Hinweise gibt es für das Rauchen: Verschiedene strukturelle Merkmale, etwa Rauchverbote oder Preiserhöhungen, können das Verhalten von Jungen offenbar stärker als das von Mädchen beeinflussen (Chaloupka u. Pacula 1998). Auch der Werbefeldzug der „Light"-Zigaretten war bei Frauen deutlich erfolgreicher als bei Männern: Fast 50 % der europäischen Raucherinnen, hingegen nur rund 30 % der Raucher rauchen „Lights" (European Network for Smoking Prevention 1999).

> Das schulische Umfeld stellt für Jungen einen stärkeren Risikofaktor dar als für Mädchen. Religiosität wirkt bei Jungen und Mädchen gleichermaßen protektiv, ist aber bei Mädchen sehr viel häufiger zu finden. Gesellschaftspolitische Aspekte sind noch wenig untersucht, scheinen aber Junger stärker zu beeinflussen als Mädchen.

Fazit

Resümierend zeigt sich, dass weibliche und männliche Jugendliche nicht nur unterschiedliche Konsumformen zeigen, sondern außerdem aus unterschiedlichen Anlässen, in unterschiedlichen sozialen Situationen und vor dem Hintergrund unterschiedlicher Risiko- und Schutzfaktoren konsumieren. Entsprechend sind die Konsequenzen, die mit einem Drogenkonsum von Mädchen und Jungen einhergehen, unterschiedlich, sowohl bezüglich der sozialen Bewertung als auch im Hinblick auf die Folgen für die psychosoziale Gesundheit (Brady u. Randall 1999). Die Unterschiede in den Lebensweisen zwischen den Geschlechtern führen demnach zu Unterschieden beim Drogenkonsumverhalten, bei den Bedingungen für einen übermäßigen Konsum und bei den Konsequenzen eines riskanten Konsums. Dies macht geschlechtsbezogene Ansätze der Prävention erforderlich (Sarigiani et al. 1999).

Geschlechtersensible Suchtpräventionsansätze

Die Notwendigkeit einer geschlechtersensiblen Prävention hat sich erst in den letzten Jahren in der präventiven Praxis konkret niedergeschlagen. Nach wie vor ist Suchtprävention überwiegend am „geschlechtsneutralen" Jugendlichen ausgerichtet und zielt damit sowohl an den Mädchen als auch den Jungen vorbei (Turner et al. 1995). Entsprechend gering sind die theoretischen Grundlagen bislang ausgebildet. Praxiserfahrungen existieren – wenn überhaupt – nur im Bereich der mädchenspezifischen Prävention (Franzkowiak et al. 1998).

Die meisten geschlechtsdifferenzierten Präventionsansätze lassen sich grob 2 unterschiedlichen theoretischen Modellen zuordnen (Franzkowiak et al. 1998):

- belastungs- und defizitorientiertes Erklärungsmodell,
- funktional-konstruktivistisches Erklärungsmodell.

Belastungs- und defizitorientiertes Erklärungsmodell

Modellvorstellung. Am häufigsten basieren mädchen- bzw. jungenspezifische Präventionsansätze auf dem traditionellen, belastungs- und defizitorientierten Erklärungsmodell, demzufolge die von Mädchen bzw. Jungen erlebten Belastungen im Alltagsleben zu einem belastungsreduzierenden Drogenkonsum führen können. Drogenkonsum wird hier grundsätzlich als problematische Verhaltensweise und ungeeignete Bewältigungsstrategie erachtet, die vor allem dann auftritt, wenn entweder belastende Lebensbedingungen oder unzureichende Lebensbewältigungskompetenzen produktivere Handlungsmöglichkeiten verhindern.

> Drogenkonsum wird beim belastungs- und defizitorientierten Erklärungsmodell also als Reaktion auf defizitäre Sozialisationsbedingungen durch die beengende Übernahme der traditionellen weiblichen bzw. männlichen Rolle angesehen.

Präventive Ansätze. Die daraus resultierenden Schwierigkeiten stehen im Zentrum des traditionellen Erklärungsansatzes und entsprechend auch im Zentrum der präventiven Anstrengungen. Die Ziele einer derartigen mädchen- bzw. jungenspezifischen Suchtprävention sind auf den Abbau von Defiziten gerichtet. Die mädchenspezifische Prävention basiert auf der Prämisse, dass der Drogenkonsum das Resultat einer weiblichen, benachteiligenden und beschränkenden Sozialisation ist. Entsprechend sind die Ziele der mädchenspezifischen Suchtarbeit auf eine Stärkung der Selbstbestimmung, Selbstbehauptung und Eigenverantwortung gerichtet. Die analoge, meist antisexistisch oder emanzipatorisch ausgerichtete Suchtprävention beruht ebenfalls auf einem defizit- und problemorientierten Verständnis hinsichtlich männlicher Sozialisation und Persönlichkeitsentwicklung. Die Suchtvorbeugungsmaßnahmen, die in der Regel primärpräventiv und suchtunspezifisch orientiert sind, zielen hauptsächlich auf die Befähigung zu einer gelungenen Lebensbewältigung sowie einer angemessenen Sozialintegration ab. Der Schwerpunkt der Arbeit liegt dabei auf erlebnispädagogischen Maßnahmen. Zum größten Anteil sind die geschlechtsspezifischen Maßnahmen gekennzeichnet durch Geschlechterhomogenität bei Teilnehmerinnen und Teilnehmern sowie Leiterinnen und Leitern, durch Parteilichkeit und suchtunspezifische Ausrichtung (Franzkowiak et al. 1998).

Funktional-konstruktivistisches Erklärungsmodell

Modellvorstellung. Als Ergänzung zum klassischen Ansatz fanden in neuerer Zeit auch funktionalistische Ansätze Eingang in die präventive Praxis. Diesen Ansätzen zufolge ist Drogenkonsum weniger als Reaktion auf Problemlagen, sondern als bewusstes, gezieltes und funktionales Instrument zur Entwicklungsbewältigung zu verstehen (Shapiro et al. 1998). Unter geschlechtsspezifischer Perspektive wurde – u.a. durch die Forschungstätigkeit von Kolip (1997a) – der Ansatz des „Doing Gender" (ins Deutsche nur schwierig übersetzbar mit „Konstruktion sozialer Geschlechtlichkeit") eingebracht.

Ausgangspunkt dieses Ansatzes ist, dass Weiblichkeit und Männlichkeit und die Unterschiede zwischen Mädchen und Jungen nicht natürlichen Ursprungs sind und auch nicht durch die passive Übernahme der weiblichen und männlichen Geschlechterrolle entstehen. Vielmehr werden sie gezielt und aktiv erzeugt, um das eigene Geschlecht zu präsentieren und im Lebensverlauf kontinuierlich und beständig zum Ausdruck zu bringen. Das persönliche soziale Geschlecht wird nicht länger als das erachtet, was Frauen und Männer sind oder als das, zu dem sie gemacht werden, sondern etwas, was sie im sozialen Leben aktiv tun (West u. Zimmermann 1987). Diesem Ansatz zufolge ist es für Mädchen oder Jungen nicht ausreichend, einfach Mädchen oder Junge zu sein, sondern es ist erforderlich, dies nach außen kontinuierlich darzustellen, um eine eindeutige Identifizierung möglich zu machen. In der Regel wird das soziale Geschlecht analog zum biologischen Geschlecht geformt, d.h. ein „biologisches" Mädchen wird auch die sozialen Eigenschaften und Verhaltensweisen, die typischerweise Mädchen zugeordnet werden, ausbilden.

> Gesundheit und Krankheit gelten vor diesem Hintergrund nicht als etwas universal Gegebenes, sondern sind Bestandteile einer über das Medium „Körper" konstruierten sozialen Realität. Der Körper bietet den äußeren Rahmen für die Demonstration der Geschlechtszugehörigkeit.

Die Konstituierung der eigenen Person als gesund oder krank sowie die Ausübung von Gesundheits- bzw. Risikoverhalten wird durch das Geschlecht vermittelt (Saltonstall 1993). „Jedes körperbezogene oder körpervermittelte Verhalten muss auch als Versuch gewertet werden, Männlichkeit oder Weiblichkeit zu konstruieren" (Kolip 1997a). Entsprechend wird gesundheitsrelevantes Verhalten, etwa Drogenkonsum, als funktional zur Präsentation des eigenen Geschlechts erachtet (Helfferich 2001).

Ein drastisches Beispiel für die Konstruktion von Geschlechtlichkeit legt Fend (1991) dar. Er zitiert aus einem Schulaufsatz eines Sechstklässlers zum Thema „Wie ich mir die nächsten Jahre meines Lebens vorstelle": „Saufen, fressen und Nutten durchficken und klauen und rauchen – Ganz männlich". Drogenkonsum muss demnach, folgt man dem funktional-konstruktivistischen Ansatz, geschlechterabhängig unterschiedlich ausgebildet werden. Und bekanntlich belegen die epidemiologischen Daten, dass der Drogenkonsum bei Mädchen angepasster, moderater und auch versteckter ist, hingegen deutlich risikoreicher bei Jungen (Helfferich 1997).

Präventive Ansätze. Anders als die klassische geschlechtsspezifische Suchtprävention basiert die neuere geschlechtsbezogene (zu der begrifflichen Unterscheidung s. Franzkowiak et al. 1998) Prävention auf interaktionstheoretischen und funktionalistischen Grundlagen (vgl. z.B. das Ideenbuch zur mädchen- bzw. jungenbezogenen Präventionsarbeit bei Fromm u. Proissl 1996 bzw. Vogel 1997). Drogenkonsum wird hier in seiner Funktionalität betrachtet. Mädchen und Jungen werden als autonome und handlungsfähige Personen wahrgenommen, die sich selbstbestimmt für spezifische Drogenkonsummuster entscheiden. Die präventive Auseinandersetzung mit substanzspezifischen und substanzunspezifischen Aspekten des Drogenkonsums geschieht unter Berücksichtigung seiner unterschiedlichen Bedeutung für Mädchen und Jungen. Bei der Prävention für Jungen findet z.B. eine Auseinandersetzung mit Männlichkeitsidealen statt, während mit Mädchen beispielsweise individuelle Autonomiebestrebungen bearbeitet werden.

Abgestufte Präventionskonzepte müssen demnach geschlechtertypische Unterschiede im Blick haben, wobei eine einfache Trennung nach Geschlecht allein nicht ausreichend ist, da Konsumformen, -motive und -konsequenzen sich nicht nur zwischen den Geschlechtern, sondern auch innerhalb einer Geschlechtergruppe – etwa in Abhängigkeit von sozialem Status – deutlich unterscheiden können. Eine wirksame Unterstützung für drogengefährdete Mädchen und Jungen ist darum erst dann zu erwarten, wenn soziale Differenzierungen und Subpopulationen innerhalb der weiblichen bzw. männlichen Bevölkerungsgruppe hinreichend berücksichtigt werden (Helfferich 2001).

Fazit

In der ärztlichen Praxis und im Umgang mit (noch) abstinenten Kindern, bereits konsumierenden bzw. bereits abhängigen Jugendlichen muss die geschlechterspezifische Bedeutung von Drogenkonsum und Drogenmissbrauch ernstgenommen werden. Sowohl in der präventiven als auch in der therapeutischen und der verweisenden Vermittlungstätigkeit ist zu beachten, dass Mädchen und Jungen aus unterschiedlichen Gründen und mit anderen Konsequenzen Drogen konsumieren. Dementsprechend bedürfen sie einer gezielten geschlechtersensiblen Unterstützung.

> Es ist wünschenswert, dass Ärzte künftig vermehrt die bestehenden Möglichkeiten der subgruppenfokussierten Prävention und Behandlung nutzen und verstärkt für eine merkliche Ausweitung passgenauer Angebote eintreten.

Die Etablierung brauchbarer geschlechtersensibler Angebote setzt voraus, dass differenzierte Zugangswege gewählt, unterschiedliche Methoden angewandt und unterschiedliche Wirksamkeitskriterien zugrunde gelegt werden. Eine grundsätzliche Sensibilisierung für geschlechtsbezogene Fragestellungen innerhalb der ärztlichen Versorgung (nicht nur) von Drogenmissbrauch ist dringend erforderlich.

Literatur

Amaro H, Hardy-Fanta C. Gender relations in addiction and recovery. Journal of Psychoactive Drugs. 1995; 27: 325–37.

Brady KT, Randall CL. Gender differences in substance use disorders. Psychiatric Clinics of North America. 1999; 22: 241–52.

Brownfield D, Sorenson AM. Religion and drug use among adolescents. Deviant Behavior. 1991; 12: 259–76.

Bundesministerium für Gesundheit (BMG). Sucht- und Drogenbericht 2000. Berlin: BMG; 2001.

Bundesministerium für Gesundheit (BMG). Alkoholkonsum und alkoholbezogene Störungen in Deutschland. Baden-Baden: Nomos; 2000.

Bundesministerium für Gesundheit (BMG). Daten des Gesundheitswesens 1999. Baden-Baden: Nomos; 1999.

Bundeszentrale für gesundheitliche Aufklärung. Die Drogenaffinität Jugendlicher in der Bundesrepublik Deutschland. Köln: BZgA; 2001.

Bundeszentrale für gesundheitliche Aufklärung. Die Drogenaffinität Jugendlicher in der Bundesrepublik Deutschland. Köln: BZgA; 1998.

Bundeszentrale für gesundheitliche Aufklärung. Internationales Treffen „Geschlechtsspezifische Ansätze in der Prävention des Suchtmittelmissbrauchs". Köln: BZgA; 1992.

Chaloupka FJ, Pacula RL. An examination of gender and race differences in youth smoking responsiveness to price and tobacco control policies. Cambridge: National Bureau of Economic Research; 1998.

Charlton A, Minagawa K, While D. Saying ‚no' to cigarettes: a reappraisal of adolescent refusal skills. Journal of Adolescence. 1999; 22: 695–707.

Clayton S. Gender differences in psychosocial determinants of adolescent smoking. Journal of School Health. 1991; 61: 115–20.

Copeland LA. Shape JF, Waller PF. Factors in adolescent drinking/driving. Journal of School Health. 1996; 66: 254–60.

Crisp A, Sedgwick P, Halek C, Joughin N, Humphrey H. Why many teenage girls persist in smoking? Journal of Adolescence. 1999; 22: 257–72.

De Fronzo J, Pawlak R. Gender differences in the determinants of smoking. Journal of Drug Issues. 1994; 24: 507–16.

European Network for Smoking Prevention. Manche mögens ‚light'. Frauen und Rauchen in der Europäischen Union. Brüssel: Europäische Kommission; 1999.

Fend H. Identitätsentwicklung in der Adoleszenz. Bern: Hans Huber; 1991.

Franke A. Prävention der Drogenabhängigkeit von Frauen. Sucht. 1999; 43: 113–20.

Franzkowiak P, Helfferich C, Weise E. Geschlechtsbezogene Suchtprävention. Köln: BZgA; 1998.

Fromm A, Proissl E. Laut-stark und hoch-hinaus: Ideenbuch zur mädchenspezifischen Suchtprävention. München: Aktion Jugendschutz Bayern; 1996.

Glaeske G. Medikamente. In Gölz J, ed. Moderne Suchtmedizin. Stuttgart: Thieme; 1998: B1231–9.

Guthrie BJ, Loveland-Cherry C, Frey MA, Dielmann TE. A theoretical approach to studying health behaviors in adolescents: An at-risk population. Family and Community Health. 1994; 17: 35–48.

Hawkins JD, Catalano RF, Miller JY. Risk and protective factors for alcohol and other drug problems in adolescence and early adulthood: Implications for substance abuse prevention. Psychological Bulletin. 1992; 112: 64–105.

Heaven PL. Adolescent health: The role of individual differences. London: Routledge; 1996.

Helfferich C. Jugendliches Risikoverhalten aus geschlechtsspezifischer Sicht. In Reithel J, ed. Risikoverhalten Jugendlicher. Foren, Erklärungen und Prävention. Opladen: Leske & Budrich; 2001: 331–47.

Helfferich C. „Männlicher" Rauschgewinn und „weiblicher" Krankheitsgewinn. Zeitschrift für Sozialisationsforschung und Erziehungssoziologie. 1997; 17: 148–62.

Holly A, Türk D, Nelson CB, Pfister H, Wittchen H. Prävalenz von Alkoholkonsum, Alkoholmissbrauch und -abhängigkeit bei Jugendlichen und jungen Erwachsenen. Zeitschrift für klinische Psychologie. 1997; 26: 171–8.

Igra V, Irwin CE. Theories of adolescent risk-taking behavior. In: DiClimente RJ, Hansen WB, Ponton LE, eds. Handbook of adolescent health risk behavior. New York: Plenum; 1996: 35–52.

Junge B, Nagel M. Das Rauchverhalten in Deutschland. Das Gesundheitswesen. 1999; 61: S121–5.

Kleiber D, Soellner R. Cannabiskonsum. Entwicklungstendenzen, Konsummuster und Risiken. Weinheim: Juventa; 1998.

Knopf H, Melchert H. Subjektive Angaben zur täglichen Anwendung ausgewählter Arzneimittelgruppen. Das Gesundheitswesen. 1999; 61: S151–7.

Kolip P, Schmidt B. Gender and health in adolescence – WHO policy series „Health policy for children and adolescents". Copenhagen: WHO; 1999.

Kolip P. Geschlecht und Gesundheit im Jugendalter. Opladen: Leske & Budrich; 1997a.

Kolip P. Medikamentenkonsum im Jugendalter. Psychomed. 1997; 9: 38–41.

Kracke B. Pubertät und Problemverhalten bei Jungen. Weinheim: Psychologie Verlags Union; 1993.

Kraus L, Augustin R. Repräsentativerhebung zum Gebrauch psychoaktiver Substanzen bei Erwachsenen in Deutschland 2000 (Bundesstudie). Sucht. Sonderband. [In Druck].

Kraus L, Bauernfeind R. Repräsentativerhebung zum Gebrauch psychoaktiver Substanzen bei Erwachsenen in Deutschland. Sucht. 1998; 44: S3–82.

Lieb R, Schuster P, Pfister H, et al. Epidemiologie des Konsums, Missbrauchs und der Abhängigkeit von legalen und illegalen Drogen bei Jugendlichen und jungen Erwachsenen – Die prospektiv-longitudinale Verlaufsstudie EDSP. Sucht. 2000; 46: 18–31.

Magnusson D. Individual development from an interactional perspective – A longitudinal study. Hillsdale: Lawrence Erlbaum; 1998.

Mensink GBM, Thamm M; Haas K. Die Ernährung in Deutschland 1998. Das Gesundheitswesen. 1999; 61: S200–6.

O'Loughlin J, Paradis G, Renaud L, Sanchez-Gomez L. One-year predictors of smoking initiation and of continued smoking among elementary schoolchildren in multiethnic, low-income, inner-city neighbourhoods. Tobacco Control. 1998; 7: 268–75.

Pavis S, Cunningham-Burley S, Amos A. Alcohol consumption and young people. Health Education Research. 1997; 12: 311–22.

Plant M, Plant M. Risk takers – Alcohol, drugs, sex and youth. London: Routledge; 1992.

Sachverständigenrat für die Konzertierte Aktion im Gesundheitswesen. Bedarfsgerechtigkeit und Wirtschaftlichkeit, Bd. III Über-, Unter- und Fehlversorgung. Bonn: Sachverständigenrat für die Konzertierte Aktion im Gesundheitswesen; 2001.

Saltonstall R. Healthy bodies, social bodies. Social Science and Medicine. 1993; 36: 7–14.

Sarigiani PA, Ryan L, Petersen AC. Prevention of high-risk behaviors in adolescent women. Journal of Alcohol and Drug Education. 1999; 25: 109–19.

Sasco AJ, Kleihues P. Why can't we convince the young not to smoke? European Journal of Cancer. 199; 35: 1933–40.

Schmidt B. Suchtprävention bei konsumierenden Jugendlichen. Sekundärpräventive Ansätze in der geschlechtsbezogenen Drogenarbeit. Weinheim: Juventa; 2001.

Shapiro R, Siegel A, Scovill L, Hays J. Risk taking patterns of female adolescents – What they do and why. Journal of Adolescence. 1998; 21: 143–59.

Statistisches Bundesamt. http://www.statistik-bund.de/allg/d/veroe/d_bevoe.htm; 2000.

Sussman S, Dent CW, Nezami E, Stacy AW, Burton D, Flay BR. Reasons for quitting and smoking temptation among adolescent smokers – Gender differences. Substance Use & Misuse. 1998; 33: 2703–20.

Taylor, A. Women drug users. Oxford: Clarendon; 1993.

Tossmann P, Boldt S, Tensil MD. The use of drugs within the techno party scene in European metropolitan cities. European Addiction Research. 2001; 7: 2–23.

Turner S, Norman E, Zunz S. Enhancing resiliency in girls and boys. Journal of Primary Prevention. 1995; 16: 25–38.

Vogel G. Immer gut drauf? Ideenbuch zur jungenspezifischen Suchtprävention. München: Aktion Jugendschutz Bayern; 1997.

West C, Zimmermann DH. Doing gender. In: Lorber J, Farell SA, eds. The social construction of gender. Newbury Park: Sage; 1987: 13–37.

5.6 Die Versorgung drogenkonsumierender Jugendlicher am Beispiel Köln

Monika Baars

Einführung

In der Großstadt Köln sind Angebote der Suchtprävention im Sinne der Primärprävention in den Konzepten der allgemeinen Drogenhilfe fest verankert. Die Aufklärung über die Entstehungsbedingungen von Sucht und Möglichkeiten zu ihrer Verhinderung gilt hier als wichtige Zielsetzung. Bereits konsumierende Jugendliche werden hingegen durch diese primärpräventiven Bemühungen nur selten erreicht. Hier bedarf es offensichtlich spezieller Interventionen, die auf die individuelle Lebenslage der betroffenen Jugendlichen eingehen. Die Aufgaben solcher sekundärpräventiven Angebote bestehen vorrangig darin, eine Verfestigung und Ausweitung des Konsums zu verhindern und Ausstiegsabsichten zu unterstützen (Freitag 1999). Die Differenzierung der unterschiedlichen Präventionsansätze ist in der Praxis nicht eindeutig einzuhalten.

Aktuell konnten für Köln in den Jahren 2000 und 2001 durch kommunale Mittel zusätzlich zur Primärprävention verschiedene Projekte im Sinne der Sekundärprävention gefördert werden.

Für die Realisierung solcher Projekte lassen sich in Köln verschiedene Netzwerkebenen benennen, die über Angebote zur Suchtprävention bzw. Sekundärprävention entscheiden, sie koordinieren und umsetzen. Insbesondere sei hier das *Netzwerk Suchtprävention – Sekundärprävention* genannt, das der Suchtproblematik von Jugendlichen Rechnung trägt und weitgehend für die Umsetzung verschiedener Ansätze der Prävention verantwortlich ist.

Neben der Darstellung des Kölner Netzwerkmodells soll am Beispiel der Kampagnen „Keine Kurzen für Kurze" und „Jeck Dance" (Programme gegen den Alkoholmissbrauch bei Jugendlichen an den Karnevalstagen) die Wirkungsweise und das Zusammenspiel von Verhältnis- und Verhaltensprävention verdeutlicht werden. Sämtliche Überlegungen zu unterschiedlichen Ansätzen in der Primär-, Sekundär- und Tertiärprävention basieren auf den Kenntnissen zum Konsumverhalten der jeweiligen Adressaten. Daher sind Informationen zu aktuellen Trends im Konsummuster und insbesondere deren Motivationshintergründe und mögliche Schädigungen von Bedeutung (u.a. BFJFG 2001, Graß et al. 1998, Hurrelmann 1995, Hurrelmann u. Bründel 1997, Schmidt 1999). Bezüglich näherer Erläuterungen zu diesen Themenkomplexen wird auf die anderen Beiträge in diesem Buch verwiesen.

Kommunale Drogenpolitik am Beispiel Köln

Köln entwickelte gerade in den letzten Jahren ein differenziertes und gut aufeinander abgestimmtes Drogenhilfesystem mit über 40 Einrichtungen. Es beinhaltet Angebote und Projekte aus dem ambulanten und stationären Bereich. Diese sind hauptsächlich auf drogenabhängige junge Erwachsene und Erwachsene ausgerichtet. Ziel ist es, den Gesundheitszustand von drogenabhängigen Menschen z.B. durch niederschwellige Angebote zu verbessern. Niederschwellige Programme erleichtern die Zugänge ins Hilfesystem, indem sie sich an der Symbol- und Lebenswelt der Klienten orientieren, z.B. Streetwork, Ladenlokal im Zentrum, mobiles Angebot (umgebauter Bus). Langfristig soll mit diesen Hilfeangeboten eine dauerhafte Abstinenz angestrebt werden.

Neben Behandlung, „harm reduction" und Repression nimmt die Suchtprävention einen festen Platz in der Kölner Drogenpolitik ein. Sie hat die Aufgabe, den Einstieg in den Konsum zu verhindern, hinauszuzögern bzw. frühzeitig den Ausstieg aus riskanten Konsummustern zu schaffen.

Struktur der Hilfe für drogenkonsumierende Jugendliche

Netzwerkebenen. Um konsumierende Jugendliche wirksam und angemessen versorgen zu können, ist eine Vernetzung der vielfältigen Angebote erforderlich. In einem Netzwerk wird die optimale Abstimmung in der Zusammenarbeit von Einrichtungen der Jugendhilfe und Schule mit den Trägern der allgemeinen Drogen- und Suchthilfe sowohl im primärpräventiven als auch im sekundärpräventiven Bereich angestrebt.

Folgende Netzwerkebenen lassen sich für Köln benennen:
- Stadtrat als obere Beschlussebene,
- Fachausschüsse mit Blick auf Suchtprävention, u.a. Jugendhilfeausschuss und Stadtentwicklungsausschuss. In diesen werden je nach Bedarf und Problemlage Ansatzpunkte zur Drogenproblematik bei Jugendlichen beraten und entsprechende Beschlüsse gefasst.
- Die Stadt Köln fördert mit Zuschüssen anteilig die Träger der allgemeinen Drogenhilfe.

Koordinationsstellen. 1993 beschloss der Rat der Stadt Köln einen Maßnahmekatalog als Gesamtkonzept zur Drogenproblematik. Dieser Beschluss hatte die Ausweitung des Hilfesystems, besonders im niederschwelligen Bereich, zur Folge. Gleichzeitig wurden 2 Koordinationsstellen eingerichtet:
- Drogenkoordination im Gesundheitsamt der Stadt Köln: Diese koordiniert die Hilfeangebote, die sich primär an erwachsene Drogenabhängige richten, wobei die Problematik der Heroinabhängigkeit im Vordergrund steht. Hierzu gehören z.B. niederschwellige Angebote wie Kontakt- und Notschlafstellen. Weiterhin organisiert die Drogenkoordination die medizinische Notfall- und Grundversorgung einschließlich der Substitution.
- Koordinationsstelle für Suchtprävention im Amt für Kinder, Jugend und Familie: Hier werden die Angebote und Projekte im Sinne der Primär- und Sekundärprävention koordiniert. Zusätzlich gehören Konzeptentwicklung und gegebenenfalls Modifizierung von Hilfeangeboten zur Suchtproblematik im Jugendbereich; außerdem Aufklärung und Information der Öffentlichkeit und Fachöffentlichkeit zu den Aufgaben.

Fachaustausch, Bedarfsermittlung, prozessorientierte Planung und Modifizierung von Angeboten geschehen im Dialog zwischen Verwaltung und Trägern, insbesondere im Arbeitskreis Suchtprävention und im Netzwerk Sekundärprävention. Die Hilfeangebote an konsumierende Jugendliche werden durch die Träger der allgemeinen Drogenhilfe umgesetzt.

Hilfeangebote der allgemeinen Drogenhilfe

Um die Größenordnung, in der sich die Suchtprävention in dieser Großstadt bewegt, zu verdeutlichen, wird nachfolgend unter Bezugnahme auf einige Basisdaten die Kölner Versorgungssituation dargestellt.

Basisdaten. Köln zählt ungefähr 1 Million Einwohner. Der Anteil der Kinder, Jugendlichen und jungen Erwachsenen bis 21 Jahre beträgt ca. 20 %. Die Altersverteilung dieser Gruppe sieht wie folgt aus (Stand 01.01.2001):
- 127.829 Kinder bis 13 Jahre,
- 71.370 Jugendliche und junge Erwachsene im Alter von 14–21 Jahre.

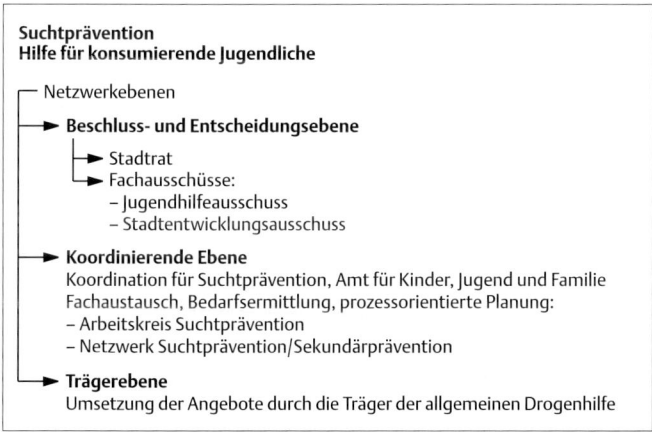

Abb. 5.1 Suchtprävention – Hilfe für konsumierende Jugendliche.

Für diese Zielgruppe gibt es im gesamten Stadtgebiet 30 Hauptschulen, 23 Realschulen, 30 Gymnasien, 8 Gesamtschulen und 22 Sonderschulen sowie als Freizeitprogramm 79 Jugendeinrichtungen, 44 Jugendprojekte und 7 Einrichtungen der Jugendkultur (Stand 01.01.2001).

Jugendförderung und Jugendschutz. Als spezialisiertes Angebot der Jugendförderung bzw. des Jugendschutzes (Amt für Kinder, Jugend und Familie) fördert die Stadt Köln einen Teil der Einrichtungen der allgemeinen Drogenhilfe.

Allgemeine Drogenhilfe. Die allgemeine Drogenhilfe in Köln blickt auf eine langjährige Erfahrung zurück. Bereits vor ca. 30 Jahren gab es erste Projekte im Rahmen der sich abzeichnenden Drogenproblematik bei Jugendlichen und jungen Erwachsenen. Die Angebote der inzwischen in Köln etablierten beiden großen Verbundsysteme werden meist von drogenabhängigen Erwachsenen aufgesucht, sind jedoch ebenso für Jugendliche zugänglich. Sie reichen von Prävention über Behandlung bis zur Nachsorge und bieten den Vorteil, dass der drogenabhängige Mensch, je nach aktueller Hilfebedürftigkeit, individuell in die Hilfe einsteigen und auch alle weitere Hilfen in Anspruch nehmen kann.

Neben den Verbundsystemen gibt es weitere Träger der allgemeinen Drogenhilfe mit speziellen Angeboten für konsumierende Jugendliche. In Abb. 5.2 sind alle Akteure des Hilfesystems aufgeführt.

Fachstellen für Suchtprävention

Köln verfügt u.a. über 2 Fachstellen für Suchtprävention und eine kirchlich organisierte Suchtpräventionsstelle. Die Mitarbeiter sind pädagogisch und psychotherapeutisch ausgebildet und schulen Multiplikatoren aus Schulen, Betrieben und Jugendhilfeeinrichtungen (Jugendarbeit, allgemeiner und erzieherischer Dienst, Kindertagesstätten). Durch ihren Einsatz wird eine möglichst gezielte und frühe Intervention zur Verhinderung von Suchthaltungen bei Kindern und Jugendlichen angestrebt.

Fortbildungen. In mehrphasigen Fortbildungen werden Grundlagen der Suchtprävention vermittelt. Zielsetzungen sind hierbei:
- Auseinandersetzung mit der Suchtdynamik,
- Vermittlung rechtlicher Grundlagen,
- Erkennen von Risiko- und Schutzfaktoren,

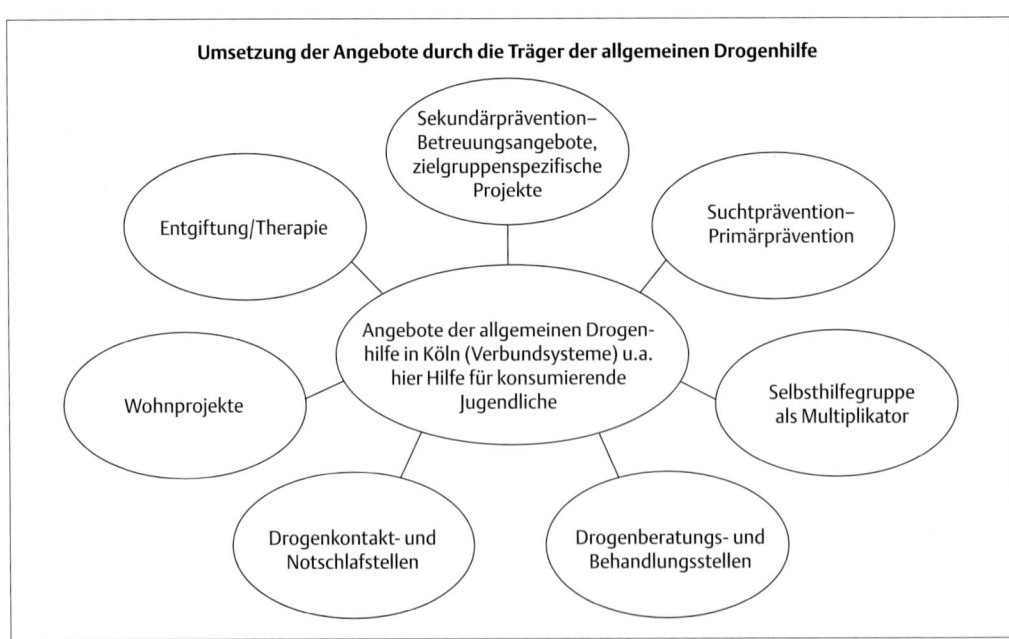

Abb. 5.2 Umsetzung der Angebote durch die Träger der allgemeinen Drogenhilfe.

- Entwickeln von Handlungs- und Präventionsstrategien, die auf das jeweilige persönliche Arbeitsfeld zugeschnitten sind,
- Reflektion der helfenden Beziehungen.

Schulungen. Darüber hinaus bieten die Fachstellen regelmäßig spezielle Schulungen an wie z.B. Zusammenarbeit mit suchtkranken Familien, Suchtprävention im Internet, Methoden der Suchtprävention (Theatercollagen) und Prävention von Essstörungen. Vertiefende Angebote sind Teamberatung und Projektbegleitung sowie die Unterstützung von regionalen, meist in Schulen angesiedelten Arbeitskreisen.

Öffentlichkeitsarbeit. Durch die Organisation von stadtweit angelegten Suchtwochen, spezieller Informationsveranstaltungen und die Erstellung gezielter Materialien zur Suchtprävention – z.B. Broschüren – wird Öffentlichkeit bzw. Fachöffentlichkeit hergestellt. Informationen und entsprechendes Material können von den Fachstellen direkt bezogen werden.

Kölner Selbsthilfegruppen als Multiplikator in Schule und Jugendarbeit

Besonders die Selbsthilfegruppen sind von hohem multiplikatorischem und präventivem Wert. Diese Gruppen setzen sich aus ehemals konsumierenden Menschen zusammen und teilen sehr authentisch wichtige Stationen ihrer eigenen Biografie mit den Stationen ihrer Suchtentwicklung mit. Sie werden regelmäßig für Projekttage und -wochen von Schulen und Einrichtungen der Jugendarbeit angefragt.

Kommissariat „Vorbeugung" der Kölner Polizei

Das Kommissariat „Vorbeugung" des Polizeipräsidiums Köln unterhält eine ständige Ausstellung explizit zur Suchtprävention. Diese enthält verschiedene Vitrinen, Plakate, eine Zitatsammlung und eine Themenwand „Werbung" mit einem integrierten Vortragsbereich für ca. 30 Personen. In diesen Räumen werden Informationsveranstaltungen, insbesondere zur Stoff- und Rechtskunde z.B. für Schulklassen, Eltern und andere interessierte Gruppen durchgeführt.

Stadtteilorientierte Suchtprävention

Die oben aufgeführten Projekte der Suchtprävention sowie die Präventionsarbeit der Polizei in Köln haben einen überwiegend primärpräventiven Charakter. Eine innovative Strategie der Suchtprävention ist die stadtteilorientierte Suchtprävention, die sich in Köln allmählich etabliert. An diesem Beispiel wird die Überschneidung zwischen Primärpävention auf der einen Seite (z.B. durch Suchtwochen) und Sekundärprävention auf der anderen (z.B. durch Netzwerkarbeit) deutlich.

Ein Stadtteil ist eine konkrete Lebenswelt, in der Benachteiligungen für die Betroffenen erlebbar werden. Gleichzeitig bietet gerade das direkte Wohnumfeld ein geeignetes Forum der Erreichbarkeit und Frühintervention. Projekte der Suchtprävention, Drogenberatungsangebote, Jugendhilfe und Schule im Wohnfeld reagieren als vernetztes Gremium speziell auf die Situation und Bedarfslage der Zielgruppen im jeweiligen Stadtteil. Durch Suchtwochen, Peer-group-Projekte und Informationsveranstaltungen werden kleinräumig Eltern, Lehrer und Pädagogen eingebunden. Die Möglichkeit, drogenkonsumierende Jugendliche früh zu erreichen und anzusprechen, erhöht sich mit diesen Methoden.

Probleme und Problemwahrnehmung zum Themenfeld Sucht

Für die Zielgruppe der drogenkonsumierenden Jugendlichen sowie für ihre Bezugspersonen und -gruppen gibt es verschiedene sekundärpräventiv ausgerichtete Hilfen. Die Schwierigkeit, diese Personengruppe zu erreichen, besteht darin, dass sie sich selbst nicht als suchtgefährdet oder abhängig einschätzt (Farke 2000).

Vordergründige Themen und Probleme in der Beratung sind:
- Beziehungsschwierigkeiten,
- Kontaktschwierigkeiten zu Gleichaltrigen,
- Antriebslosigkeit,
- Schulabbruch,
- Wohnungsprobleme,
- Essstörungen,
- psychische Auffälligkeiten,
- Gewalttätigkeit in der Familie.

Jugendliche im sekundärpräventiven Versorgungssystem

Zielgruppe. Mit den niederschwelligen Angeboten werden speziell Jugendliche und junge Erwachsene in besonderen Krisensituationen, Prostituierte und Stricher, jeweils mit und ohne Suchtproblem und -abhängigkeit angesprochen. Je nach Schwere der Sucht- und Drogenproblematik ist durch diese niederschwellige Hilfe ein Kontakt zu konsumierenden Jugendlichen überhaupt möglich. Meist sind sie aufgrund ihrer Beziehungsstörungen erst nach einer längeren Nutzung dieser Einrichtungen in der Lage, ein höherschwelliges Angebot (z.B. Case-Management, s.u.) anzunehmen.

Allgemeines Angebot. Hier können von der Zielgruppe die folgenden Hilfeangebote in Anspruch genommen werden:
- Krisenintervention,
- Kontakt- und Beratungsangebote,
- umfangreiche Betreuung,
- medizinische Grundversorgung,
- Spritzentausch,
- Kondomvergabe,
- allgemeine Information,
- Übernachtungsmöglichkeiten.

Angebot für Frauen. Speziell für weibliche Jugendliche und junge Frauen, deren Lebensmittelpunkt die Straße ist, die sich prostituieren und die Drogen konsumieren, wird ein Angebot (Cafe und umgebauter Bus) vorgehalten, das sich hauptsächlich als Schutz- und Schonraum versteht und zu dem Männer keinen Zutritt haben.

Case-Management. Mit der Methode des Case-Managements werden gemeinsam mit dem Jugendlichen mögliche, individuelle Alternativen und Perspektiven zur gegenwärtigen Lebenssituation erarbeitet. Der Case-Manager betreut ihn in seinem Lebensfeld über einen längeren Zeitraum, sodass der Aufbau einer persönlichen Beziehung und damit ein emotionales Nachreifen möglich ist. Er koordiniert die beteiligten Stellen im Rahmen der Hilfeplanung und bietet dem Jugendlichen damit eine klare Struktur und Orientierung. In Absprache mit dem fallführenden Bezirksamt (Amt für Kinder, Jugend und Familie im Bezirk) vermittelt er dem betroffenen Jugendlichen geeignete Hilfeangebote, wie beispielsweise Entgiftung und Therapie.

Gezielte Drogenberatung. Über die Betreuungsform des Case-Managements hinaus besteht die Möglichkeit, eine gezielte Drogenberatung in Anspruch zu nehmen. Der betroffene Jugendliche – bei Bedarf auch seine Angehörigen – erhalten hier Unterstützung in Krisensituationen, längerfristige Betreuung, mit Hilfe bei der Suche nach Ausstiegsmöglichkeiten und Vermittlung in eine stationäre Einrichtung zur Entgiftung und Entwöhnung. Weiterhin gehört zum Konzept der Beratungsstellen eine Rechtsberatung. Darüber hinaus werden inhaftierte Drogenabhängige beraten.

Stationäre Versorgung

In der Stadt Köln und in der näheren Umgebung gibt es Kliniken, die Menschen mit Suchtproblemen (missbräuchlich oder abhängig) aufnehmen, wobei die Hauptzielgruppe junge Erwachsene ab dem 18. Lebensjahr und älter ist. Die Hilfeangebote stehen jedoch im Einzelfall auch jugendlichen Menschen unter 18 Jahren mit Suchtproblemen und deren Angehörigen offen. Darüber hinaus besteht für drogenmissbrauchende und -abhängige Jugendliche aus dem Raum Köln die Möglichkeit, sich in den kinder- und jugendpsychiatrischen Einrichtungen in Hamm oder Viersen einer längeren Entwöhnungsbehandlung zu unterziehen.

Die Stadt Köln hat aktuell eine kommentierte Broschüre mit Angeboten aus dem Bereich der Suchtprävention/Sekundärprävention herausgegeben, in denen alle genannten Hilfen im kommunalem Raum aufgelistet sind (Stadt Köln 2002).

Arbeitskreise als Steuerungsinstrumente

Wie bereits erwähnt, gibt es 2 wichtige Gremien der Suchtprävention, die durch das Amt für Kinder, Jugend und Familie (Koordination für Suchtprävention) koordiniert werden.
- Zum einen der *Arbeitskreis Suchtprävention,* der sich aus Akteuren zusammensetzt, die hauptsächlich eine Primärprävention anbieten.
- Zum anderen haben sich die Teilnehmer des *Netzwerks Sekundärprävention* die Versorgung der drogenkonsumierenden Jugendlichen zur Hauptaufgabe gemacht. Dieser Arbeitskreis wurde u.a. in der Folge des Forschungsprojekts VERSO der Universität Bielefeld gegründet (s.a. Kap. 2.1). Die Akteure des Netzwerks Sekundärprävention loten die jeweils passenden Koope-

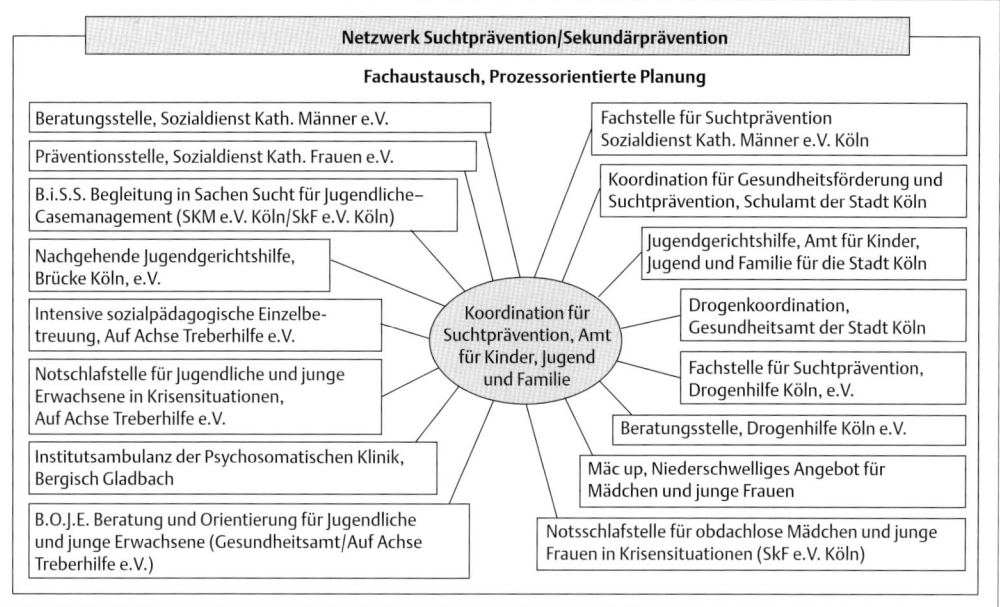

Abb. 5.3 Netzwerk Suchtprävention/Sekundärprävention

rationsformen untereinander aus, um möglichst differenzierte und vielfältige Angebote für gefährdete und abhängige Jugendliche bereitzustellen. Darüber hinaus sind die Weiterentwicklung der Vernetzung, prozessorientierte Fachdiskussion, Entwicklung von zielgruppenspezifischen Handlungsstrategien und Organisation von Fachtagungen, Broschüren, etc. wesentliche Arbeitsinhalte.

Verhältnis- und Verhaltensprävention am Beispiel einer Kampagne

Bis 1999 haben Jugendliche gerade die Karnevalstage als scheinbar rechts- und regelungsfreien Raum aufgefasst und in erheblichem Maße Alkohol konsumiert. Die Stadt Köln und hier insbesondere das Amt für Kinder, Jugend und Familie entwickelten 1999/2000 gemeinsam mit zahlreichen Ämtern, Institutionen und Einzelpersonen ein auf diese besondere Problematik bezogenes integratives Konzept. Es besteht aus 3 wesentlichen Elementen:
- Plakataktion „Keine Kurzen für Kurze",
- Alternativangebot „Jeck Dance",
- Informationsarbeit.

„Keine Kurzen für Kurze". Die Plakataktion „Keine Kurzen für Kurze" ist ein Beispiel für Verhältnisprävention. Diese Botschaft richtet sich ausdrücklich nicht an Jugendliche, sondern an den Einzelhandel, an Gaststätten und an die allgemeine Öffentlichkeit. Plakate hängen in der gesamten Stadt und in den Kölner Verkehrsbetrieben aus. Der gleichnamige Informationsflyer wird durch Polizei und Ordnungsbehörde im Vorfeld an Gaststätten und Kioske in der Innenstadt verteilt. Ziel ist es, den Missbrauch von Alkohol durch Jugendliche öffentlich zu problematisieren. Grundlage der Aktion ist das Jugendschutzgesetz, dass die Abgabe von alkoholischen Getränken an Jugendliche unter 16 Jahren verbietet und unter 18 Jahren mit Einschränkung gestattet. Bei Verstößen werden entsprechende Bußgelder verhängt. Die Sensibilisierung auf der einen Seite und ggf. Sanktionen auf der anderen Seite tragen hier längerfristig zu einer Veränderung von Haltungen bei.

„Jeck Dance". Verhältnis- und Verhaltensprävention greifen bei dieser Kampagne ineinander, indem zu der o.g. Plakataktion Jugendlichen gleichzeitig ein Alternativangebot gemacht wird. Speziell diese Zielgruppe wurde in den letzten 3 Jahren an Weiberfastnacht zu „Jeck Dance", einer Open-

Air-Disco, eingeladen. Die Veranstaltung fand auf einem der zentralen Plätze Kölns statt und zog mehr als 10.000 Jugendliche zum Feiern an. Das Bühnenprogramm gestalteten Jugendliche aus dem semiprofessionellen Bereich und bekannte Kölner Gruppen. Jugendliche konnten somit auf „ihrem Platz" und mit „ihrer Musik" Karneval feiern.

Informationsarbeit. Eine breit angelegte Informationsarbeit durch die Medien im Vorfeld sowie der Appell an Schulen und Jugendeinrichtungen, die Brauchtumspflege in den Vordergrund der Karnevalstage zu stellen, sind weitere Aspekte der Kampagne.

Insgesamt wurden diese Kampagnen von Fachkräften und Medien positiv bewertet. Polizei und Rettungsdienste verzeichneten seit Beginn der Aktion einen Rückgang des Alkoholmissbrauchs von Jugendlichen um ca. 50%.

Die Einbindung niedergelassener Ärzte

Information. Niedergelassene Ärzte haben in Köln folgende Möglichkeiten, sich zu informieren: die Fachstellen für Suchtprävention der allgemeinen Drogenhilfe sowie die Koordinationsstelle im Amt für Kinder, Jugend und Familie der Stadt Köln verfügen über verschiedene Broschüren wie Ratgeber und Arbeitshilfen zur Suchtprävention. Die Materialien richten sich an Erwachsene, Eltern und Jugendliche, sind kostenlos und werden auf Anforderung verschickt. Sie eignen sich daher besonders zur Auslage im Wartebereich der ärztlichen Praxis. Darüber hinaus besteht die Möglichkeit, in den Fachstellen über eine Infothek Fachliteratur einzusehen und auszuleihen. An dieser Stelle sei auch auf die vielfältigen Medien der Bundeszentrale für gesundheitliche Aufklärung in Köln, hingewiesen. Diese hat aktuell im Auftrag des Bundesministeriums für Gesundheit gemeinsam mit der Bundesärztekammer einen Beratungsleitfaden für die ärztliche Praxis „Kurzintervention bei Patienten mit Alkoholproblemen" herausgegeben.

Kooperation. In Köln gibt es neben den Gremien zur Suchtprävention die Psychosoziale Arbeitsgemeinschaft Sucht (PSAG), die sich allgemein mit dem Thema „Sucht" beschäftigt. Die Teilnahme an den Arbeitstreffen ist für niedergelassene Ärzte grundsätzlich möglich. Einen weiteren Ansatzpunkt der konkreten Zusammenarbeit bieten die Drogenberatungsstellen in den Stadtteilen. Der Fachaustausch und das Ausloten möglicher Kooperationsformen könnten hier im Mittelpunkt stehen.

Problemfeld Essstörungen. Eine weitere Problemgruppe im Rahmen von Sucht, die zunehmend größer wird, sind Mädchen und junge Frauen mit Essstörungen. Hier wären beispielsweise spezielle Angebote sowohl im Bereich der Behandlung als auch der Prävention durch niedergelassene Ärzte denkbar.

Ausblick

Die Hilfeangebote für potenziell suchtgefährdete und drogenkonsumierende Jugendliche in Köln sind vielfältig und tragen unterschiedlichen Zielgruppen Rechnung. Durch den Ausbau sekundärpräventiver Projekte wurden Möglichkeiten geschaffen, betroffene Jugendliche intensiv zu begleiten und ihnen den Ausstieg aus der Sucht zu erleichtern.

Als wirksamer innovativer Ansatz hat sich die stadtteilorientierte Suchtprävention bewährt und ist auch zukünftig bei der Bedarfsermittlung und Planung zu berücksichtigen. Die Schwierigkeiten mit Blick auf die Erreichbarkeit, Ansprache und Intervention von Jugendlichen sowie ein jugendgerechtes Hilfeangebot sind jedoch auch weiterhin zentrale Themen der allgemeinen Drogenhilfe in Köln.

Literatur

Bundesministerium für Frauen, Jugend, Familie und Gesundheit. Sucht- und Drogenbericht 2000. Berlin: Bundesministerium für Frauen, Jugend, Familie und Gesundheit; 2001.
Freitag M. Suchtprävention am Beispiel von Ecstasy und Partydrogen. In: Freitag M, Hurrelmann K, eds. Illegale Alltagsdrogen. Weinheim, München: Juventa; 1999: 81–117.
Hurrelmann K. Lebensphase Jugend. Weinheim – München: Juventa; 1995.
Hurrelmann K, Bründel H. Drogengebrauch – Drogenmissbrauch. Darmstadt: Wissenschaftliche Buchgesellschaft; 1997.
Schmidt B. Wie kommt es zum Konsum und Missbrauch von illegalen Substanzen? In: Freitag M, Hurrelmann K, eds. Illegale Alltagsdrogen. Weinheim, München: Juventa; 1999: 65–80.
Farke W. Ergebnisbericht des Forschungsprojektes Versorgungsbedarf bei früher Suchtgefährdung (Verso).

In: Stadt Köln, ed. Dokumentation der Fachtagung „Auf den Punkt gebracht". 2000;31–43.

Stadt Köln. Auf den Weg gebracht, Angebote für suchtgefährdete Jugendliche – Suchtprävention in Köln – Eine Broschüre für Fachkräfte aus Jugendhilfe, Schule und Suchthilfe. Köln: Stadt Köln; 2002.

Graß H, Renkawitz M, Staak M, Baars M, Hofmann M, Kalthoff H. Statistische Ergebnisse aus der anonymen Befragung von Schülerinnen und Schülern zum Thema „Ecstasy" in Köln. Referatesammlung zur Fachtagung „Ecstasy – Was steckt dahinter?" 2. September 1998; 2–9.

5.7 Das Internet in der Suchtprävention – Möglichkeiten und Modelle – Neue Drogen, neues Medium, neue Möglichkeiten?

Ralf Wischnewski

Einleitung

Neben einer kurzen Einführung in die Möglichkeit der internetgestützten Kommunikation (WWW, E-Mail, Chat) wird dieser Beitrag vor allem die Vorstellung unterschiedlicher innovativer und interaktiver Präventions- und Beratungsangebote, die bereits im Internet bestehen, in den Mittelpunkt stellen. Es werden Angebote vorgestellt, in denen sowohl Ärzte und konsumierende Jugendliche als auch Angehörige relevante Informationen zu drogen- und suchtspezifischen Fragen finden und/oder Beratung bzw. fachlichen Austausch über das Internet erhalten können. In einer kritischen Betrachtung werden anschließend die derzeit sichtbaren Grenzen der internetgestützten Suchtprävention mit konsumierenden Jugendlichen herausgearbeitet. Eine Linkliste gibt abschließend einen Überblick über bestehende Projekte.

Neue Zielgruppen, neue Herausforderungen

Der Anstieg des Konsums und der Konsumbereitschaft vor allem innerhalb der Techno- und Partyszene in den vergangenen 10 Jahren (BZgA 1997, 2001) stellte an die Suchtprävention der 90er Jahre eine große Herausforderung. Bis dato zielten deren Strategien verstärkt auf eine ursachenorientierte Primärprävention süchtigen Verhaltens, auf Ressourcenstärkung, Immunisierung und Förderung von Lebens- und Widerstandskompetenzen. So wurde diese in den vergangenen Jahren vor allem durch sekundärpräventive Ansätze (Vermittlung von Substanzwissen, Risikokompetenzförderung und Risikobegleitung) erweitert (Franzkowiak et al. 1999). Studien der BZgA (1995–1997) zeigten, dass die Drogenerfahrung unter Jugendlichen im Umfeld der Techno-Szene und Partykultur deutlich erhöht ist (BZgA 2001a).

Die Zielgruppe der „neuen Konsumenten" wurde zu Beginn vor allem durch verschiedene Selbstorganisationen erreicht. Inzwischen haben sich aber auch unterschiedliche Projekte des klassischen Drogenhilfesystems etabliert. Diese bieten über Flyer, Broschüren und zielgruppenspezifische Vor-Ort-Arbeit Information und Aufklärung dort an, wo der Drogenkonsum der Partyszene in der Regel stattfindet – im Club! Die meisten dieser Projekte binden Peer-Kompetenzen (von gleich zu gleich) in ihren Ansatz ein und versuchen, ihre präventiven Angebote über ausgebildete Szene-Multiplikatoren (teils auch konsumerfahrene Personen) oder aber über junge, von der Szene altersmäßig noch nicht so weit entfernte Sozialarbeiter und -pädagogen zu transportieren.

Weitere potenzielle Ansprechpartner zu Fragen rund um den Konsum, vor allem aber zu dessen körperlichen Aus- und Nebenwirkungen, sieht diese neue Konsumentengruppe aber auch in der Berufsgruppe der Ärzte (s.a. Kap. 2.2). Hier finden Jugendliche Ansprechpartner, die der ärztlichen Schweigepflicht unterliegen und sich dem Thema zumeist auf der Ebene der körperlichen Auswirkungen, nicht jedoch zwangsläufig auch auf Ebene der Verhaltensänderung annähern (s.a. Kap. 2.1).

Neben diesen personalkommunikativen Angeboten entstanden parallel erste Präventionsprojekte im Internet, die für die Zielgruppe der konsumierenden Jugendlichen entwickelt wurden. Allen voran waren es auch hier wieder die Selbstorganisationen, die in der Verbreitung ihrer Informationen über das Internet eine kostengünstige Möglichkeit sahen, gefolgt von Projekten professioneller Anbieter unterschiedlichster Ausprägung und Schwerpunktsetzung.

Streetwork auf dem Weg zu Cyberwork – vom Online-Flyer zur interaktiven Internet- und Beratungsplattform

Das Internet wird derzeit von allen Seiten als unverzichtbare Zukunftstechnologie mit fabelhaften Entwicklungsmöglichkeiten gepriesen. Telefon, Radio und Fernsehen erschufen neue Kommunikations- und Informationsmöglichkeiten. Das Internet als übergreifendes und integrierendes Medium setzt diese Entwicklung fort. Neben den altbekannten massenmedialen Informations- und Aufklärungsmedien hat vor allem auch die sekundärpräventive Suchtprävention die Möglichkeiten und Chancen entdeckt, die das Internet in der heutigen Zeit bietet. Innerhalb der letzten 3 Jahre sind viele – in ihren Ansätzen und technischen Möglichkeiten zum Teil recht unterschiedliche Internet-Projekte – entwickelt worden, die drogenkonsumierende Jugendliche ansprechen.

Die rasante Entwicklung der technischen Möglichkeiten wird die Sozialarbeit vor weitere Chancen und neue Herausforderungen stellen.

Verzahnung von persönlicher und Internet-Kommunikation. Suchtpräventive Projekte im Internet erheben nicht den Anspruch, Ersatz für traditionelle Kommunikations- und Beratungsformen zu sein. Sie sehen sich vielmehr als ergänzende Ansätze. Die internetgestützte Suchtprävention versteht sich also als ein „sowohl als auch" und nicht als ein „entweder – oder" zu personalkommunikativen Angeboten. Viele Träger, die in der Sekundärprävention aktiv sind, verfügen mittlerweile über Vor-Ort-Aktivitäten und eine mehr oder weniger stark ausgeprägte Internetplattform.

> So können Kontakte, die während einer Vor-Ort-Arbeit geschlossen wurden, über dass Internet fortgeführt werden oder aber ein im Internet begonnener Kontakt kann in einem persönlichen Gespräch in der Kontakt- und Beratungsstelle intensiviert werden.

Zielgruppe der Internet-Angebote. Sekundärpräventive Angebote im Internet wenden sich direkt an Jugendliche, die aktuell mit Drogen experimentieren, einen Drogenkonsum in Betracht ziehen oder mit Drogenkonsum bei Freunden konfrontiert sind. Sie sucht die Kommunikation und Interaktion mit diesen Jugendlichen.

Relevanz für Ärzte. Ärzte finden innerhalb dieser Internetprojekte vielfältige Informationen über gängige Drogen, aktuelle Drogenkonsummuster (z.B. beliebte Formen des Drogenmischkonsums, neue Konsumtrends etc.) und die Lebenswelt der Konsumentengruppe.

> Es bietet sich z.B. an, dass im Rahmen der ärztlichen Beratung auf diese Projekte hingewiesen wird und sie somit als zusätzliche Informationsquelle in die Beratung einbezogen werden.

Dienste und Angebote im Internet

Bei der Kommunikation in Computernetzen („computer-mediated communication", CMC) wird zwischen zeitversetzter und zeitgleicher Kommunikation unterschieden. Mit Ausnahme des Chats (s.u.) zählen alle derzeitigen Kommunikationsformen im Internet zur Gruppe der zeitversetzten Kommunikation.

■ Die Homepage

Funktionsweise. Das Internet („world wide web", WWW) besteht u.a. aus mehreren Millionen unterschiedlicher Internetseiten (Webseiten). Eine Webseite ist ein elektronisches Dokument, das durch Texte, Grafiken, Fotos, Animationen, Audio- und Videosequenzen etc. unterschiedlich gestaltbar ist. Eine Internetseite kann aus nur einer einzigen Seite bestehen. Die meisten Angebote im Netz bestehen aber aus vielen, untereinander verzweigten Seiten. Innerhalb einer Internetseite können Links (Verknüpfungen) zu anderen Internetseiten gesetzt werden, E-Mail-Funktionen, Chats und Foren können zusätzlich eingerichtet werden. Ebenso besteht die Möglichkeit, sich Bilder, Dokumente oder Programme auf den eigenen Rechner herunterzuladen („download").

Relevanz für die Prävention. Über eine Homepage stellt ein Anbieter aus dem Drogenhilfesystem Informationen jeder Art und Weise ins Internet. Ob, wann und wie intensiv sich der Kunde dieser Informationen bedient, liegt in dessen eigenem Ermessen.

■ Die E-Mail – der elektronische Brief

Funktionsweise. Aus der ARD/ZDF-Online-Studie 2001 (van Eimeren et al. 2001) geht deutlich hervor, dass der am häufigsten genutzte Dienst im Internet mit über 80% der Austausch von E-Mails war. Senden und Empfangen von elektronischer Post ist prinzipiell mit der herkömmlichen Briefpost zu vergleichen. E-Mails sind jedoch wesentlich schneller und kostengünstiger. Es gibt zudem die Möglichkeit, Bilder, Dateien, Grafiken, etc. an E-Mails anzuhängen. E-Mails können auch gleichzeitig an mehrere Adressaten versendet werden. Eine Kopie der E-Mail verbleibt in der Regel automatisch beim Absender.

Der Empfänger kann die E-Mail entweder mit neuem „elektronischen Briefpapier" beantworten oder aber innerhalb der erhaltenen Mail zurückschreiben. Im zweiten Fall wird die Antwort entweder unter oder über dem erhaltenen Text eingefügt, sodass der komplette Briefwechsel nachzuvollziehen ist. Eine Antwort kann aber auch direkt in beliebige Textstücke der erhaltenen E-Mail eingefügt werden – dies kann das Gefühl eines Gesprächs vermitteln.

Relevanz für die Prävention. E-Mails werden von drogenkonsumierenden Jugendlichen vor allem zur Nachfrage von Informationen, aber auch immer stärker als Möglichkeit einer Problembeschreibung oder Anfrage nach Hilfe bzw. Unterstützung genutzt. Viele Anbieter des Drogenhilfesystems bieten innerhalb ihres Internetangebots explizit eine E-Mail-Beratung an, die teils auch mit Ärzten besetzt ist.

▪ Die Mailingliste

Funktionsweise. Mailinglisten sind vergleichbar mit einem Rundschreiben oder einem Abonnement eines bestimmten Themengebiets. Interessenten melden sich bei themenspezifischen Mailinglisten mit Ihrer E-Mail-Adresse kostenlos an und erhalten dann kontinuierlich Neuigkeiten zu einem bestimmten Thema. Anbieter einer Mailingliste schreiben ihre Mail nur an eine bestimmte Adresse, die Mail wird dann automatisch an alle registrierten Abonnenten weiterverschickt.

Neben dieser Art der geschlossenen Mailinglisten (hier kann nur vom Anbieter/Moderator eine Mail an alle Mitglieder gesendet werden) gibt es auch offene Mailinglisten. Hier kann jeder registrierte Teilnehmer einer solchen Liste Mails an alle anderen verfassen bzw. geschriebene Mails der anderen Teilnehmer erhalten und ggf. beantworten. Diese Gruppen eignen sich vor allem zur Diskussion eines bestimmten Themengebiets.

Relevanz für die Prävention. Mailinglisten sind in der suchtpräventiven Arbeit im Internet sehr beliebt. Anbieter haben so die Möglichkeit, den Nutzern per Mausklick eine Mitteilung zu senden. Diese kann beispielsweise Änderungen wesentlicher Inhalte eines Angebots, neue Informationen oder Warnhinweise zu bestimmten Drogen betreffen. Selbstverständlich werden Mailinglisten auch dazu genutzt, neue Ergebnisse aus der medizinischen Forschung einfach und unkompliziert einer großen Gruppe zugänglich zu machen.

▪ Das Forum

Funktionsweise. Foren sind „schwarze Bretter", die auf einigen Internetseiten integriert sind. In Foren werden für jeden Internetnutzer öffentlich zugänglich verschiedene Themenbereiche diskutiert. Der komplette Diskussionsverlauf kann zu jedem Zeitpunkt eingesehen und erweitert werden. Jugendliche Drogenkonsumenten können in Foren mit anderen Jugendlichen z.B. über ihren Drogenkonsum, über dessen Für und Wider, über Probleme mit Eltern, über Veränderungswünsche im eigenen Konsumverhalten etc. diskutieren.

Relevanz für die Prävention. Foren haben verschiedene Vor- und Nachteile. In nicht moderierten Foren kursieren neben vielen interessanten und objektiven Informationen auch viele Falschmeldungen und Mythen über illegale Drogen. In diesen Foren treffen sich vor allem Jugendliche mit stark experimentierenden, aber auch riskanten Konsumformen und -mustern.

> Durch Fachkräfte moderierte Foren hingegen scheinen nach Beobachtungen im Netz sowie nach Angaben einiger Anbieter eher kontraproduktiv zu sein.

Diskussionsprozesse laufen hier eher zäh und werden von einer „unproblematisch" konsumierenden Gruppe geführt. Der „gefährlich" konsumierende Jugendliche setzt sich offensichtlich überwiegend in unmoderierten Foren mit seinem Drogenkonsum auseinander.

Der unbestrittene Vorteil dieser Foren besteht in der positiven Nutzung der Peer-to-Peer-Kompetenzen. Peer-Ansätze gehen davon aus, dass Jugendliche Botschaften, Tipps zur Verhaltensänderungen und die Bereitschaft zur Auseinandersetzung etc. von Gleichaltrigen bzw. anderen Jugendlichen mit gleichem Erfahrungsschatz besser annehmen als von Erwachsenen, die aus einer anderen Lebens- und Erfahrungswelt heraus agieren. Diesen Peer-Ansatz macht sich vor allem das Projekt www.kids-hotline.de zunutze, das später noch genauer vorgestellt wird.

Der Chat

Funktionsweise. Der Chat ist neben der technisch sehr aufwendigen Videokonferenz die momentan einzige ausgereifte Kommunikationsform im Internet, die einer zeitgleichen Kommunikation entspricht. „Gechattet" wird auf eigenen, für den Chat eingerichteten Chatseiten. Geschriebenes wird unmittelbar nach dem Absenden auf dem Monitor der anderen „Chatter" angezeigt. So entsteht ein auf Text basierender synchroner Dialog.

Relevanz für die Prävention. Chats gibt es zu verschiedenen Themen in unzähligen Varianten. Im Bereich der Sekundärprävention mit konsumierenden Jugendlichen bieten Chats die Möglichkeit, direkt mit einem Berater und anderen Chattern in ein Informations- und/oder Beratungsgespräch einzusteigen. Zumeist dienen solche Chats der niederschwelligen Kontaktaufnahme. Sie sind mit einem Kontaktcafé, wie es aus der Drogenarbeit bekannt ist, zu vergleichen. Gespräche im offenen Chat sind nach Beobachtungen eher als „oberflächlich" einzuschätzen. Einige Konsumenten nutzen den offenen Chat aber als Kontaktaufnahme zum Berater und gehen dann nach einigen Dialogen in einen geschlossenen, von anderen Chat-Teilnehmern nicht zu beobachtenden Chatraum (vergleichbar mit Beratungsräumen, die Kontaktcafés oft angegliedert sind). Hier hat der Hilfesuchende die Möglichkeit, mit dem Berater in ein intensiveres Beratungsgespräch einzusteigen. Je nach Bedarf und Nachfrage kann dieses Gespräch per E-Mail-Beratung, in einem weiteren „Eins-zu-eins"-Chat oder in einem persönlichen Besuch in einer Beratungsstelle fortgeführt werden.

Das Internetportal drugcom.de der BZgA bietet einmal wöchentlich einen mehrstündigen Chat mit ärztlicher Besetzung an. Denkbar wären zukünftig auch regelmäßig unter medizinischer Besetzung stattfindende Chat-Angebote zu Drogen und Sucht innerhalb großer medizinischer Internetportale.

Möglichkeiten und Vorteile der CMC in der Suchtprävention

- *Stetig steigende Zahl von Internetnutzern:* Aktuelle Umfragen, so z.B. die „@facts-monthly-Befragung" von Seven One Interactive von August 2001, bestätigen, dass etwa 70 % der 14-29-Jährigen in Deutschland das Internet nutzen (Tendenz steigend). Somit hat ca. 1/3 der deutschen Jugendlichen die Möglichkeit, sich mit für seine Gesundheit relevanten Daten auseinander zu setzen.
- *Geringe Zugangsschwellen bei hoher Transparenz:* Die Arbeit von Präventionsfachstellen und Suchtberatung wird durch deren Internetauftritte transparenter und rückt stärker in die Öffentlichkeit. Die Angebotsstrukturen sind rund um die Uhr zugänglich. Hilfesuchende können sich vorab ohne Zwang zur Interaktion über die Inhalte und Strukturen des Beratungsangebots informieren und einen virtuellen „Schnupperbesuch" machen.
- *Hoher Informationsgrad:* Wesentlicher Schwerpunkt aller im Netz vorhandenen Präventions- und Informationsprojekte ist die Vermittlung von (Drogen-)Wissen. Informationen über die Wirkungen, Nebenwirkungen und Gefahren von psychoaktiven (illegalen) Substanzen sowie Hinweise zur Schadensminimierung und Risikokompetenz gehören bei fast allen Projekten zum Standard.
- *Neuer massenmedialer Zugangsweg:* Bisherige Medien und Zugangswege (Radio, Presse, TV, Informationsbroschüren) haben im Umfang und vor allem im Inhalt Jugendliche noch nicht ausreichend angesprochen. Das Internet bietet hier die Möglichkeit, die bestehenden Informationsdefizite zu verringern.
- *Ortsunabhängiger Zugangsweg:* Die Informationen können auch von Konsumentengruppen genutzt werden, die nicht über die zielgruppenspezifische Vor-Ort-Arbeit in der Techno- und Partyszene erreicht werden. Mittlerweile gibt es auch einen großen Anteil Jugendlicher, die außerhalb dieser Szene illegale Drogen konsumieren. Für diese Zielgruppe kann über das Internet ein Zugang erschlossen werden.
- *Gute Evaluationsmöglichkeiten:* Durch spezielle technische Auswertungs- und Evaluationsmöglichkeiten, die im Internet gegeben sind, weiß der Anbieter, welche Seiten einer großen Nachfrage entsprechen und kann so sein Angebot ständig den Interessen der Nutzer angleichen.
- *Update (Aktualisierung) jederzeit möglich:* Inhalte können beliebig oft erweitert oder bei neuen Forschungsergebnissen ergänzt und auf den aktuellen Stand gebracht werden. Hier bietet das Internet gegenüber der klassischen Informationsbroschüre einen enormen Zeit- und Kostenvorteil.
- *Interaktive Angebote möglich:* Mittlerweile sind die technischen Voraussetzungen im Internet so weit vorangeschritten, dass interaktive Tests

angeboten werden können, über die sich Jugendliche mit dem eigenen Wissen und Konsumverhalten kritisch auseinander setzen können. Der frontalen Informationsvermittlung, die noch zu häufig Standard ist, wird auf diese Weise ein spielerischer und interaktiver Umgang mit Wissen und Reflektion entgegengesetzt. In Zukunft werden sich hier mit Sicherheit noch weitere interaktive Möglichkeiten eröffnen. So haben die Jugendlichen die Chance, sich mit dem Konsum von legalen und illegalen Drogen auseinander zu setzen, eine eigene Haltung zu diesen Fragen zu entwickeln, und dies möglichst ohne das Gefühl, bevormundet zu werden.

- *Möglichkeit der Mitgestaltung von Angeboten:* Jugendliche haben im Internet die Möglichkeit, über Foren, Gästebücher, Chats und E-Mails mit den Betreibern in Kontakt zu treten und so direkt oder indirekt Rückmeldungen zu geben und auf die Inhalte der Seiten einzuwirken. Einige Projekte haben die Partizipation von Jugendlichen und deren peer-group-spezifischen Kompetenzen fest in ihrem Konzept verankert. Sie schaffen so eine wichtige Voraussetzung für die Wirksamkeit ihrer Projekte bei der jeweiligen Zielgruppe (z.B. www.kids-hotline.de).
- *Neue Form des Erstkontakts:* Über eine Internetseite können nicht behandelte Themenkomplexe per E-Mail nachgefragt werden oder aber auch Anfragen gestellt werden, die Beratungscharakter haben. Jugendliche können per E-Mail „abchecken", wie der Berater auf eine bestimmte Anfrage reagiert und dann ohne Verpflichtung zur zwangsläufigen Interaktion überlegen, ob und wann sie den E-Mailkontakt fortführen möchten.
- *Anonyme Kurzinfo:* Beratungschats eröffnen Hilfe suchenden Konsumenten die Chance, sich mit einem Moderator/Berater und anderen im Chat befindenden Jugendlichen über ihre Problematik auszutauschen und zu beraten. Eine weitere Möglichkeit bietet ein separierter Einzelchat, in dem ein „Eins-zu-eins"-Beratungsgespräch zwischen Jugendlichem und Berater geführt werden kann.

Grenzen der internetgestützten Sekundärprävention

- *Bildungskluft im Netz:* Die Bildungskluft unter den Internetnutzern ist zwischen Juli 2000 und Januar 2001 ein wenig gesunken, hält sich aber weiterhin auf hohem Niveau. Kubicek (2001) weist auf eine Differenz bei der Internetnutzung zwischen höheren und niedrigen Bildungsschichten und sozial Benachteiligten hin. Sollte sich diese Kluft weiterhin bestätigen, so wird die sekundärpräventive Suchtprävention mit ihren Angeboten im Internet vor allem eine bildungsbürgerliche Schicht erreichen. Um eine Angleichung zu erreichen, sollten zukünftig Inhalte und Texte so formuliert werden, dass sie für alle Bildungsschichten leicht verständlich und informativ sind.
- *Hauptsächlich kurze Kontakte:* Erfahrungen in der E-Mail-Beratung haben gezeigt, dass ein Großteil der Mailkontakte einmalige Kontakte bleiben. Die Anfragenden scheinen sich in den meisten Fällen nicht unbedingt auf lange Dialoge einlassen zu wollen (Küchler 2001).
- *Zeitversetzte Kommunikation in Krisensituationen oft zu spät:* Kommunikation im Internet ist in der Regel zeitversetzt (Ausnahme ist der Chat). Anfragen, die möglicherweise in einer speziellen Krisensituation geschrieben wurden (z.B. depressive Verstimmung nach Abklingen der Drogenwirkung), werden zu einem Zeitpunkt beantwortet, zu dem es dem Hilfesuchenden evtl. schon wieder besser geht und er wenig Interesse hat, sich mit der Antwort auseinander zu setzen (Küchler 2001).
- *Internetberatung ist keine Therapie:* Schwerwiegende Problematiken lassen sich nur bedingt allein über das Internet lösen. Sie verlangen sowohl vom Berater als auch vom Hilfesuchenden ein hohes Maß an Disziplin. Der Kontakt zu weiterführenden Hilfesystemen kann jedoch über das Internet hergestellt werden. So bietet das Internet Hilfesuchenden mit ernsten Problemen eine erste Beratungs- und Kontaktmöglichkeit, die – wenn vom Betroffenen gewollt – durch andere Systeme weitergeführt werden kann. Die Internetberatung sollte hier ihre Grenzen anerkennen und sich als ein Baustein der motivierenden Kurzintervention verstehen (s.a. Kap. 5.3).
- *Problem Datenschutz:* Ein lückenloser Datenschutz im Internet kann seitens der Anbieter nicht garantiert werden. Selbst gute Verschlüs-

selungssysteme bieten keine absolute Sicherheit vor Hackern und/oder beobachtenden Behörden.
- *Fehlende Ressourcen und Kompetenzenbündelung:* Wie auch in anderen Bereichen der Internetbranche arbeiten in der Suchtprävention zu viele, in ihrer inhaltlichen Ausprägung ähnliche Anbieter parallel nebeneinander her, ohne unterschiedliche Kompetenzen sinnvoll zu bündeln oder sich zu vernetzen. Die Zukunft wird zeigen, ob Projekte auf Dauer nebeneinander bestehen können oder ob es eine stärkere Vernetzung der bestehenden Ressourcen zu großen Internetportalen geben wird.

Internetprojekte in Deutschland

Eine Analyse der in Deutschland bestehenden Internetprojekte im Rahmen der Recherche zu diesem Artikel hat ergeben, dass sich verschiedene Internetprojekte in Navigation und Design recht deutlich unterscheiden. Hier machen sich vor allem die finanziellen Rahmenbedingungen bemerkbar. So gibt es Seiten, die von den meist pädagogisch ausgebildeten Mitarbeitern der Projekte selbst entwickelt, gestaltet und gepflegt werden. Andere Anbieter haben die finanziellen Ressourcen, sich ihre Seiten von Design- und Internetagenturen mit erheblichem finanziellen Aufwand sehr professionell und technisch überaus hochwertig gestalten und stetig weiterentwickeln zu lassen.

Inhalt. Inhaltlich unterscheiden sich die Angebote vor allem durch die Quantität der Informationen und die Differenzierung des Angebotsspektrums. Außerdem unterscheiden sich die Projekte darin, ob sie nur Informationen ins Netz stellen oder auch eine adäquate und verlässliche Möglichkeit der Rückfrage und Beratung bieten.

Aktualität. Die personelle Ausstattung ermöglicht nicht allen Anbietern, die Webseiten immer auf dem aktuellsten Stand zu halten und eingehende Anfragen schnell und umfassend zu bearbeiten. Es gibt immer wieder Fälle, in denen Internetprojekte mit viel Aufwand gestartet wurden, aber aufgrund fehlender personeller Ressourcen bei der Pflege und Weiterentwicklung mitunter zu „Datenfriedhöfen" verkommen sind.

Objektivität. Alle Projekte bemühen sich um eine möglichst sachliche Informationsvermittlung zu Wirkung, Nebenwirkung und Gefahren von illegalen Drogen. Einige verzichten jedoch auf Hinweise zu risikoärmeren Konsumformen, so genannten Safer-Use-Hinweisen.

Interaktion. Angebote der individuellen Entscheidungs- und Risikoabschätzung, die sowohl drogenbezogene als auch personenbezogene Risikoaspekte integrieren, scheinen noch ausbaufähig zu sein (vgl. Gantner u. Pilgrim 2001). Hierzu zählen vor allem interaktive Möglichkeiten zur Reflektion des eigenen Konsum- und Risikoverhaltens durch Tests in den Bereichen Persönlichkeit, eigenes Konsumverhalten, eigene Risikobereitschaft, persönliche Stärken und Schwächen und Risikofaktoren hinsichtlich einer Suchtgefährdung.

Rückmeldungen von Konsumenten auf den vom Therapieladen in Berlin entwickelten interaktiven Kiffertest, der von mehreren Internetprojekten übernommen werden durfte, sind sehr positiv. Der Kiffertest wird von Konsumenten gerne als Einstiegsmöglichkeit in eine Auseinandersetzung mit dem eigenen Konsumverhalten und Konsummuster genutzt.

> Derartige Tests können in der ärztlichen Praxis gut als Gesprächseinstieg genutzt werden. Es bietet sich an, Internetseiten mit interaktiven Tests an jugendliche Drogenkonsumenten weiterzuempfehlen und darauf bei einem Folgetermin im Sinne der motivierenden Kurzintervention einzugehen.

Projektbeispiele

Die im Folgenden vorgestellten Projekte sind eine Auswahl aus einem breit gefächerten Angebot. Als Selektionskriterium wurde berücksichtigt, ob neben den im Netz einzusehenden Daten noch zusätzliche Informationen zur Verfügung gestellt wurden.

Es werden Projekte vorgestellt, deren Weiterbestehen (Pflege, Weiterentwicklung, Kontinuität, zeitnahe Bearbeitung von Anfragen) für die kommenden Jahre gesichert zu sein scheint und deren Mitarbeiter in einem professionellen Arbeitsverhältnis stehen.

Weiterhin sollen sich die Projekte in ihrem Angebotsspektrum unterscheiden, sodass ein möglichst großer Überblick gegeben werden kann.

Es wird je ein Projekt beschrieben, das
- den Schwerpunkt auf Informationsvermittlung und E-Mail-Beratung unter Berücksichtigung eines regionalspezifischen Ansatzes legt (www.partypack.de),
- sein Angebot bundesweit ausrichtet, über ein umfangreiches Chat- und Beratungsangebot verfügt und darüber hinaus auf eine klassische, zum Teil auch interaktive Informationsvermittlung nicht verzichtet (www.drugcom.de),
- neben der reinen Informationsvermittlung hauptsächlich versucht, interaktiv individuelle Entscheidungs- und Risikosituationen zu thematisieren, die sowohl drogenbezogene als auch personenbezogene Risikoaspekte einschließen (www.Drogen-und-Du.de),
- ausschließlich über Foren und integrierte E-Mail Beratung arbeitet und dabei sehr stark auf Peer-Kompetenzen setzt (www.kids-hotline.de),
- seinen Schwerpunkt medizinisch ausrichtet (www.uni-bonn.de/giftzentrale, www.uke.uni-hamburg.de/drogenambulanz).

www.partypack.de – Die Partydrogen-Info-Seite der Drogenhilfe Köln e.V.

Zielgruppe. Die Drogenhilfe Köln e.V. ist seit September 2000 mit der Internetseite www.partypack.de online. Das Angebot richtet sich vor allem an Jugendliche aus der Techno- und Partyszene. Die angesprochene Zielgruppe differenziert sich in Nichtkonsumenten, Drogenexperimentierer, Gelegenheitskonsumenten und Dauer-/Risikokonsumenten. Das Angebot ist auch für Multiplikatoren aus dem Drogenhilfebereich, Lehrer, Sozialarbeiter, Ärzte, Eltern, Bezugspersonen und Angehörige (Freunde, Lebenspartner, Verwandte) gedacht, die mit dem Drogenkonsum von Kindern, Jugendlichen und jungen Erwachsenen konfrontiert sind.

Ziele. Die Präventions- und Hilfsangebote im Kontext des Internet-Projekts www.partypack.de haben im Wesentlichen folgende Zielsetzungen:
- Verhinderung von Gesundheitsgefährdungen und -schäden („harm reduction"),
- Förderung des Risikobewusstseins und der Eigenverantwortung,
- Hinauszögern des Erstkonsums,
- Reflektion des eigenen Konsumverhaltens, Reduzierung und Einstellung des Konsums,
- Förderung und Entwicklung von Alternativen zum Konsum,
- Förderung der kommunikativen und inhaltlichen Kompetenzen und des Erfahrungsaustauschs,
- Kontaktaufnahme mit sowie Anbindung an das Drogenhilfesystem,
- Verbesserung der Zusammenarbeit mit den Partyveranstaltern,
- Einflussnahme auf die strukturellen Bedingungen bei Techno-Veranstaltungen.

Inhalte. Diese Ziele werden über einen umfangreichen Informations- und Beratungsteil („to be informed") einerseits und den service- bzw. szenespezifischen Teil („to be part of it") andererseits erreicht.
- „To be informed" – Pädagogisierung von Pop- bzw. Jugendkultur (vgl. Terhag 1996): Der Informations- und Beratungsteil ist sozusagen der „Pflichtteil" des Angebots. Er enthält u.a. zielgruppenspezifische Informationen über Partydrogen, deren Risiken, Nebenwirkungen und Gefahren, Safer-Use-Informationen, Erste-Hilfe-Hinweise zu drogenspezifischen Notfallsituationen, schnelle und zuverlässige E-Mail-Beratung, einen Kiffertest, ein Adressverzeichnis zur Vermittlung an Hilfs- und Beratungsstellen, eine Linkliste zu Online-Drogenberatungs-Chats, Hinweise zu strafrechtlichen Konsequenzen im Zusammenhang mit illegalen Drogen, Warnhinweise auf besonders gefährliche bzw. besonders verunreinigte Drogen, die auf dem Schwarzmarkt gehandelt werden, eine Literaturliste, einen Multiplikatorenbereich mit Infos zu suchtpräventiven Fortbildungsveranstaltungen, eine Adressenliste etc.
- „To be part of it" – Popularisierung von Pädagogik (vgl. Terhag 1996): Die „Kür" besteht aus Serviceangeboten, die nicht direkt mit dem Themengebiet Drogen zu tun haben, aber trotzdem das Interesse der Besucher wecken: tagesaktueller Partykalender, Szene-News mit aktuellen Hinweisen und Tipps für die Szene (neue Clubs, Plattenkritiken etc.), Möglichkeit für Veranstalter wie auch für Partygäste, Bilder und Videos von Partys abzubilden sowie Lob und Kritik zu Veranstaltungen einzusenden. Nachwuchsproduzenten/Musiker können ihre selbstproduzierten Tracks auf www.partypack.de als MP3-Format zum Download bereitstellen und bewerben.

Statistik. www.partypack.de versteht sich hauptsächlich als regionalspezifisches Projekt für den Großraum Köln. Es wird aber aufgrund der weltweiten Verfügbarkeit über Suchmaschinen und Verlinkungen im Internet auch verstärkt bundesweit genutzt.

Die Seite wird im Monat durchschnittlich von über 5000 Personen besucht. Das entspricht einem Jahresdurchschnitt von über 60.000 Zugriffen (Tab. 5.8 u. 5.9).

■ www.drugcom.de – Check yourself – Ein Projekt der BZgA

Zielgruppe. Die Bundeszentrale für gesundheitliche Aufklärung (BZgA) hat pünktlich zur 13. Love Parade im Juli 2001 das Internetangebot www.drugcom.de freigeschaltet. Zielgruppen sind hier Jugendliche und junge Erwachsene von 15–25 Jahren. Das Angebot richtet sich an Jugendliche, die sich über Suchtmittel und die damit verbundenen Fragen informieren möchten, die beabsichtigen Drogen zu konsumieren oder bereits mit Drogen experimentieren (vgl. BZgA 2001b).

Ziele. „Ziel des Projekts ist es, die Kommunikation über das Thema „Sucht und Drogen" anzuregen und eine kritische Reflektion über eigene Einstellungen und Verhaltensweisen zu fördern. Mit dem Internetprojekt drugcom.de soll für Jugendliche ein Forum geschaffen werden, in dem Jugendliche nicht nur die Möglichkeit haben, Fragen zu stellen und Antworten zu bekommen, sondern wo sie sich selbst und ihre Sichtweisen zum Themenkomplex „Sucht und Drogen" artikulieren und miteinander in einen Diskurs treten können" (BZgA 2001b).

Inhalte. Das Internetangebot besteht aus 4 Hauptbereichen, die zusammen eine jugendgerechte Mischung aus Information, Wissensvermittlung und Unterhaltung darstellen soll:

- *DrugInfo* animiert Jugendliche auf spielerische und interaktive Weise dazu, sich mit dem Thema „Drogen" und dem eigenen Konsumverhalten auseinander zu setzen. Dabei kann das eigene Wissen anhand verschiedener Multiple-Choice-Tests überprüft werden. Wichtige suchtpräventive Botschaften werden fachlich kompetent und ansprechend über die Testauswertung sowie ein ergänzendes Lexikon (DrugLex) vermittelt.
- *DrugTalk* bietet die Möglichkeit zum Chatten über die Themen Sucht und Drogen, aber auch über alles andere, was Jugendliche interessiert. Wer nicht chatten will oder in der persönlichen „Beratungsecke" gerade keinen Platz findet, kann seine Fragen auch per E-Mail schicken und bekommt in kurzer Zeit eine Antwort.

Tabelle 5.8 E-Mail-Anfragen nach Zielgruppen (09/00–08/01) (Wischnewski 2001, sowie bisher unveröffentlichte Statistiken von www.partypack.de der Drogenhilfe Köln e.V.)

Konsumenten	Multiplikatoren	Eltern, Freunde, Angehörige
53%	28%	19%

Tabelle 5.9 E-Mail-Anfragen nach Themengebieten (09/00–08/01) (Wischnewski 2001, sowie bisher unveröffentlichte Statistiken von www.partypack.de der Drogenhilfe Köln e.V.)
Die Fragen mit medizinischen Inhalt betreffen zumeist mögliche Wechselwirkungen von Drogen und Medikamenten, Drogenkonsum bei vorhandenen Erkrankungen (z.B. Asthma, Herz-Kreislauf-Erkrankungen, Epilepsie etc.), Schädigungen oder Beeinträchtigungen des Gehirns etc.

	Konsumenten	Multiplikatoren	Eltern, Freunde, Angehörige
Beratung/Hilfe	27%	19%	56%
Informationen über Drogen	25%	73%	20%
Medizinische Informationen	22%	8%	24%
Strafrecht	26%	–	–

Der Chat ist 5mal die Woche (Montag bis Freitag) 4 Stunden geöffnet. Ein Chatberater steht für die Moderation des Chats bereit, ein weiterer Mitarbeiter steht in diesen 4 Stunden für eine „Eins-zu-eins"-Chatberatung zur Verfügung.
- *DrugWorks* bietet eine Plattform für die Veröffentlichung von Projekten zur Suchtprävention, die als Anregung für neue Aktivitäten und Ideen stehen können. Auch Multiplikatoren für die Suchtprävention werden hier praxisnahe Beispiele finden können, wie Jugendliche sich mit dem Thema kreativ auseinander setzen.
- *Freestyle* soll einer Fülle von Angeboten aus jugendnahen Bereichen wie Musik- und Clubszene, Kino, Trendsport oder Mode ein Forum bieten. Denn ein wichtiger Aspekt erfolgreicher Suchtprävention ist es, immer auch positive Alternativen zum Suchtmittelkonsum aufzuzeigen und darzustellen, dass Spaß keineswegs an Drogen gebunden sein muss (BZgA 2001a, 2001b).

Statistik. Innerhalb der ersten 50 Tage (neuere Daten stehen leider nicht zur Verfügung) verzeichnete drugcom.de ca. 380 Zugriffe am Tag.

Eine Auswertung der auf drugcom.de ausgefüllten Wissenstests, bei denen die Nutzer gebeten werden, statistische Daten anzugeben, hatte folgende Ergebnisse: Über 2/3 der Nutzer waren männlichen Geschlechts. Das Durchschnittsalter betrug 23,4 Jahre, wobei die Altersgruppe der 16- bis 18-Jährigen mit 24% am häufigsten vertreten war. Die Angaben zum aktuellen Drogenkonsum zeigte folgende Rangliste: Alkohol (73%), Cannabis (67%), Nikotin (59%), Ecstasy (47%) (Delphi 2001).

■ www.Drogen-und-Du.de – Ein Projekt des Therapieladen e.V. Berlin

Das inhaltliche Konzept des Internetprojekts www.Drogen-und-Du.de wurde bereits zu einigen Teilen im Therapieladen als Broschüren erarbeitet. Während die Broschüre „Cannabis denn Sünde sein" des Therapieladens bereits seit 1998 mit großem Erfolg im Umlauf ist, wurde die Broschüre „Drogen und Du" innerhalb eines EU-Projekts konzeptioniert und produziert. Die Broschüre ist seit Januar 2001 auf dem Markt. Die Internetseite wurde auf Basis der vorhandenen Broschüren entwickelt und 2001 online geschaltet.

Zielgruppe. Ziel und Aufgabe des EU-Projekts ist die Entwicklung eines Präventionskonzepts für jugendliche Partydrogenkonsumenten. Das Präventionskonzept soll in erster Linie eine Informations- und Kommunikationsplattform für jugendliche Drogenkonsumenten bilden.

Ziele. Die Ziele des Angebots sind:
- das Angebot von sachlichen Informationen über psychoaktive Substanzen,
- die Anregung zur Reflektion über Motive und Entscheidungen „für und wider" den Gebrauch psychoaktiver Substanzen,
- die Sensibilisierung für riskante Konsummuster,
- die Verbesserung der Selbsteinschätzung und Selbstreflektion bezüglich eigener Konsumgewohnheiten und Motive des Konsums,
- die Sensibilisierung für persönliche Risikofaktoren in Bezug auf Missbrauch und Suchtentwicklung,
- weiteres Ziel des Therapieladens ist es, die bestehenden Internetangebote im Bereich personenbezogener Entscheidungs- und Risikosituationen zu ergänzen und zu vertiefen.

Das Wesentliche und Neue am Internetkonzept des Therapieladens ist die Verbindung von drogenbezogenen und personenbezogenen Risikoaspekten. Der Ansatz versucht deshalb, jugendliche Konsumenten mithilfe von interaktiven Angeboten mittels Tests direkt und persönlich anzusprechen. Auf der Basis der vorhandenen Tests wurde für das Internetprojekt die Idee eines „check-rooms" kreiert. In diesem Bereich sollen die Nutzer sich selbst auf 3 verschiedenen Ebenen testen können:
- Drogenquiz: Fragen zum Kenntnisstand über psychoaktive Substanzen, ihre Wirkungen und Folgen.
- Konsumcheck: Fragen zum Wissen und zur eigenen Einschätzung von riskanten und weniger riskanten Konsummustern.
- „Personality check": Fragen zur Einschätzung der persönliche Stärken und Schwächen und somit der Gefährdungsmerkmale hinsichtlich der eigenen Suchtentwicklung.

Diese 3 Ebenen stehen für die 3 wichtigsten Aspekte des persönlichen Risikomanagements im Umgang mit psychoaktiven Substanzen. Für alle Tests stehen verschiedene Auswertungen zur Verfügung, die als Anregung zur Selbsteinschätzung und Selbstreflektion konzipiert sind. Die Tests haben keinen Anspruch auf wissenschaftliche Validität, sondern dienen ausschließlich der Selbstevaluation sowie der Anregung von personalkommunikativen Prozessen (Gantner u. Pilgrim 2001).

Leider kann der Therapieladen bei dieser Vielzahl interaktiver Selbsttests für drogenkonsumierende Jugendliche und Erwachsene ein Thematisieren der gewonnenen Erkenntnisse über eine eigene E-Mail-Beratung personell nicht anbieten.

■ kids-hotline.de

Entstanden ist dieses Angebot an der KSFH München, Abteilung Benediktbeuern – Sozialpädagogik. Getragen wird das Projekt von einem 20-köpfigen Fachteam aus Pädagogen, Theologen, Medizinern und Juristen und vielen zusätzlichen ehrenamtlichen, jugendlichen Peer-Beratern.

Zielgruppe. Kids-hotline ist ein Projekt zur Beratung und Information junger Menschen im Internet. Das Angebot versteht sich als ein bundesweites Portal, kann aber durch die Einbindung der aus den einzelnen Regionen mitarbeitenden Einrichtungen auf spezielle, regionalspezifische Bedürfnisse, Hilfesysteme etc. eingehen (kids-hotline 2001).

Ziele. Kids-hotline versteht sich als Beratungsforum für alle jugendrelevanten Themen und Problemgebiete. So ist das Forum zum Thema „Drogen und Sucht" nur ein „Standbein" des Projekts. Im diesem Forum finden sich auch viele Beiträge zu stoffungebundenen Süchten (Essstörungen, Autoaggressionen, Spielsucht etc.). In den anderen Foren geht es z.B. um Pubertät, Homosexualität, Partnerschaft, Gewalt, Polizei und Gericht, Behinderungen, die Eltern oder die Geschwister, Leben und Sinn, Schulprobleme, Bettnässen und Inkontinenz oder das Schulzeugnis. In den einzelnen Foren bietet kids-hotline Gesprächsmöglichkeiten über all das, was Jugendliche bewegt. Die Foren werden dezentral von einem Team von Mitarbeitern betreut, die in ihrer täglichen Arbeit selbst mit Jugendlichen arbeiten.

Foren. In den Foren ist jede ernst gemeinte Frage erlaubt. Nicht erwünscht sind rechtsradikale Schmierereien, Beschimpfungen oder Ähnliches. Um „Schmierfinken" das Handwerk zu erschweren, hat kids-hotline manche Foren durch eine Registrierungsfunktion geschützt. Daten und Namen, die dadurch erhalten werden, unterliegen dem Datenschutz und werden vom Betreiber nicht weitergegeben.

Antworten auf Fragen werden durch das Berater-Team – aber auch durch alle Nutzer, die sich zu einem Beitrag äußern möchten – gegeben. In den Foren kann jeder seine Gedanken zu einem Beitrag hinzufügen. Aufgrund dieser Vorgehensweise werden die Peer-Kompetenzen der Jugendlichen genutzt. Die Berater halten sich mitunter bewusst im Hintergrund, beobachten den Forumprozess der Jugendlichen und schalten sich gelegentlich ein, um den Beratungsprozess am Laufen zu halten, fachlich sinnvollen Input zu geben oder eindeutige Falschaussagen und Mythen zu revidieren.

E-Mail-Beratung. Darüber hinaus stehen die Mitarbeiter von kids-hotline den Jugendlichen als E-Mail-Berater zur Verfügung. Themen, die im Forum nicht ausreichend behandelt werden können, die für alle Forenbesucher zu stark ins Detail gehen oder von den Jugendlichen erst gar nicht ins Forum eingebracht werden möchten, werden von den Mitarbeitern per E-Mail beantwortet.

Besonderheiten. Das besondere an diesem Angebot im virtuellen Drogenhilfesystem ist die dezentrale Herangehensweise, die das Medium Internet dank spezieller Programme bietet. Das Internetangebot wurde von 2 Studenten gegründet, die mit unterschiedlichsten Professionen, wie Sozialarbeitern, Theologen, Medizinern und Juristen sowie weiteren ehrenamtlichen Peer-Beratern zusammenarbeiten und miteinander vernetzt sind. Diese bisher einzigartige Vernetzung innerhalb eines Internetportals im virtuellen Drogenhilfesystem scheint ein zukunftsträchtiger und ausbaufähiger Ansatz zu sein. Die wesentlichen Vorteile dieses Konzepts liegen in
- einer multidisziplinären Aufgabenverteilung und
- der zentralen Koordination des Arbeitsaufwands, der aber dezentral von Beratern in unterschiedlichen Einrichtungen getragen wird.

■ Medizinisch ausgerichtete Internetprojekte für konsumierende Jugendliche

Internetprojekte für drogenkonsumierende Jugendliche, die ein Angebot speziell unter dem Schwerpunkt medizinischer Fragestellungen anbieten, sind derzeit im Internet noch eine Seltenheit.

Drogenambulanz des Universitätskrankenhauses in Hamburg-Eppendorf. Das einzige bekannte Internetprojekt für besagte Zielgruppe mit medizinischem Schwerpunkt bietet die Drogenambulanz des Universitätskrankenhauses in Hamburg-Eppendorf unter Leitung von Prof. Thomasius an. Unter der Adresse www.uke.uni-hamburg.de/drogenambulanz erhalten Jugendliche, aber auch Mitarbeiter aus dem Drogenhilfesystem per E-Mail schnelle und medizinisch präzise Antworten auf ihre Fragen.

Giftzentrale der Universität Bonn. Ein weiteres medizinisches Angebot betreibt die Giftzentrale der Universität Bonn (www.uni-bonn.de/giftzentrale). Innerhalb des Angebots gibt es Informationen zu Wirkungen der gängigen Partydrogen. Die Giftzentrale ist sowohl telefonisch (0221 19240 Notruf) als auch per E-Mail (gizbn@mailer.uniklinik-bonn.de) 24 Stunden am Tag direkt erreichbar. Hauptaufgabe der Giftzentrale ist es (laut Auskunft der Giftzentrale Bonn), bei akuten und chronischen Vergiftungen hinsichtlich der nötigen Behandlungsmaßnahmen zu beraten sowie die Prävention von Vergiftungen durch Telefon- und E-Mail-Anfragen.

Weitere Projekte. Auf eine Unterstützung durch Ärzte innerhalb des Beratungsteams können folgende Projekte zurückgreifen (aufgrund geringer Stundenzahl in der Beschäftigung zum Teil nur bedingt):
- www.drogenberatung-jj.de
- www.drugcom.de
- www.step-hannover.de
- www.xtc.mesh.de

Ausblick

Stellenwert der internetgestützten Prävention. Die Erfahrungen der unterschiedlichen Projekte im Bereich der Online-Beratung sind positiv. Das Medium E-Mail, der offene Chat, der geschlossene Beratungs-Chat und moderierte Foren scheinen für viele Jugendliche eine adäquate, niederschwellige Möglichkeit zu sein, in einen ersten und teilweise auch weiterführenden Beratungskontakt einzusteigen. Jedoch verstärkt sich auch der Eindruck, dass in der Regel tiefgründige Probleme besser im „Face-to-Face"-Beratungskontakt bearbeitet werden können. Virtuelle Sekundärprävention ist somit als ein Baustein eines Gesamtkonzepts anzusehen und keinesfalls ein Konkurrenzprodukt zu aufsuchender Arbeit und Beratungsstellen.

Allgemeine Vorteile. Das Angebot wächst ständig. Die Besucherzahlen und E-Mail-Anfragen deuten darauf hin, dass diese Art der Informationsvermittlung mit vielen Vorzügen die klassische Broschüre sinnvoll ergänzt:
- höhere Informationsaktualität durch die Möglichkeit, neue Daten stetig, schnell, einfach und kostengünstig ins Internet setzen zu können,
- Daten sind orts- und zeitunabhängig vom Nutzer abrufbar.

Vorteile aus ärztlicher Sicht. Für Ärzte bieten suchtpräventive Internetprojekte unterschiedliche Vorteile. Zum einen können sie sich selbst differenziert über Wirkungsweisen, Nebenwirkungen, Gefahren und Konsumtrends informieren, zum anderen können sie die Angebote an Jugendliche und junge Erwachsene weiterempfehlen, diese Seiten als Broschürenersatz nutzen, im Rahmen einer motivierenden Gesprächsführung auf diese Angebote verweisen und evtl. Rückmeldungen später erneut thematisieren.

Künftige Entwicklung. Durch neue Programmiertechniken ist es mittlerweile auch möglich, Informationsvermittlung im Internet interaktiver und somit auch jugendgerechter zu gestalten. Online-Tests und Fragebögen mit direkter Auswertung sind hier mit Sicherheit nur der Anfang. Die rasante, technische Entwicklung im Internetbereich lässt vermuten, dass sich die Angebotsstrukturen aufgrund technischer Weiterentwicklungen in der nahen Zukunft rasant verändern werden. Denkbar sind z.B. Online-Beratungsprozesse per Videokonferenz.

Kooperation und Koordination. Kritisch zu betrachten ist jedoch die noch mangelnde Vernetzung unterschiedlicher Projekte, die mit gleicher oder ähnlicher Zielsetzung arbeiten. Es gibt hierfür mehrere Gründe: Die meisten Online-Projekte sind noch nicht lange aktiv. Innerhalb der sozialen Arbeit mit ihren regionalen Finanziers ist es zudem recht schwierig ein länderübergreifendes Portal zu initiieren, finanzieren und dauerhaft zu installieren.

Das Beispiel von kids-hotline macht deutlich, welche Möglichkeiten und Synergieeffekte in einer Kooperation verschiedener Anbieter an unterschiedlichen Orten innerhalb eines Beratungsportals liegen. Dieser Trend ist in der freien (Internet-) Wirtschaft schon länger zu beobachten. Eine Übernahme weiterer Portalangebote in die soziale Arbeit wäre wünschenswert. Die Vielfalt der zur Zeit am Markt existierenden Patchwork-Angebote wird weiterhin bestehen und ein sinnvolles Nischendasein führen, aber gegenüber großen Informations- und Beratungsportalen an Bedeutung verlieren (Poseck et al. 2001).

Anhang

Die Linkliste erhebt keinerlei Anspruch auf Vollständigkeit. Es handelt sich um eine Auswahl bestehender Projekte. Vermutlich werden bis zur Veröffentlichung dieses Buches weitere Angebote innerhalb des Internets entstanden sein. Für die Inhalte der angegebenen Webseiten liegt die Verantwortung bei den jeweiligen Anbietern.

Internetseiten des professionellen Drogenhilfesystems

Tabelle 5.10 Linkliste bestehender Internetprojekte aus dem professionellen Drogenhilfesystem

Projekt	Drogeninformation	E-Mail Beratung[1]	Interaktive Tests	Chat	Moderiertes Forum
www.boa-berlin.de	x	x		x	
www.chillout-pdm.de	x				
www.drogenberatung-jj.de	x	x		x	
www.drogen-und-du.de	x		x		
www.drogerie-projekt.de	x				
www.drugcom.de	x	x	x	x	
www.drugscouts.de	x	x	x		
www.ecstasy-project.de	x	x			
www.enter-the-zone.de	x				
www.jugend-hilft-jugend.de	x				
www.mindway-berlin.de	x				
www.partypack.de	x	x	x		
www.rauchfaktor.de	x	x			x
www.step-hannover.de	x	x			x
www.xtc.mesh.de	x	x			

[1] Mit E-Mail-Beratung ist hier ein vom Anbieter innerhalb der Seiten speziell ausgeschriebenes Angebot gemeint. Die alleinige Angabe einer Kontakt-E-Mail-Adresse erfüllt dieses Kriterium nicht.

Internetseiten von Selbstorganisationen

Tabelle 5.11 Linkliste bestehender Internetprojekte von Selbstorganisationen

Projekt	Drogeninformation	E-Mail Beratung[1]	Interaktive Tests	Chat	Moderiertes Forum
www.drogen-online.de	x				
www.eclipse-online.de	x				
www.eve-rave.de	x	x			x
www.eve-rave.net	x				
www.party-project.de	x	x			
www.alice-project.de	x	x			
www.chill-out.de	x	x			

[1] Mit E-Mail-Beratung ist hier ein vom Anbieter innerhalb der Seiten speziell ausgeschriebenes Angebot gemeint. Die alleinige Angabe einer Kontakt-E-Mail-Adresse erfüllt dieses Kriterium nicht.

Medizinische Internetseiten

- www.meb.uni-bonn.de/giftzentrale
- www.uke.uni-hamburg.de/drogenambulanz

Spezielles Forum und Beratungsprojekt

- www.kids-hotline.de

Literatur

Bundeszentrale für gesundheitliche Aufklärung (BzgA). Prävention des Ecstasykonsums – Empirische Forschungsergebnisse und Leitlinien, Bd. 5 der Reihe „Forschung und Praxis der Gesundheitsförderung". Köln: BzgA; 1998.

Bundeszentrale für gesundheitliche Aufklärung (BzgA). Die Drogenaffinität Jugendlicher in der Bundesrepublik Deutschland – Wiederholungsbefragung 2000/2001. Köln: BzgA; 2001.

Bundeszentrale für gesundheitliche Aufklärung (BzgA). Pressemitteilung und Hintergrundinformationen zur Pressemitteilung vom 13.07.01. Köln: BzgA; 2001a.

Bundeszentrale für gesundheitliche Aufklärung (BzgA). Projektkatalog „Beispiele Bundesdeutscher Projekte im Partysetting". Köln: BzgA; 2001b.

Delphi GmbH. drugcom.de – Evaluationsergebnisse, 21.07.2001–07. 09.2001, Vortrag von Tossmann P u. Tensil M während der Fachtagung „Drogenkonsum in der Partyszene" vom 24.–26.09. 2001. Köln; 2001.

Van Eimeren B, Gerhard H, Frees B. ARD/ZDF-Online-Studie 2001. http://www.ard.de/ard_intern/online-studie/

Franzkowiak P, Sabo P. Von der Drogenprävention zur Entwicklungsförderung und Risikobegleitung. Prävention. 1999;22(3):90–4.

Gantner A, Pilgrim C. Die Situation hinsichtlich Drogenkonsum und Prävention in der Partyszene in Berlin und was innerhalb des Europäischen Projektes getan wurde – Abschlussbericht „Elaboration of Concepts for Secondary Prevention of Drug Abuse" im Auftrag der Senatsverwaltung für Schule, Jugend und Sport, Berlin. http://www.drug-prevention.de/berlin-theraladen/theraladen-ger/index-doc.htm

Kids-hotline. Vortrag von Mitarbeitern von Kids-Hotline während des FDR-Bundesdrogenkongresses, 07.–09.05.2001 in Leipzig. http://www.kids-hotline.de/people.htm

Kubicek H. Internet für Alle – zwischen Euphorie und Ignoranz. Vortrag im Rahmen des Kongress „Chancengleichheit im Netz". Berlin; 2001. http://www.digitale-chancen.de/transfer/downloads/MD117.PPT

Küchler T. Online-Beratung in der Sozialarbeit – Möglichkeiten und Grenzen der Online-Beratung für jugendliche Konsumenten illegaler Drogen – Projektidee für den Mittleren Erzgebirgskreis. [Unveröffentliche Diplomarbeit]. Dresden: Evangelische Hochschule für Soziale Arbeit (FH); 2001.

Poseck O, Grevenstein J, Gerstmann M. Auf dem Weg ins Netz – Tipps und Tricks für die eigene Internetkonzeption. In: Poseck O, ed. Sozial@rbeit online. Neuwied: Luchterhand; 2001: 227–48.

Terhag J. Populäre Musik und Pädagogik. Bd. 1. Oldershausen 1996.

Wischnewski R. Prävention und Information für die Party- und Techno-Szene, partypack.de – Die Partydrogen-Info-Seite der Drogenhilfe Köln e.V. In: Poseck O, ed. Sozial@rbeit online. Neuwied: Luchterhand; 2001: 157–76.

Sachregister

A

Abhängigkeit 113
Abortrisiko 73
Absichtsbildung 123 f
Absichtslosigkeit 123 f
Abstinenzversuch 9
Adynamie 63
Aggression 22, 31
Akzeptanz 114, 121
Alkoholabhängigkeit
– elterliche 34, 39 ff, 43 f, 46 f
– Faktor, protektiver 47 f
– Frühintervention 50
– Häufigkeit 6, 138
Alkoholembryopathie 42, 54
Alkoholintoxikation 64, 113
Alkoholkonsum 6, 82 ff
– Auswirkung, gesundheitliche 54, 56 f
– Einstiegsalter 10 f, 22, 138
– der Eltern 9
– Epidemiologie 22, 81 f, 138 f
– Erfahrung, soziale 12
– Konsummenge 138
– Risikofaktor 43 ff, 84
– Störung, psychische 59, 83
Alkoholmissbrauch 6
Ambivalenz 124
Amphetamine 22, 95
– Auswirkung, gesundheitliche 54 f, 57, 60 f
Anämie 58
Angst 12, 22, 128
Angststörung 33 f, 41, 59, 63
– Nikotinkonsum 73
Anorexia nervosa 34
Antrieb 63, 96
Appetitminderung 54
Appetitsteigerung 54
Arbeitskreis 116, 152 f
Arzneimittelkonsum 22, 99, 139 f
Arzt 104
– Beratungskompetenz 16
– Fortbildung 106
– Gesprächsbereitschaft 25
– Information 154, 157
– Informationsbedarf 21, 23
– Komplizenschaft 121
– Kooperationsbereitschaft 107
– Qualifizierung 17
– Suchtprävention 19 f, 109 ff, 115 ff
– Tätigkeitsfeld 24
– Vertraulichkeit 24

Ärztebefragung 20 ff
Arztkonsultation 21 f, 121
Arzt-Patienten-Gespräch 109
Atemwege, Fibrosierung 55
Atemwegserkrankung 21, 73
Atropin 56
Auffälligkeit, psychosoziale 21
Aufklärung 148
Aufmerksamkeitsdefizit-Hyperaktivitätsstörung
  (ADHS) 59 f, 62
– Nikotinkonsum 73
Aufmerksamkeitsstörung 30 f
Aufputschmittel 11
Autonomie 120, 122

B

Beaufsichtigung, elterliche 46
Behandlung 3 f
Belastungsfaktor, familiärer 34
Belastungsstörung, posttraumatische 33, 41, 129
Benzodiazepine 130
Beratung 114 f, 151
– ärztliche 90, 98, 119
– Effektivität 125
– gezielte 152
Beratungsgespräch 13, 123 ff
Beratungskompetenz, ärztliche 16
Beratungsstelle 105, 125
Berufsausbildung 23
Berufsschule 24
Beruhigungsmittel 11, 139
Beschaffungskriminalität 49
Blutdruckanstieg 96
Borderline-Störung 34
– Alkoholabhängigkeit 59
– Ecstasy-Missbrauch 129
Bruxismus 58
Bulimia nervosa 34
Bundesverband der Kinder- und Jugendärzte (BVKJ)
  116

C

Cannabis, Wirkungsspektrum 88
Cannabis-Abhängigkeit 35, 87
Cannabiskonsum 35, 86 ff
– Adynamie 63
– Auswirkung, gesundheitliche 54 ff, 58, 60 ff
– Beratung, ärztliche 90
– Drogenhilfe 91
– Einstiegsalter 11, 88
– Elternreaktion 91

Cannabiskonsum
– Epidemiologie 6 f, 22, 86, 140
– Freundeskreis 90
– Frühintervention 92 f
– Konflikt, psychosozialer 88 f
– Konsummuster 87
– Sekundärprävention 89 f
– Symptom 12, 88
Case-Management 152
Chat 159, 162 ff, 167
Chill-out-Phase 134
CMC (computer-mediated communication) 157, 159

D

Delinquenz 32, 36
Denkstörung 61
Depression 9, 63
– Alkoholabhängigkeit 59
– Ecstasy-Missbrauch 129
– Nikotinkonsum 73
Depressive Episode 41
Depressivität 32 f
Designerdroge 52, 63, 94 ff
– Psychose 127 ff
Designerdrogensprechstunde 53, 128
Desorientiertheit 96
Diagnostik 3, 29 ff
Dopamin 95
Dopaminrezeptor 72
Droge 6
– biogene 53 f
– biologische 60
– illegale 6, 22, 140
– legale 6
Drogenabhängigkeit, elterliche 48 f
Drogenaffinitätsstudie 111
Drogenambulanz 166
Drogenberatung 16
Drogenberatungsstelle 21
Drogenhilfe 91, 149 f, 162
Drogeninformation 167 f
Drogenkonsum
– Ärztebefragung 20 ff
– belastungsreduzierender 144
– Beschwerden 22
– Dreimonatsprävalenz 10 f
– Einstiegsalter 10 f, 22
– Epidemiologie 6 ff, 137 ff
– Erklärungsmodell 144 f
– Folge, gesundheitliche 52 ff, 58 ff
– Gefährdungsgrad 14 f
– Komorbidität 32 ff, 59
– Mischkonsum 99 f
– Mortalität 109
– Motiv 22, 112
– Prädiktor 112
– Risikofaktor 8 ff, 141 ff
– Risikowahrnehmung 12 f
– Schutzfaktor 8, 141 ff
– Schwangerschaft 54 f
Drogenpolitik, kommunale 148 ff
Drogentest 113
DrugInfo 163

E

Ecstasy
– Definition 95
– Wirkstoffgehalt 95 f
– Wirkung 96, 131
Ecstasy-Intoxikation 64
Ecstasy-Konsum 12, 94 ff
– Auswirkung, gesundheitliche 54 ff, 60 ff, 127 ff
– Beratungsangebot 98
– Einstiegsalter 11
– Epidemiologie 6 f, 22, 97
– Gefährdung, sekundäre 96
– Handeln, ärztliches 98 ff
– Komorbidität 128, 133 ff
– Konsumkontext 35, 94
– Panikattacke 63
– Therapie 129 ff
Ecstasy-Missbrauch 128
Ecstasy-Rausch 95 f
Eigenständigkeit 120
Eltern 31 f
– Alkohol konsumierende 83
– alkoholabhängige 42
– alleinerziehende 42
– Beratung 114, 119
– drogenabhängige 42
– rauchende 71, 76
– Suchtbelastung 34
– Suizidversuch 49
Elterngespräch 112
Eltern-Kind-Interaktion 32
E-Mail 157 f, 160, 162 f, 165, 167 f
Empathie 114
Engelstrompete 60
Entaktogene 58, 95
– Wirkspektrum 131
Entwicklung, soziale 83 f
Entwicklungsbewältigung 144
Entwicklungsherausforderung 48
Entwicklungsrisiko 43 ff
Entwicklungsstörung 89
Entwöhnungsbehandlung 152
Entzugssyndrom 55, 63
Epidemiologie 2, 5
Ernährungsgewohnheit 54
Erregung 128, 133
Erwachsensein 120
Erziehung, inkonsistente 31, 34
Erziehungsstil 142
Essstörung 34, 41, 59, 151, 154
Euphorie 63, 96
EuTEACH (European Training in Effective Adolescent Care and Health) 116

F

Fachkraft 104
Familie 9, 24, 112
– Alkoholabhängigkeit 44
– Belastungsfaktor 31, 34
– Einfluss, protektiver 142
– suchtbelastete 39 ff

Familienatmosphäre 45 f
Familienentwicklung, krisenhafte 111
Fehlbildung 73
Fehlgeburt 54
Fertilität 54
Fettleber 56
Flashbacks 60
Flüssigkeitsdysregulation 57
Fortbildung 106 f, 116, 150
Forum 158, 165
Fragebogentest 113
Freizeitgestaltung 94
Fremdplatzierung 42
Freundeskreis 142
Frühentwicklung, körperliche 35
Früherkennung 36, 105

G

GAPS (Guidelines for Adolescent Preventive Services) 110
Gedächtnisstörung 61 f, 88
Genuss 119
Geschlechterunterschied 33, 40, 44 ff
– Drogenkonsum 137 ff
– Hilfe, Inanspruchnahme 13
– Nikotinkonsum 69
Geschlechtlichkeit 144 f
Gesellschaftspolitik 143
Gespräch, beratendes 123 ff
Gesprächsführung 76 ff, 105, 122
– motivierende 76, 108, 114, 124 f
Gesprächsstil, empathischer 124
Gesundheitsamt 21, 149
Gesundheitspolitik 116
Gesundheitsverhalten 24
Gewalterfahrung 9
Gewichtskontrolle 141
Giftzentrale 166
Gingivitis 58
Grenzerfahrung 94
Grenzverletzung 122

H

Halluzination 60, 128
Halluzinogene 63
Handbuch für die Prophylaxefachkräfte 107
Hausarzt 14, 24, 53
Hautalterung 73
Helfer, professioneller 13 f
Hepatitis 56
Hepatitis-C 56
Heroinkonsum 22, 58
– Einstiegsalter 11
– Freundeskreis 142
– goldener Schuss 63
– Psychose 61
Herzinfarktrisiko 55
Herzrhythmusstörung 55 f
Hilfe 24 f
– Inanspruchnahme 13 f, 120
– für Kinder von Suchtkranken 49 f

– Nichtinanspruchnahme 14 f
– psychosoziale 14
Hilfesystem 23 ff, 148, 106
Hilflosigkeit, erlernte 47
Hirnatrophie 57
Hirninfarkt 57
Hirnödem 57
Hitzeerschöpfung 56
Homepage 157
Hyperaktivität 31, 47
Hyperhidrosis 96
Hyperkinetisches Syndrom 30
Hyperthermie 57, 96
Hypertonie 55

I

Identität 120
Impulsivität 30 f
Impuls-Kontrollstörung 34
Info-Mappe 106
Informationsquelle 111 f
INSU (Index Suchtgefährdung) 8
Internet 156 ff
Internetprojekt 161 ff
Internetseite 162 ff, 167 f
Intervention
– ärztliche 114 f
– psychotherapeutische 129
Intoxikation 53, 100, 113
Intoxikationspsychose 60
Isosafrol 52

J

Jugendamt 21
Jugendarzt 109
Jugendgesundheitsuntersuchung 24, 104, 110
Jugendhilfe 91 f
Jugendliche
– Gesundheitsverhalten 112
– als Patient 120 f
– suchtgefährdete
– – Geschlechterverteilung 10
– – Identifizierung 7 f, 16 f
– Umgang 109 ff
Jugendmedizin 116
Jugendpsychiatrie, stationäre 127 ff
Jugendschutz 150
Jugendschutzgesetz 153

K

Kakteenstoff 54, 60
Kammerflimmern 55 f
Kardiomyopathie 56
Khat-Konsum 58
Kiffertest 87
Kind, Entwicklungsrisiko 43 ff
Kindergarten 36
Kindesvernachlässigung 49
Kindstod, plötzlicher 54
Kokainkonsum 22
– Auswirkung, gesundheitliche 54 f, 57 f, 60 f

Kokainkonsum
– Einstiegsalter 11
– Panikattacke 63
Kölner Netzwerkmodell 148
Kommunikation 114, 122 f
– internetgestützte 156 ff
Komorbidität 32 ff, 41, 59, 128, 133 ff
– elterliche 40
Kompetenz
– ärztliche 25
– soziale 35
Konflikt 12
– psychosozialer 88 f
Konfrontation 124
Konsumerfahrung 12
Konsumkontext 35
Konsummotiv 22, 112
Konsumverhalten 9, 19
Konzentrationsstörung 12, 61 f, 88
Kooperation 105, 115
Koordination, visomotorische 62
Körpererleben 88
Körpergefühl 119, 121
Körpergewicht 141 f
Krampfanfall 57
Krankheitsverhalten 120 f
Kreislaufdekompensation 96
Kreislaufdysregulation 55
Kurzzeitgedächtnis, Störung 61

L

Landeskoordinierungsstelle für Suchtvorbeugung 105
Lebensbewältigungskompetenz 144
Leberschaden 56
Leistung
– schulische 9, 12, 32, 83
– visuell-räumliche 62
Lese-Rechtschreibstörung 35 f
Libidosteigerung 96
Links 157, 167
Lösungsmittelmissbrauch 22, 55 ff
– Halluzination 60
– Hirnatrophie 57 f
– Nervenschädigung 58
– Panikattacke 63
– Teratogenität 54
Loyalitätskonflikt 46
LSD-Konsum 22
– Einstiegsalter 11
– Störung, psychiatrische 60
Lungenfunktion 55
Lustlosigkeit 12

M

Mailingliste 158
Mangelgeburt 54
MBDB (N-Methyl-Benzodioxolyl-2-Butanamin) 95
MDA (Methylendioxy-Amphetamin) 95, 127
MDEA (3,4-Methylendioxy-Ethamphetamin) 95, 127
MDMA (3,4-Methylendioxy-Methamphetamin) 95, 127
Mediator 36

Medikamenteneinnahme 99
Medikamentenkonsum 22, 139
Meskalin 53 f
Methadon-Substitutionsprogramm 55
Mischkonsum 99 f
Missbrauch 119
– Abgrenzung gegen Sucht 113
– sexueller 34, 41, 59, 129
Misshandlung 46
Misstrauen 125
Motivational interviewing s. Gesprächsführung, motivierende
Müdigkeit 22
Multiplikator 151
Muttermilch 54
Mydriasis 56, 96

N

Nervenschädigung 58
Nervenzellschädigung 96
Netzwerk 23 f, 104, 148, 152 f
Neugeborenen-Entzugssyndrom 55
Neuroleptika 130
Nierenversagen 57
Nikotinabhängigkeit 70 f, 73 ff, 137
Nikotinkonsum 68 ff
– Abhängigkeitsentwicklung 74
– Beratungsleitfaden 75
– Einstiegsalter 9, 22, 69 f
– Entwöhnung 70, 75, 77 f
– Epidemiologie 6 f, 22, 69 f, 137
– Geschlechterverteilung 69
– gesundheitliche Folgen 72 ff
– Konsummenge 70, 138
– Prävention 76, 78, 116
– regionale Unterschiede 69
– Risikofaktor 71 f, 141, 143
– Schwangerschaft 54 f, 73, 76
– Sterblichkeit 68
– Thematisieren 75, 77 f
Noradrenalin 95
Notfallbehandlung 13, 16, 100

O

Opioide 54 f

P

Panikattacke 41, 60, 63
Partnerschaftsproblem, elterliches 42
Partydroge 96 f
Partydrogen-Info-Seite 162 f
Passivrauchen 68 f, 73
– Primärprävention 76
Patientenbefragung 106 f
Patienteninformation 107
Peer-group 9, 22, 35 f
Peer-to-Peer-Kompetenz 158
Persönlichkeit 9
Persönlichkeitsentwicklungsstörung 129, 133
Persönlichkeitsstörung 34, 40, 59
Pflanzenkonsum 53, 60

Sachregister

Pflegepersonal 107
Phobie 33, 41
Pilz, halluzinogener 11, 22, 60
Plakataktion 153
Polyneuropathie 58
Polytoxikomanie 61 f
Prävention s. Suchtprävention
Praxis, ärztliche 19 ff
– – Suchtvorbeugung 104 ff
Primärprävention 119, 148
Problem, substanzspezifisches 3, 67 ff
Problembewältigungsverhalten 46
Problemgruppe 122
Problemlösefertigkeit 35
Problemwahrnehmung 151
Prophylaxefachkraft 107
Psychomotorik 62
Psychopharmaka 64, 131
Psychose 60 f
– akute 128, 134
– chronifizierte 129
Pupillendilatation 56, 96

R

Rauchen 68 ff
Raucherquote 69 f, 137 f
Rauchersprechstunde 78
Rave-Party 94
Reife, körperliche 141
Religiosität 143
Resilienz 39, 47 f
Rhabdomyolyse 57, 96
Rollenverteilung, familiäre 45 f

S

Safer use 99
Schadensbegrenzung 115
Scham 121 f
Scheidung 42
Schlafrhythmus 130
Schlafstörung 12, 22, 57
Schmerzmittel 139
Schnüffelstoffe s. Lösungsmittel
Schularzt 17
Schule 112 f, 143
– Fernbleiben 9
– Prävention 36, 91, 115
– Rauchen 69
Schulleistung 9, 12, 32, 83
Schulung 36
Schwangerschaft 54 f
- Nikotinkonsum 73, 76
Schweigepflicht, ärztliche 16, 110
Sekundärprävention (s. auch Suchtprävention) 89 f, 111 ff
– am Beispiel Köln 148 ff
– Gespräch, beratendes 123 ff
– internetgestützte 160 f
– jugendmedizinischer Aspekt 109 ff
Selbstbestimmung 120
Selbsthilfegruppe 150 f

Selbstkontrolle 83
Selbstmedikation 116
Selbstmordrisiko 59
Selbstverantwortung 122 f
Selbstverletzung 133
Selbstvertrauen 9
Selbstwertgefühl 83
Selbstwirksamkeit, Förderung 114
Selbstwirksamkeitserwartung 47 f, 141
Serotonin 95
Serotoninrückaufnahme-Inhibitor, selektiver 60
Serotonin-Syndrom, malignes 131
Sexualität 54
Sinnestäuschung 22
Sozialisation 120, 144
Sozialverhalten 30 ff, 60
Spielsucht 35
Stechapfel 60
Sterblichkeitsrisiko 52
Störung
– affektive 40, 129
– depressive s. Depression
– drogenspezifische 113
– kognitive 47
– psychiatrische 59 ff
– – externalisierende 60
– – internalisierende 59
Stress 40
Stressbewältigung 83
Stressresistenz 41, 47
Stressstörung, posttraumatische 129
Substanz, psychoaktive 6
Sucht
– Abgrenzung gegen Missbrauch 113
– elterliche 34, 39 ff, 43
– Entstehungsmodell, multifaktorielles 35 f
– Früherkennung 36, 105
– Frühintervention 105
– mütterliche 40 f, 43
– Risikofaktor 8 f, 34 ff
– Transmissionsrisiko 43 f
Suchtfachstation 127
Suchtgefährdung 7 f, 16
– Indikator 9, 30 ff, 113
– Kategorisierung 10
– Patientenbefragung 106 f
– Patienteninformation 107
Suchthilfeinstitution 115
Suchtmittel 21 f
– Information 163 f
Suchtprävention 3 f, 19 f, 36, 103 ff
– ärztliche 89 f, 104 ff, 108, 111 ff, 115 ff
– am Beispiel Köln 148 ff
– Fachstelle 150
– Fortbildung 116
– geschlechtsdifferenzierte 143 ff
– Gespräch, beratendes 123 ff
– internetgestützte 156 ff
– – Grenzen 160 f
– – Vorteil 166
– jugendmedizinischer Aspekt 109 ff
– Landeskoordinierungsstelle 105
– Primärprävention 119, 148

Suchtprävention
- Rahmenbedingung, politische 25
- stadtteilorientierte 151
- Zielsetzung 111
Suizidalität 63, 115
Suizidversuch 49
Symptom, emotionales 33 f
Syndrome of general Deviance 58

T

Tabakindustrie 77
Tabakkonsum s. Nikotinkonsum
Tabakwerbung 71, 78
Tachykardie 55
Techno-Szene 7, 94
Teilleistungsstörung 62
Temperaturregulation 56
Test, interaktiver 167
Therapieladen 164 f
Todesursachenstatistik 137
Trennung 49
Trunkenheitserfahrung 82

U

Umfeld 9
Unberechenbarkeit 46
Unfall 55
Unruhe 22, 30
Unsicherheit 121
Urinuntersuchung 110

V

Veränderungsprozess 123
Verhalten
- aggressives 30 ff
- - Prävention 36
- dissoziales 30 ff, 60
- elterliches 46
- gesundheitsrelevantes 145
- impulsives 30, 32
- oppositionelles 32
Verhaltensänderung 123 f
Verhaltensauffälligkeit 21, 23, 47, 59
Verhaltensprävention 153 f
Verhältnisprävention 153
Versorgung, stationäre 152
VERSO-Studie 8 ff
Verstimmung, depressive 12, 63
Vertrauen 119 ff
Vertraulichkeit 114
Vitaminmangel 54
Vorbildverhalten 98 f

W

Wahrnehmungsverzerrung 60
Weiterbildung 78

Z

Zigarettenkonsum s. Nikotinkonsum
Zukunftschance, berufliche 9
Zuwendung 34
Zwangsstörung 59

Sicherheit bei Vorsorgeuntersuchungen:

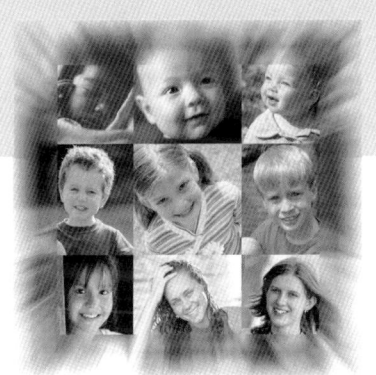

Atlas der Entwicklungsdiagnostik

Baumann

U-Untersuchungen kompetent durchführen
- alle Vorsorgeuntersuchungen U1 bis J1
- Checklisten für die Untersuchung in jedem Lebensalter
- konkrete Entscheidungsgrundlagen

Besonders anschaulich
- durchgehend vierfarbig
- über 300 hervorragende Photos und Bilderserien
- großformatige Demonstrationsbilder für Eltern

Außerordentlich hilfreich
- zahlreiche Hinweise zur Beurteilung und Überprüfung grenzwertiger Befunde
- viele Tipps für die Testdurchführung bei nicht kooperativen Kindern
- Checklisten für die Dokumentation

2002. 376 S., 970 Abb., geb.
ISBN 3 13 125061 5   € 99,-

Informieren Sie sich:

 07 11/89 31-1 33   Kundenservice @thieme.de

 Georg Thieme Verlag, PF 30 11 20, 70451 Stuttgart   www.thieme.de

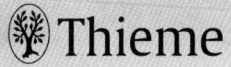